K. M. Lehmann / E. Hellwig / H.-J. Wenz
Zahnärztliche Propädeutik

Unser Arzttum kann auf
Naturwissenschaft, Technik
und handwerkliche Kunstfertigkeit
so wenig verzichten wie auf
Hilfsbereitschaft, Menschlichkeit
und Mitmenschlichkeit.
Sie sind die Grundelemente
unserer Heilkunde.

Prof. Dr. Dr. h.c. H. E. Bock, 1985

Das alte Prinzip der Medizin
primum non nocere
hat auch in der Zahnheilkunde
uneingeschränkte Gültigkeit.

K.M. Lehmann / E. Hellwig / H.-J. Wenz

Zahnärztliche Propädeutik

Einführung in die Zahnheilkunde

12. vollständig überarbeitete und erweiterte Auflage

Mit 32 Tabellen und 298 Abbildungen in 417 Einzeldarstellungen

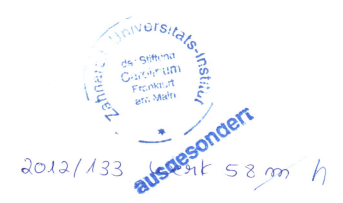
Deutscher Zahnärzte Verlag Köln

Prof. Dr. med. dent.
Klaus M. Lehmann
Kreutzacker 7
35041 Marburg

Prof. Dr. med. dent.
Elmar Hellwig
Direktor der Abteilung
für Zahnerhaltungskunde
und Parodontologie
Universität Freiburg
Hugstetter Straße 55
79095 Freiburg

Prof. Dr. med. dent.
Hans-Jürgen Wenz
Stellvertretender Direktor
der Klinik für Zahnärztliche
Prothetik, Propädeutik und
Werkstoffkunde
Arnold-Heller-Straße 16
24105 Kiel

ISBN 978-3-7691-3434-6

1. Aufl. 1975 Elsevier
2. Aufl. 1977 Elsevier
3. Aufl. 1979 Elsevier
4. Aufl. 1982 Elsevier
5. Aufl. 1985 Elsevier
6. Aufl. 1988 Elsevier
7. Aufl. 1993 Elsevier
8. Aufl. 1998 Elsevier
9. Aufl. 2002 Elsevier
10. Aufl. 2005 Elsevier
11. Aufl. 2009 Deutscher Zahnärzte
Verlag

zahnheilkunde.de

Bibliografische Information der Deutschen Nationalbibliothek
Die Deutsche Nationalbibliothek verzeichnet diese Publikation in der Deutschen Nationalbibliografie; detaillierte bibliografische Daten sind im Internet über http://dnb.d-nb.de abrufbar.

Die Wiedergabe von Gebrauchsnamen, Handelsnamen, Warenbezeichnungen usw. in diesem Werk berechtigt auch ohne besondere Kennzeichnung nicht zu der Annahme, dass solche Namen im Sinne der Warenzeichen- oder Markenschutz-Gesetzgebung als frei zu betrachten wären und daher von jedermann benutzt werden dürften.

Wichtiger Hinweis:
Die Zahnmedizin und das Gesundheitswesen unterliegen einem fortwährenden Entwicklungsprozess, sodass alle Angaben immer nur dem Wissensstand zum Zeitpunkt der Drucklegung entsprechen können.
Die angegebenen Empfehlungen wurden von Verfassern und Verlag mit größtmöglicher Sorgfalt erarbeitet und geprüft. Trotz sorgfältiger Manuskripterstellung und Korrektur des Satzes können Fehler nicht ausgeschlossen werden.
Der Benutzer ist aufgefordert, zur Auswahl sowie Dosierung von Medikamenten die Beipackzettel und Fachinformationen der Hersteller zur Kontrolle heranzuziehen und im Zweifelsfall einen Spezialisten zu konsultieren.

Copyright © 2012 by
Deutscher Zahnärzte Verlag
Dieselstraße 2, 50859 Köln

Die Deutsche Zahnärzte Verlag DÄV GmbH ist ein Tochterunternehmen der Deutscher Ärzte-Verlag GmbH.

Umschlagkonzeption: Sybille Rommerskirchen
Produktmanagement: Gabriele Rode
Manuskriptbearbeitung: Margit Ritzka
Titelgrafik: Bettina Beatrice Kulbe/Henriette Rintelen
Illustrationen: Henriette Rintelen, Velbert
Satz: Plaumann, 47807 Krefeld
Druck/Bindung: Kösel, 87452 Altusried-Krugzell

5 4 3 2 1 0 / 612

Vorwort zur 12. Auflage

Das Konzept einer zusammenfassenden Darstellung der Grundlagen der Zahnerhaltung und der zahnärztlichen Prothetik wird auch in dieser Auflage im Hinblick auf die ausstehende Änderung der zahnärztlichen Approbationsordnung weiterverfolgt. Wie bei jeder Neuauflage wurde der Inhalt an den aktuellen Stand der Zahnheilkunde angepasst. Änderungsvorschläge wurden und werden gerne aufgenommen.

Marburg, Freiburg und Kiel, Sommer 2011   K. M. Lehmann, E. Hellwig und H.-J. Wenz

Aus dem Vorwort zur 11. Auflage

Die vor nunmehr über 30 Jahren eingeführte „Zahnärztliche Propädeutik" erscheint in der aktuellen Auflage in einem neuen Verlag und mit einem weiteren Autor. Dem Deutschen Zahnärzte Verlag danken wir für seine Bereitschaft, das Buch weiterzuführen.

Marburg, Freiburg und Kiel, Sommer 2008   K. M. Lehmann, E. Hellwig und H.-J. Wenz

Aus dem Vorwort zur 7. Auflage

Zur Thematik der prothetischen Propädeutik ist ein wesentlicher Abschnitt neu hinzugekommen, der sich vorwiegend mit der Propädeutik der Zahnerhaltung beschäftigt. Dies erschien angezeigt, da die meisten prothetischen Maßnahmen auf zahnerhaltenden Schritten aufbauen und die Darstellung der Grundzüge der Zahnerhaltung das Verständnis der Studierenden für die prothetischen Therapieformen verbessert. Ein Autor für den zahnerhaltenden Teil ist hinzugekommen. Dem Verlag sei für sein Verständnis gedankt, diese Einführung den Bedürfnissen der zahnärztlichen Ausbildung anzupassen.

Marburg und Freiburg, Januar 1993   K. M. Lehmann und E. Hellwig

Aus dem Vorwort zur 1. Auflage

Im propädeutischen Unterricht der Zahnheilkunde greifen drei Probleme ineinander. Zunächst soll der Student in die praktischen Grundlagen des Faches eingeführt werden. Die praktischen Instruktionen müssen durch die Theorie ergänzt werden; dies einmal auf dem Gebiet der zahnärztlichen Werkstoffkunde und zum anderen auf dem Gebiet der zahnärztlichen Propädeutik. Dieses Buch, welches aus der Unterrichtspraxis hervorgegangen ist, hat zum Ziel, die theoretischen Grundlagen der zahnärztlichen Propädeutik darzustellen. Der makroskopische und mikroskopische Aufbau der Mundhöhle sowie ihre Entwicklung haben engen Bezug oder sind Bestandteile der zahnärztlichen Propädeutik. Auf ihre eingehende Darstellung wird unter Hinweis auf die entsprechenden Lehrbücher verzichtet.

Marburg, Oktober 1974   K. M. Lehmann

Inhaltsverzeichnis

Aufbau und Funktion des Kausystems

1 Einleitung

Die derzeit noch gültige Approbationsordnung sieht vor, dass die Studierenden der Zahnheilkunde zuerst mit der **prothetischen Propädeutik**, also mit den Grundlagen der Zahnersatzkunde, konfrontiert werden. In diesem Ausbildungsabschnitt werden inzwischen aber vermehrt weitere, vor allem präventive Aspekte der Zahnheilkunde gelehrt. Um den Blick für das ganze Fach zu öffnen, soll in dieser Einführung in die **zahnärztliche Propädeutik** zunächst ein kurzer Überblick über die gesamte Zahnheilkunde gegeben werden.

1.1 Die zahnmedizinischen Fächer

> Das große Gebiet der **Medizin** umfasst die **Humanmedizin** und die **Tiermedizin**. Die **Zahnheilkunde** (Zahn-, Mund- und Kieferheilkunde, Stomatologie) ist ein breit gefächertes **Spezialgebiet der Humanmedizin**. Ein Zahnarzt ist ebenso Humanmediziner wie etwa ein Augenarzt, allerdings mit einer schon während des fachspezifischen Studiums einsetzenden Spezialisierung (Tab. 1.1).

Die Zahnheilkunde umfasst die Prophylaxe, Diagnostik und Therapie von Erkrankungen der Zähne, des Mundes und der Kiefer. Die klassischen vier Lehrgebiete der Zahnheilkunde sind:

Zahnheilkunde

◢ Zahnerhaltungskunde
◢ Kieferorthopädie
◢ Chirurgische Zahnheilkunde
◢ Zahnersatzkunde (zahnärztliche Prothetik).

Selbstverständlich gehört zur zahnärztlichen Ausbildung eine gründliche Schulung in den Naturwissenschaften, den medizinischen Grundlagenfächern und in einer Vielzahl theoretisch- und klinisch-medizinischer Fächer.

Tab. 1.1: Die verschiedenen medizinischen Sparten bzw. Berufsbilder

Medizin		
Humanmedizin		Tiermedizin
Arzt	Zahnarzt	Tierarzt

Zahnerhaltungs-kunde

Die **Zahnerhaltungskunde** (konservierende Zahnheilkunde) umfasst die Rekonstruktion zerstörter Zähne durch Füllungen; ebenso die Behandlung des erkrankten Zahnmarks einschließlich der Therapie marktoter Zähne (**Endodontie**).

Kinderzahn-heilkunde

Ein weiteres Spezialgebiet der Zahnheilkunde ist die **Kinderzahnheilkunde**. Ihre Tätigkeitsgebiete beziehen sich auf überwiegend kariesprophylaktische und zahnerhaltende Maßnahmen bei Kindern.

Parodontologie

Aus der Zahnerhaltungskunde hat sich die **Parodontologie** entwickelt, die sich mit der Prophylaxe und Therapie der Erkrankungen des Zahnhalteapparates (Parodontium) befasst.

Orale Präventiv-medizin

Wie in der Heilkunde allgemein gilt auch in der Zahnheilkunde, dass der Prophylaxe, also der Vorbeugung von Krankheiten, ein hoher Stellenwert zukommen muss. Somit ist die **orale Präventivmedizin**, die zumeist im Rahmen der Zahnerhaltungskunde vertreten wird, für alle zahnärztlichen Disziplinen von großer Bedeutung.

Kieferorthopädie

Aufgabe der **Kieferorthopädie** ist die konservative (nicht operative) Korrektur von Stellungsanomalien der Zähne und der Kiefer mit abnehmbaren oder festsitzenden Geräten.

Chirurgische Zahnheilkunde

Alle chirurgischen Eingriffe im Mund-, Kiefer- und Gesichtsbereich sind Bestandteil der **chirurgischen Zahnheilkunde**. Als Spezialfächer haben sich hier die **Oralchirurgie** (zahnärztliche Chirurgie) und die **Mund-Kiefer-Gesichtschirurgie** entwickelt. Letztere ist fachübergreifend sowohl Teilgebiet der Zahnheilkunde als auch der Medizin. Kleinere chirurgische Eingriffe wie etwa die Zahnentfernung oder auch das Einsetzen künstlicher Zahnwurzeln (Implantate) in den Kieferknochen

Implantologie

(**Implantologie**) sind Bestandteil der Oralchirurgie. Zur Mund-Kiefer-Gesichtschirurgie zählen alle größeren operativen Maßnahmen. Die Grenzen zwischen diesen beiden chirurgischen Fächern der Zahnheilkunde sind fließend.

Zahnärztliche Radiologie

Fächerübergreifend ist die **zahnärztliche Radiologie**, die meist von zahnärztlich-chirurgischen Fachvertretern oder auch interdisziplinär gelehrt wird.

Zahnersatzkunde

Die **Zahnersatzkunde** (zahnärztliche Prothetik) befasst sich mit dem Ersatz fehlender Zähne durch festsitzende oder herausnehmbare Prothesen.

Alterszahn-heilkunde

Angesichts der demografischen Veränderungen unserer Bevölkerung gewinnt die zahnärztliche Betreuung älterer Menschen zunehmend an Bedeutung. Dabei handelt es sich überwiegend um die Behandlung von Patienten mit teilbezahnten oder zahnlosen Kiefern. Die **Alterszahnheilkunde** (Gerodontologie, Gerostomatologie) ist daher eine überwiegend prothetisch geprägte Disziplin.

Kiefer-Gesichts-prothetik

Ein im normalen Curriculum nicht detailliert vermitteltes Spezialgebiet der Zahnersatzkunde ist die **Kiefer-Gesichtsprothetik** (maxillo-faziale Prothetik). Diese beschäftigt sich mit der prothetischen Versorgung von Kieferdefekten, die chirurgisch nicht oder nicht vollständig behoben werden können (**Defektprothetik**), aber auch mit der Rekon-

1

struktion chirurgisch nicht wieder herstellbarer zerstörter Teile des Gesichts (Auge, Nase, Ohr) durch Gesichtsprothesen (**Epithetik**).

Ein weiteres Teilgebiet der zahnärztlichen Prothetik ist die **Gebiss-funktionslehre** (Gnathologie). Diese befasst sich mit Störungen im Zahnreihenschluss und den damit verknüpften Veränderungen in der Kaumuskulatur und den Kiefergelenken ebenso wie mit der Simulation der Unterkieferbewegungen mit mechanischen Geräten (Artikulatoren), wie sie zur Herstellung von Zahnersatz benötigt werden.

Gebiss-funktionslehre

Eine weitere Disziplin ist die **zahnärztliche Werkstoffkunde**. Dieses für alle zahnmedizinischen Bereiche äußerst wichtige Fach befasst sich mit den physikalischen, chemischen und vorrangig auch mit den biologischen Eigenschaften aller in der Zahn-, Mund- und Kieferheilkunde und in der Zahntechnik angewendeten Werkstoffe.

Werkstoffkunde

Im zahnärztlich **propädeutischen Unterricht** werden in den ersten 6 Studiensemestern die Grundlagen für die gesamte Zahnheilkunde gelegt. Zudem werden am Phantom die wichtigsten Verfahren zur zahnerhaltenden und prothetischen Rehabilitation des Kauorgans praktisch und theoretisch vermittelt.

Zahnärztliche Propädeutik

> Die zahnärztliche Propädeutik ist daher ein wichtiges Lehrfach der Zahnheilkunde.

Die zahnmedizinische Ausbildung hat im Vergleich zu den meisten Gebieten der Medizin den großen Vorteil, dass viele Behandlungsschritte am Modell, also am **Simulator** (Phantom) geübt werden können. Dies gilt ganz besonders für die zahnärztliche Prothetik und die Zahnerhaltungskunde, aber z.B. auch für die Parodontologie und die Kieferorthopädie. Die Entwicklung geeigneter Simulatoren schreitet laufend voran, sodass jedes praktisch-zahnmedizinische Fach, wenn teilweise auch eingeschränkt, Ausbildungsmöglichkeiten am Simulator besitzt.

Simulatoren

1.2 Das Berufsbild der Zahnärztin/des Zahnarztes

Die Zahnheilkunde wurde in der Vergangenheit überwiegend von Männern ausgeübt, sodass sich die Standes- bzw. Berufsbezeichnung „Zahnarzt" eingebürgert hat. Um die Texte in diesem Buch nicht zu verkomplizieren, wird daher nachfolgend für das Berufsbild des Zahnarztes bzw. der Zahnärztin trotz hoher fachlicher Wertschätzung der zunehmenden Anzahl an Kolleginnen die Bezeichnung Zahnarzt gewählt. Ebenso wird von der Zahnarzthelferin gesprochen, wenngleich dieser Beruf auch Männern offensteht.

Berufs-bezeichnung

In der ersten Hälfte des letzten Jahrhunderts existierte neben dem Berufsstand der Zahnärzte auch derjenige der **Dentisten**. Auch die Dentisten, die im Gegensatz zu den Zahnärzten über keine akademische Ausbildung verfügten, waren berechtigt, Zahnbehandlungen vorzunehmen. Der mehr handwerklich geprägte Ausbildungsgang zum Dentisten wurde durch das Zahnheilkundegesetz von 1952 beendet. Gleichzeitig wurde das Studium der Zahnheilkunde reformiert und von 7 auf 10 Semester verlängert.

Approbation

Gemäß der 1955 erlassenen – und heute im Prinzip noch immer gültigen – Approbationsordnung wird die Berechtigung zur Ausübung der Zahnheilkunde in Deutschland über ein akademisches Studium mit einer Dauer von mindestens 5 Jahren erreicht. Nach dem Staatsexamen, welches ein weiteres halbes Jahr in Anspruch nimmt, wird von der zuständigen Landesbehörde die zahnärztliche **Approbation** (Bestallung als Zahnärztin/Zahnarzt) erteilt. Sie hat nicht nur in der Bundesrepublik Gültigkeit, sondern in allen Ländern der Europäischen Union. Die Approbation ist nicht nur die Voraussetzung für die Berufsausübung, son-

Promotion

dern auch für die **Promotion** zum Dr. med. dent. (Doctor medicinae dentariae). Die entsprechende wissenschaftliche Arbeit (**Dissertation**, Doktorarbeit) kann schon während des Studiums begonnen werden.

Zahnärztliche Praxis

In der zahnärztlichen Praxis werden in der Regel alle klinisch-praktischen Disziplinen der Zahnheilkunde wahrgenommen, mit Ausnahme der Mund-Kiefer-Gesichtschirurgie und der Kiefer-Gesichtsprothetik. Schwerpunkte liegen bei der Zahnerhaltung durch prophylaktische, konservierende und parodontologische Maßnahmen sowie beim Zahnersatz und zunehmend in der Implantologie.

Kooperation

In seiner Praxis arbeitet der Zahnarzt stets mit der Zahnarzthelferin und dem Zahntechniker zusammen. Entscheidend ist aber, dass letztlich der Zahnarzt für alle am Patienten durchgeführten Maßnahmen die Verantwortung trägt. Dabei ist er prinzipiell nicht nur zur Eingliederung, sondern auch zur Herstellung von Zahnersatz berechtigt und darf ein zur Praxis gehörendes zahntechnisches Labor führen. Schon aus diesem Grunde ist es unerlässlich, dass der Zahnarzt gute Kenntnisse über die technische Herstellung von Zahnersatz und über die dabei benutzten Werkstoffe besitzt.

Weiterbildung

Nach erworbener Approbation besteht für den Zahnarzt die Möglichkeit zur **Weiterbildung** zum **Zahnarzt für Kieferorthopädie**, zum **Zahnarzt für Oralchirurgie** und zum **Zahnarzt für das öffentliche Gesundheitswesen**. Die jeweils mehrjährige Weiterbildung erfolgt an den Fachabteilungen der Zahn- und Kieferkliniken der Universitäten und in ausbildungsberechtigten Fachpraxen. Das Berufsbild des **Arztes für Mund-Kiefer-Gesichtschirurgie** verlangt ein abgeschlossenes zahnärztliches und ärztliches Studium sowie eine mehrjährige Fachausbildung. Verschiedene wissenschaftliche Fachgesellschaften bieten für approbierte Zahnärzte eine **Fortbildung** zur Erlangung von Spezialkenntnissen z.B. auf den Gebieten der Kinderzahnheilkunde, Zahnerhaltung, Endodontie, Implantologie und Prothetik an. Zudem besteht nach der Approbation die Möglichkeit, sich auf einigen Gebieten der Zahnheilkunde durch ein sogenanntes Masterstudium zum M.Sc. (Master of Science) weiter zu qualifizieren. Dennoch muss auch der spezialisierte

1

Zahnarzt alle Aspekte der Zahnheilkunde im Sinne eines umfassenden, patientenorientierten Gesamtbehandlungskonzeptes berücksichtigen.

> Die Ausbildung ist niemals mit dem Erlangen einer Approbation oder einer Spezialisierung abgeschlossen. Die ständige Weiterentwicklung des Fachs erfordert die kontinuierliche Anpassung des Wissens während des ganzen Berufslebens.

Zahnärzte sind überwiegend in eigener Praxis niedergelassen, wobei **Praxisgemeinschaften,** in denen Zahnärzte mit verschiedenen Spezialisierungen kooperieren, an Bedeutung gewinnen. Betätigungsfelder für Zahnärzte bieten in begrenztem Umfang auch die Universitäten, die Bundeswehr, der öffentliche Gesundheitsdienst oder die Dentalindustrie.

Betätigungsfelder

Im zahnärztlichen Behandlungsteam ist die **zahnmedizinische Fachangestellte** (ZFA, Zahnarzthelferin) u.a. für die Assistenz bei der Behandlung zuständig. Die praktische Ausbildung zur Zahnarzthelferin erfolgt in der zahnärztlichen Praxis. Nach einer Weiterbildung zur zahnmedizinischen Fachassistentin (ZMF), zur zahnmedizinischen Prophylaxeassistentin (ZMP), zur Dentalhygienikerin (DH) oder zur zahnmedizinischen Verwaltungsassistentin (ZMV) kann die Zahnarzthelferin entsprechende Aufgaben übernehmen.

Kooperation

Ein weiterer sehr wichtiger Partner für den Zahnarzt ist der **Zahntechniker.** Die Zahntechnik ist mit der technischen Herstellung von indirekten Füllungen, Schienen, Zahnersatz oder von kieferorthopädischen Geräten befasst. Zahntechniker können, wie die Zahnarzthelferinnen, in der zahnärztlichen Praxis beschäftigt sein. Vorwiegend arbeiten sie aber im handwerklichen Meisterbetrieb, dem gewerblichen **Dentallabor.** Voraussetzung zur Führung eines eigenen, ausbildungsberechtigten Dentallabors ist in der Bundesrepublik der Meistertitel. Zahntechnikermeister oder Zahntechniker mit Hochschulzugangsberechtigung können sich durch ein Studium zum Bachelor, oder, darauf aufbauend, zum Master für Dentaltechnologie qualifizieren. Dergestalt weitergebildete Zahntechniker finden Arbeitsmöglichkeiten in der werkstoffkundlichen Forschung der Dentalindustrie, aber auch an Universitäten.

Zahntechnik

Ohne die enge und partnerschaftliche Zusammenarbeit zwischen Zahnarzt, Zahnarzthelferin und Zahntechniker ist die praktische Zahnheilkunde nicht denkbar. In der täglichen Praxis ist auch die Kooperation mit dem **Dentalhandel** und der **Dentalindustrie** von großer Bedeutung.

Dentalindustrie

2 Das Kauorgan

2.1 Aufgaben und Bestandteile des Kauorgans

Das Kauorgan hat als **Eingangspforte zum Magen-Darm-Kanal** die Auf- **Aufgaben**
gabe, die Nahrung für die Verdauung vorzubereiten. Bei der Zerkleinerung der Speisen durch die Zähne handelt es sich vorwiegend um ein Zerquetschen, wobei die Nahrungspartikel durch Zunge und Wangen immer
wieder zwischen die Zahnreihen zurückbefördert werden. Gleichzeitig
wird die Nahrung für den Schluckakt durch den Speichel gleitfähig gemacht. Kohlenhydrate können schon im Mund durch Speichelfermente
(Amylase) gespalten werden. Lippen, Zunge und Zähne sind hochemp-
findliche Tastorgane, zusätzlich ist die Zunge Träger des Geschmacksinns.
Daneben ist das Kausystem wesentlich an der Sprachlautbildung beteiligt.
Weiterhin vermag die zum orofazialen Bereich gehörende mimische Muskulatur, seelische Empfindungen sehr differenziert wiederzugeben. Aus
diesem Grund sind Mund, Lippen, Zunge und Zähne sowie ihre Funktionen auf dem sensorischen und auf dem motorischen Cortex überpropor-
tional repräsentiert. Der Zahnarzt muss sich bewusst sein, dass er mit seinen Maßnahmen in eine Körperregion eingreift, die sehr empfindlich für
Sinnesreize ist und die motorisch hochkomplex gesteuert wird.

> ! Wenn in den folgenden Kapiteln speziell auf einzelne anatomi-
> sche Grundlagen oder auch auf technische Details eingegangen
> wird, so soll darüber niemals vergessen werden, dass das Kausys-
> tem als funktionelle Einheit des Gesamtorganismus stets mit die-
> sem im Zusammenhang betrachtet werden muss.

Wesentlicher **Bestandteil des Kausystems** ist die Mundhöhle (Cavum **Bestandteile**
oris) mit ihren Organen. Die Mundhöhle wird begrenzt durch die Lippen (Lippe: Labium), die Wangen (Wange: Bucca), den Gaumen (Pala-
tum) und den Mundboden (Diaphragma oris). Dieser Raum wird von
den Zähnen (Zahn: Dens) und der Zunge (Lingua) eingenommen. Die
Zahnreihen (Zahnreihe bzw. Zahnbogen: Arcus dentalis) teilen den
Mundvorhof (Vestibulum oris) von der Mundhöhle im engeren Sinne
(Cavum oris proprium) ab, welche sich innerhalb der Zahnreihen befindet. Daneben gehören zum Kausystem (mandibulo-maxilläres System,
stomatognathes System) auch die Kieferkörper (Mandibula: Unterkiefer,
Maxilla: Oberkiefer) und das Kiefergelenk (Articulatio temporo-mandi-
bularis). Auch die Kaumuskulatur und die mimische Muskulatur sowie

die Speicheldrüsen (Glandulae salivatoriae) werden zum Kauorgan gerechnet. In die Betrachtungsweise muss auch die Versorgung des Systems mit Blutgefäßen und Nerven einbezogen werden.

2.2 Charakterisierung des menschlichen Gebisses

Stellung im Tierreich

Zähne tauchen im Tierreich erstmalig mit den Wirbeltieren auf. Während Fische und Reptilien mehr oder weniger einheitliche Zahnformen
aufweisen (Homodontie, Isodontie), ist das Gebiss des Menschen durch
seine Abstammung von den Säugetieren charakterisiert.

> Das Gebiss der Säugetiere wird in seinem Grundtypus aus vier ver-
> schiedenen Zahnformen gebildet (Heterodontie bzw. Anisodontie),
> den Schneidezähnen, den Eckzähnen, den Prämolaren und den
> Molaren.

Beim Menschen folgt in jeder Kieferhälfte den zwei Schneidezähnen
(Dentes incisivi) ein Eckzahn (Dens caninus). Schneidezähne und Eckzähne bilden die **Frontzähne**. In der Backenzahnreihe stehen zwei
kleine Backenzähne (Dentes praemolares) vor drei großen Backenzäh-
nen, den Mahlzähnen (Dentes molares). Prämolaren und Molaren bilden die **Seitenzähne**. Die Differenzierung der Zähne in zwei Incisivi, einen Caninus, zwei Prämolaren und drei Molaren in jedem Kieferqua-
dranten hat der Mensch mit den Altweltaffen gemeinsam.

Das menschliche Gebiss gehört zum omnivoren Typus (Allesfresser),
mit Schneidezähnen zum Abtrennen einzelner Bissen und Backenzäh-
nen mit mehrhöckerigen Kauflächen zum Zerquetschen der Nahrung.
Die Zähne sind im Kiefer in einem Knochenfach verankert (Thekodontie). Schließlich hat der Mensch wie die meisten Säugetiere zwei Zahn-
generationen (Diphyodontie). Einer Milchzahnreihe mit 20 Zähnen folgen 32 bleibende Zähne. Man findet im menschlichen Gebiss somit die
Merkmale der Heterodontie, Thekodontie und Diphyodontie.

Zahnformen

Das bleibende Gebiss weist somit im Oberkiefer wie im Unterkiefer
die nachfolgenden Zahnformen auf, welche von der Kiefermitte nach
lateral und dorsal lückenlos hintereinander und bilateral symmetrisch
angeordnet sind (Abb. 2.1):

- Mittlerer Schneidezahn (Dens incisivus medialis), I1
- Seitlicher Schneidezahn (Dens incisivus lateralis), I2
- Eckzahn (Dens caninus: Hundezahn), C
- Erster Prämolar (Dens praemolaris primus), P1
- Zweiter Prämolar (Dens praemolaris secundus), P2
- Erster Molar (Dens molaris primus), M1
- Zweiter Molar (Dens molaris secundus), M2
- Dritter Molar (Dens molaris tertius) bzw. Weisheitszahn (Dens sa-
  pientiae) bzw. Dens serotinus (serotinus: spät erscheinend), M3

2

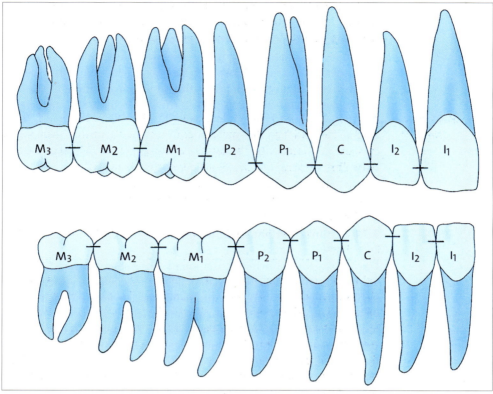

Abb. 2.1: Zahnformen im bleibenden Gebiss des Menschen

Auch das Kauflächenmuster des Menschen ist genetisch festgelegt. So stimmt z.B. das Muster der unteren Molaren des Menschen mit dem der Menschenaffen überein. Bei diesen hat der erste untere Molar ebenfalls drei bukkale und zwei linguale Höcker (s. Abb. 3.30).

Die fünf Höcker schließen ein Fissurenbild in Form eines Y ein (Y-5-Muster). Primaten, die dieses Kauflächenbild nicht aufweisen, scheiden aus der näheren Verwandtschaft des Menschen aus. Geschlechtsspezifische Unterschiede der Zahnform bzw. -größe, wie sie teilweise bei den Eckzähnen von Primaten vorkommen, sind beim Menschen nicht ausgeprägt.

In vielen Fällen weisen die Kiefer nicht genügend Platz für alle Zähne auf. Der menschliche Kiefer scheint sich in seiner stammesgeschichtlichen Entwicklung in anterio-posteriorer Richtung verkürzt zu haben. Folge sind häufig, speziell im Unterkiefer, retinierte oder nicht vollständig durchgetretene dritte Molaren. Manchmal sind ein oder mehrere Weisheitszähne nicht angelegt.

2.3 Aktuelle Schemata zur Kennzeichnung der Zähne

Das bleibende Gebiss des Menschen besitzt 32 Zähne, das Milchgebiss 20 Zähne. Zur Unterscheidung der einzelnen Zähne werden Zahnschemata oder Zahnformeln verwendet. Sie haben gemeinsam, dass das Gebiss in vier Quadranten unterteilt wird, und zwar geteilt durch die Mittellinie nach rechts und links sowie nach Oberkiefer und Unterkiefer.

> ! Die Zahnformeln werden so aufgeschrieben, wie der Untersucher den en face vor ihm stehenden Patienten sieht. Das heißt, dass z.B. Befunde an der rechten oberen Zahnreihe des Patienten im Befundschema links oben eingezeichnet werden.

2.3.1 Das internationale Zahnschema

Das heute gebräuchliche internationale Zahnschema wurde 1970 von der Fédération Dentaire Internationale (FDI) eingeführt. Als zweiziffriges Schema wird es auch den Anforderungen der elektronischen Datenverarbeitung gerecht (Abb. 2.2). Es werden nicht nur in jedem Quadranten ab der Mittellinie die einzelnen Zähne fortlaufend durchnummeriert, sondern auch die einzelnen Gebissquadranten selbst. Der obere rechte Quadrant erhält Nummer 1, oben links 2, unten links 3 und unten rechts 4. In jedem Quadranten hat der mittlere Schneidezahn die Nummer 1 und der Weisheitszahn die Nummer 8. Auch die Milchzähne können in diesem Schema unterschieden werden. Dies geschieht dadurch, dass die Quadranten des Milchgebisses mit den Zahlen 5 (oben rechts) bis 8 (unten rechts) belegt werden. Bei der Bezeichnung eines Zahnes wird grundsätzlich zuerst die Nummer des Quadranten genannt, und dann die Nummer des Zahnes. Zum Beispiel lautet die Bezeichnung für den zweiten Molar im rechten Oberkiefer (im ersten Quadranten der siebte Zahn) „eins-sieben" und nicht „siebzehn".

R	18	17	16	15	14	13	12	11	21	22	23	24	25	26	27	28	L
	48	47	46	45	44	43	42	41	31	32	33	34	35	36	37	38	

R	55	54	53	52	51	61	62	63	64	65	L
	85	84	83	82	81	71	72	73	74	75	

11 34 82

Abb. 2.2: Internationales Zahnschema; **oben:** bleibende Zähne, **unten:** Milchzähne

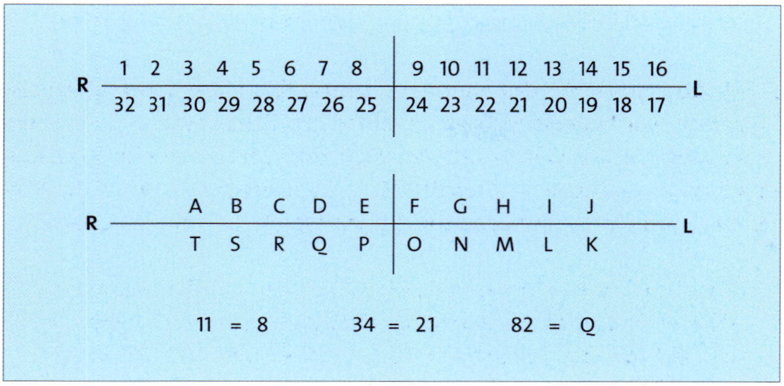

Abb. 2.3: Amerikanisches Zahnschema; **oben:** bleibende Zähne, **unten:** Milchzähne

2.3.2 Das amerikanische Zahnschema

In Nordamerika ist ein anderes Zahnschema (universal numbering system) weit verbreitet. Hier werden die Zähne, beim rechten oberen Weisheitszahn beginnend, fortlaufend durchnummeriert. Dieser erhält die Nummer 1, der untere rechte Weisheitszahn die Nummer 32. So hat etwa der nach FDI benannte Zahn 27 (zwei-sieben) dort die Nummer 15. Da somit gleiche Zahlen im amerikanischen und internationalen Zahnschema jeweils unterschiedliche Zähne bezeichnen können, kann es in der Kommunikation zu Missverständnissen kommen. Die Milchzähne werden im amerikanischen Zahnschema analog durch große lateinische Buchstaben gekennzeichnet (Abb. 2.3).

Früher waren noch die Zahnschemata nach Zsigmondy und nach Haderup im Gebrauch, welche sich ebenfalls an den Gebissquadranten orientierten. Da ihre Kenntnis nur noch zum Verständnis der älteren Fachliteratur benötigt wird, sind sie hier nicht mehr aufgeführt.

3 Aufbau der Zähne und der Zahnreihen

3.1 Der makroskopische Aufbau des Zahnes

Am Zahn unterscheidet man **Krone** (Corona dentis) und **Wurzel** (Radix dentis). Die Krone ragt in die Mundhöhle, während die Wurzel im Kieferknochen steckt. Die Abgrenzung zwischen Krone und Wurzel wird als **Zahnhals** (Cervix oder Collum dentis), die **Wurzelspitze** als Apex dentis bezeichnet (Abb. 3.1).

Makroskopie

> **!** Der makroskopische Aufbau der Zahnkronen ist sehr vielgestaltig. Die Schneidezähne besitzen eine Schneidekante (Inzisalkante), die Eckzähne eine Kauspitze und die Seitenzähne eine Kaufläche (Okklusalfläche) mit zwei oder mehr Höckern.

Der Zahn selbst besteht zum größten Teil aus Hartsubstanz. Die Hauptmasse des Hartgewebes stellt das **Zahnbein** (Dentin) dar, das im Bereich der Krone von **Schmelz** und im Bereich der Wurzel von **Zement** überzogen ist. Dieser Hartsubstanzmantel umschließt das sogenannte Pulpacavum, einen Hohlraum, in dem sich Weichgewebe, die **Zahnpulpa**, befindet.

**Zahnhart-
substanzen**

Pulpa

Abb. 3.1: Aufbau des Zahnes

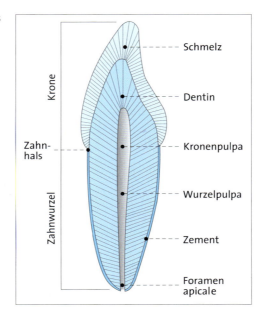

Wurzelkanal Man unterscheidet die Kronenpulpa von der Wurzelpulpa. Das Wurzelpulpacavum oder der sogenannte **Wurzelkanal** bildet an der Wurzelspitze eine kleine Öffnung, das **Foramen apicale.** Durch dieses ziehen Blutgefäße und Nerven von und zur Pulpa.

3.1.1 Bezeichnung der Zahnflächen

Nomenklatur Alle Zahnflächen müssen eindeutig bezeichnet werden. Nachfolgend die dazu verwendeten Ausdrücke; sie werden meist von den schon beschriebenen **anatomischen Bezeichnungen** abgeleitet (Abb. 3.2, 3.3):

- Zum Mundvorhof gerichtet = vestibulär
- Zur Lippe gerichtet = labial
- Zur Wange gerichtet = bukkal
- Zur Gesichtsseite des Kopfes gerichtet = fazial
- Zum Cavum oris proprium gerichtet = oral
- Zur Zunge gerichtet = lingual
- Zum Gaumen gerichtet = palatinal (nur bei Oberkieferzähnen)
- Im Zahnbogen der Kiefermitte (Mittellinie) zugewandt = mesial
- Im Zahnbogen der Mittellinie abgewandt = distal
- Zwischen zwei Zahnkronen gelegen = approximal
- In Gegend der Schneidekante gelegen = inzisal
- Auf der Kaufläche gelegen = okklusal
- In Gegend des Zahnhalses gelegen = zervikal.

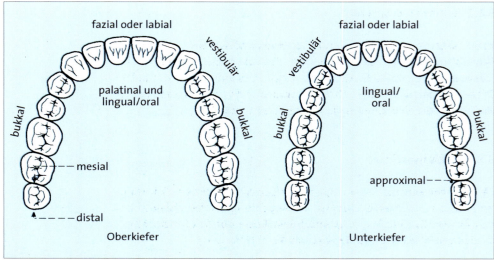

Abb. 3.2: Bezeichnung der Zahnflächen

Abb. 3.3: Bezeichnung der Zahnkronenflächen

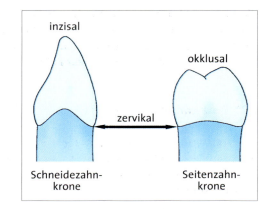

3

3.2 Die gemeinsamen Zahnmerkmale

Allen Zähnen sind bestimmte Merkmale gemeinsam. Sie wurden bereits 1870 von Mühlreiter beschrieben. Mit ihrer Hilfe kann bestimmt werden, zu welcher Kieferhälfte ein bestimmter Zahn gehört.

3.2.1 Wurzelmerkmal

Das **Wurzelmerkmal** ist das konstanteste aller gemeinsamen Zahnmerkmale. Bei den Zähnen weicht im Allgemeinen die Wurzel im Vergleich zur Zahnachse geringgradig nach distal ab (Abb. 3.4a).

3.2.2 Krümmungsmerkmal

Insbesondere an den oberen Schneidezähnen und den Eckzähnen ist bei Betrachtung von inzisal zu erkennen, dass die Approximalfläche der Zähne mesial einen größeren Krümmungsradius aufweist als distal. Die Zähne sind mesial massiger. Dieses Zahnmerkmal wird als **Krümmungsmerkmal** oder als Massenmerkmal bezeichnet (Abb. 3.4b, 3.5).

3.2.3 Winkelmerkmal

Das **Winkelmerkmal** ist besonders deutlich an den oberen Schneidezähnen zu sehen. Man erkennt es bei Betrachtung der vestibulären Kronenflächen. Der Winkel, den die Schneidekante mit den Seitenflächen der Kronen bildet, ist mesial spitzer als distal (Abb. 3.4c).

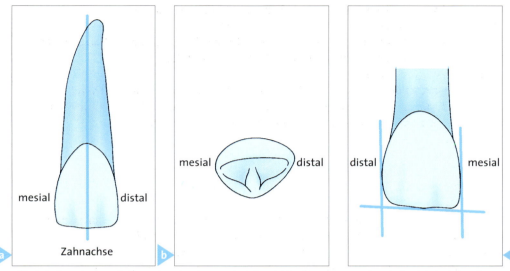

Abb. 3.4: Gemeinsame Zahnmerkmale. **a)** Wurzelmerkmal, **b)** Krümmungsmerkmal, **c)** Winkelmerkmal

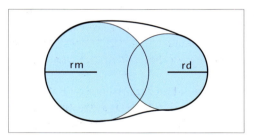

Abb. 3.5: Von inzisal bzw. okklusal betrachtet weist die mesiale Approximalfläche einen größeren Krümmungsradius (**rm**) auf als die distale Approximalfläche (**rd**).

3.2.4 Weitere gemeinsame Zahnmerkmale

Zahnhals Ganz allgemein ist zur Morphologie der Zähne zu bemerken, dass die dem Zahnhals entsprechende Linie nicht geradlinig, sondern girlandenförmig verläuft. Sie zieht approximal am weitesten nach okklusal bzw. nach inzisal. Anatomisch entspricht der **Verlauf des Zahnhalses** der Schmelz-Zement-Grenze. Er ist bei den einzelnen Zahntypen unterschiedlich, da die Höhendifferenz zwischen dem approximalen und dem vestibulären bzw. oralen Verlauf bei den Frontzähnen am stärksten ausgeprägt ist und zu den Molaren hin abnimmt (s. Abb. 3.3 und 3.6–3.30). Sogenannte freiliegende Zahnhälse entstehen bei Rückbildung des knöchernen Limbus alveolaris (s. Kap. 3.6).

Kronenäquator Der größte Umfang einer Zahnkrone, bezogen auf die Längsachse des Zahnes, wird als **anatomischer Äquator** bezeichnet. Auch er verläuft approximal näher an der Kaufläche oder der Inzisalkante als oral und vestibulär. Im Übrigen ist sein Verlauf von der für die einzelnen Zahngruppen typischen Krümmung der Zahnflächen abhängig. Der Äquator teilt die Zahnkrone in eine **Suprawölbung** und in eine **Infra-**

3

wölbung. Die Suprawölbung liegt inzisal- bzw. okklusalwärts, die Infrawölbung zervikalwärts des Äquators (s. Abb. 18.18).

Gemeinsames Merkmal der Unterkieferzähne ist die **Kronenflucht**. Man versteht darunter die geringe Neigung der Kronen nach lingual im Vergleich zur Achsrichtung der Wurzel.

Kronenflucht

Gemeinsam ist den Zähnen weiterhin, dass der **Wurzelquerschnitt** nur selten rund, sondern bei den meisten Zähnen oval ist. Bei ovalen Wurzeln ist der mesio-distale Durchmesser stets kleiner als der vestibulo-orale.

Wurzel-querschnitt

3.3 Die bleibenden Zähne (Dentes permanentes)

Man unterscheidet die **Schneidezähne** (Incisivi), die **Eckzähne** (Canini, Cuspidaten), die **kleinen Backenzähne** (Prämolaren, Bicuspidaten) und die **großen Backenzähne** (Mahlzähne, Molaren, Multicuspidaten). Schneidezähne und Eckzähne gemeinsam werden als **Frontzähne** bezeichnet, Prämolaren und Molaren als **Seitenzähne**. Im bleibenden Gebiss befinden sich in jedem Gebissquadranten zwei Schneidezähne, ein Eckzahn, zwei Prämolaren und drei Molaren. Das bleibende Gebiss besitzt somit 32 Zähne. Bei den in den Tabellen 3.1–3.4 angegebenen Maßen der Zähne handelt es sich um Durchschnittswerte.

Zahnformen

Generell ist festzustellen, dass die Schneidezähne, die dem Kiefergelenk und dem Wirkungsort der Kaumuskulatur am entferntesten sind, auch die schmalsten Kronen haben. Die Zahn- bzw. Zahnkronengröße nimmt nach distal im Zahnbogen zu. Die im Bereich der größten Kaumuskelkraft und nahe dem Kiefergelenk stehenden Molaren sind die stärksten Zähne mit den breitesten Kauflächen.

Zahngröße

Generell gilt, dass die Querschnittsform des Wurzelkanals derjenigen der Wurzel entspricht. In ovalen Wurzeln können aber auch zwei eher runde Wurzelkanäle vorkommen, die dann immer vestibulär und oral in der Zahnwurzel verlaufen (s. Abb. 3.7–3.33).

Wurzel-querschnitt

3.3.1 Schneidezähne

> **!** Die Schneidezähne (Dentes incisivi) haben als gemeinsames Merkmal eine Inzisalkante bei schaufel- oder meißelförmiger Kronenform.

Aufgrund dieser Form sind die **Schneidezähne** geeignet, einen Bissen abzutrennen. Im Allgemeinen sind die Schneidezähne einwurzelig. Die Schneidekanten der jugendlichen Zähne sind durch zwei kleine Einschnitte unterteilt. Dieses Merkmal verliert sich im Laufe der Zeit durch Abnutzung, wodurch eine einheitliche Schneidekante entsteht. Der

mittlere obere Schneidezahn ist der größte, der mittlere untere Schneidezahn der kleinste Incisivus. Während der mittlere und der seitliche
Schneidezahn im Oberkiefer deutliche Größenunterschiede zeigen, sind
diese im Unterkiefer gering.

Ästhetik   Die Schneidezähne bestimmen maßgeblich das ästhetische Erscheinungsbild der Mundregion. Die ästhetische Dominanz der mittleren
oberen Schneidezähne hängt damit zusammen, dass sie die größten
Schneidezähne sind und mit ihrer Schneidekante am weitesten nach
kaudal reichen. Sie sind somit beim Sprechen und beim Lächeln am
stärksten sichtbar. Nach Wolfart et al. werden als ästhetisch obere mittlere Incisivi empfunden, deren Kronenachsen parallel zur Mittellinie
verlaufen oder nur leicht nach mesial geneigt sind und die symmetrisch
zueinander ausgerichtet sind. Ebenso sollten die Proportionen von
Länge und Breite der Zahnkrone sowie das Verhältnis der Zahnbreite
von seitlichen und mittleren Incisivi harmonisch sein. Die Mittellinie
der Zahnreihe soll mit der Gesichtmitte übereinstimmen oder nur gering von ihr abweichen. Kleinere Asymmetrien bzw. Unterschiede in
Form und Farbe der Zähne werden aus ästhetischer Sicht umso eher to-
leriert, je weiter sie von der Mittellinie entfernt sind.

Die mittleren Schneidezähne des Oberkiefers (I₁ OK)
Länge: 24 mm; Kronenlänge: 11,6 mm; Kronendurchmesser mesio-distal: 8,4 mm; Kronendurchmesser vestibulo-oral: 7,3 mm (Tab. 3.1).

Die mittleren Schneidezähne des Oberkiefers sind durch eine schau-
felförmige Krone mit ungeteilter Fazialfläche charakterisiert. Die Palatinalfläche der Krone weist zwei Randleisten auf. Gemeinsam mit einer
oder zwei kürzeren Mittelleisten bilden sie ein Tuberculum. Die oberen
mittleren Schneidezähne sind einwurzelig. Sie besitzen einen Wurzelkanal bei rundem Wurzelquerschnitt (Abb. 3.6, 3.7). Bei etwa 25–50% der
Zähne findet man sogenannte Seitenkanäle, das sind mehr oder weniger
horizontal verlaufende Verästelungen des Wurzelkanals mit Verbindung
zum Desmodont.

Tab. 3.1: Maße der Schneidezähne in Millimetern, nach [Carlsen; de Jonge-
Cogen; Mühlreiter]. Die Länge der Zahnkronen bezieht sich auf die vestibuläre Distanz zwischen der Schneidekante und dem Zahnhals. Die Breiten
stellen die jeweils größten Durchmesser dar.

Zahn	Länge [mm]		Breite [mm]	
	Inzisal-apikal	Inzisal-zervikal	Mesial-distal	Fazial-lingual
I₁ sup.	24,0	11,6	8,4	7,3
I₂ sup.	22,5	10,0	6,5	5,5
I₁ inf.	21,5	9,1	5,4	6,0
I₂ inf.	23,5	9,9	5,9	6,2

3

Die seitlichen Schneidezähne des Oberkiefers (I₂ OK)

Länge: 22,5 mm; Kronenlänge: 10 mm; Kronendurchmesser mesiodistal: 6,5 mm; Kronendurchmesser vestibulo-oral: 5,5 mm (Tab. 3.1).

Der laterale Schneidezahn gleicht in seiner Grundform dem mittleren Schneidezahn des Oberkiefers, doch sind alle Maße kleiner (Abb. 3.8). An der Fazialfläche des Zahnes kann eine Längsteilung in zwei Facetten angedeutet sein. An der Vereinigungsstelle der beiden palatinalen Randleisten befindet sich häufig eine blind endende Einziehung

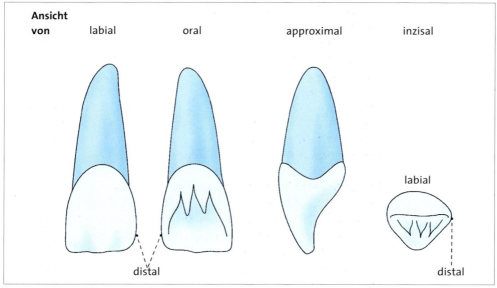

Abb. 3.6: Mittlerer oberer Schneidezahn

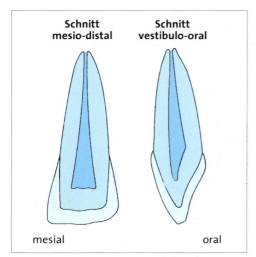

Abb. 3.7: Schnitte durch den mittleren oberen Schneidezahn in mesio-distaler und vestibulo-oraler Richtung

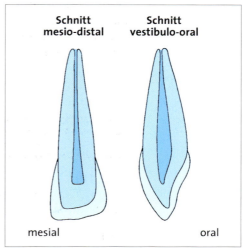

Abb. 3.8: Schnitte durch den seitlichen oberen Schneidezahn in mesio-distaler und vestibulo-oraler Richtung

(Foramen caecum). Das Winkelmerkmal ist deutlich ausgeprägt, ebenso das Wurzelmerkmal. Der Zahn ist einwurzelig, der Wurzelquerschnitt ist schwach oval (mesio-distal abgeflacht). Es findet sich ein Wurzelkanal, selten (10%) kommen auch Seitenkanäle vor.

Die mittleren Schneidezähne des Unterkiefers (I₁ UK)

Länge: 21,5 mm; Kronenlänge: 9,1 mm; Kronendurchmesser mesio-distal: 5,4 mm; Kronendurchmesser vestibulo-oral: 6 mm (Tab. 3.1).

Die mittleren Schneidezähne des Unterkiefers haben eine meißelförmige, schmale Krone. Die Fazialfläche ist ungeteilt. Die lingualen Randleisten sind schwach ausgebildet. Der Zahn ist in der Regel einwurzelig,

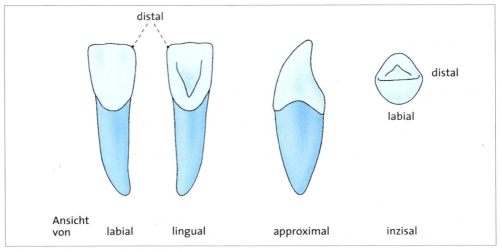

Abb. 3.9: Mittlerer unterer Schneidezahn

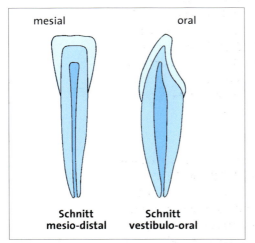

Abb. 3.10: Schnitte durch den mittleren unteren Schneidezahn in mesio-distaler und vestibulo-oraler Richtung

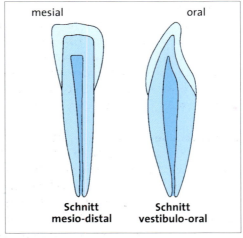

Abb. 3.11: Schnitte durch den seitlichen unteren Schneidezahn in mesio-distaler und vestibulo-oraler Richtung

3

selten zweiwurzelig. Manchmal ist eine zweigeteilte Wurzelspitze zu finden. Zahl und Form der Wurzelkanäle entsprechen den Wurzelverhältnissen (s. Tab. 3.6). Die Wurzeln haben einen ovalen Querschnitt (mesio-distal abgeflacht) (Abb. 3.9, 3.10). Zwei Wurzelkanäle sind möglich.

Die seitlichen Schneidezähne des Unterkiefers (I₂ UK)

Länge: 23,5 mm; Kronenlänge: 9,9 mm: Kronendurchmesser mesio-distal: 5,9 mm: Kronendurchmesser vestibulo-oral: 6,2 mm (Tab. 3.1).

Der seitliche Schneidezahn des Unterkiefers gleicht in seiner Form weitgehend dem mittleren unteren Schneidezahn. Er ist jedoch etwas breiter als sein mesialer Nachbar (Abb. 3.11). Zwei Wurzelkanäle sind möglich.

3.3.2 Eckzähne

Gemeinsames Merkmal der Eckzähne (Dentes canini, Cuspidaten) ist eine geteilte Schneidekante, die eine Kauspitze bildet.

Die Fazialfläche ist in zwei Facetten längs geteilt. Die Eckzähne sind in der Regel einwurzelig, mit relativ langer Wurzel. Die Eckzähne, welche den Fangzähnen der Säugetiere entsprechen, unterstützen beim Menschen die Funktion der Schneidezähne.

Die Eckzähne des Oberkiefers (C OK)

Länge 28 mm; Kronenlänge: 10,9 mm: Kronendurchmesser mesio-distal: 7,6 mm; Kronendurchmesser vestibulo-oral: 8,1 mm (Tab. 3.2).

Die Fazialfläche des oberen Eckzahnes ist in zwei Facetten längsgeteilt, wobei die Teilungslinie parallel zur mesialen Lateralkante der Krone verläuft. Die mesiale Kaukante ist kürzer als die distale. Das Winkelmerkmal ist meist deutlich ausgeprägt. Palatinal finden sich zwei gut ausgebildete Randleisten und eine Medianleiste. Diese konfluieren nach zervikal zu einem kräftigen Tuberculum. Der Zahn ist einwurzelig, es findet sich ein Wurzelkanal. Sehr selten kommen zwei Wurzeln und/oder zwei Wurzelkanäle vor. Der Wurzelquerschnitt ist rund bis schwach oval (mesio-distal abgeflacht) (Abb. 3.12, 3.13).

Die Eckzähne des Unterkiefers (C UK)

Länge: 26,0 mm; Kronenlänge: 11,4 mm; Kronendurchmesser mesio-distal: 6,7 mm; Kronendurchmesser vestibulo-oral: 7,8 mm (Tab. 3.2).

Die Grundform des unteren Eckzahnes gleicht derjenigen des oberen Eckzahnes, der untere Eckzahn ist jedoch schlanker. Er besitzt meistens eine Wurzel, manchmal findet man eine zweigeteilte Wurzelspitze. Der Wurzelquerschnitt ist oval (mesio-distal abgeflacht) (Abb. 3.14, 3.15). Selten sind auch zwei Wurzeln und/oder zwei Wurzelkanäle möglich.

Tab. 3.2: Maße der Eckzähne in Millimetern, nach [Carlsen; de Jonge-Cogen; Mühlreiter]. Die Länge der Zahnkronen bezieht sich auf die vestibuläre Distanz zwischen der Kauspitze und dem Zahnhals. Die Breiten stellen die jeweils größten Durchmesser dar.

Zahn	Länge [mm]		Breite [mm]	
	Inzisal-apikal	Inzisal-zervikal	Mesial-distal	Fazial-lingual
C sup.	28,0	10,9	7,6	8,1
C inf.	26,0	11,4	6,7	7,8

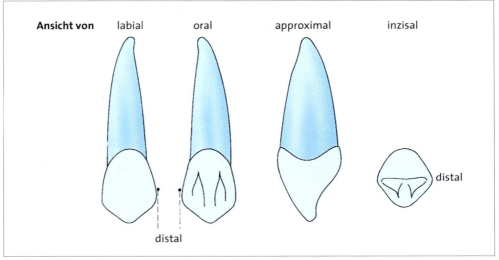

Ansicht von   labial   oral   approximal   inzisal

distal

distal

Abb. 3.12: Oberer Eckzahn

3.3.3 Seitenzähne

> ! Die Seitenzähne dienen zur Zerkleinerung der Nahrung. Sie haben eine Kaufläche mit zwei oder mehr Höckern. Die Höcker sind durch Fissuren voneinander abgegrenzt. Form und Tiefe der Fissuren können sehr unterschiedlich sein (Abb. 3.16).

Aufbau der Kaufläche

An der Kaufläche eines jeden Seitenzahnes findet man Höckerspitzen, Höckerabhänge, Fissuren und Randleisten (Abb. 3.17). Bei Regelverzahnung übergreifen die bukkalen Höcker der oberen Seitenzähne diejenigen der unteren Seitenzähne (Abb. 3.18).

Tragende Höcker

> Derjenige Höcker, der in die Fissur bzw. die Fossa eines Antagonisten greift, wird als tragender Höcker bezeichnet.

3

Abb. 3.13: Schnitte durch den oberen Eckzahn in mesio-distaler und vestibulo-oraler Richtung

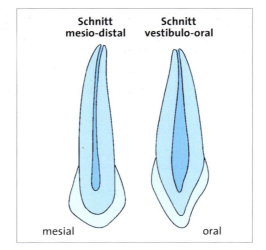

Schnitt mesio-distal   Schnitt vestibulo-oral

mesial   oral

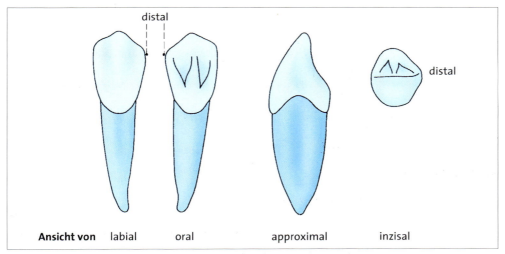

distal

Ansicht von   labial   oral   approximal   inzisal

distal

Abb. 3.14: Unterer Eckzahn

Abb. 3.15: Schnitte durch den unteren Eckzahn in mesio-distaler und vestibulo-oraler Richtung

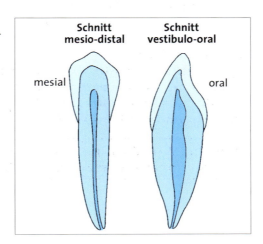

Schnitt mesio-distal   Schnitt vestibulo-oral

mesial   oral

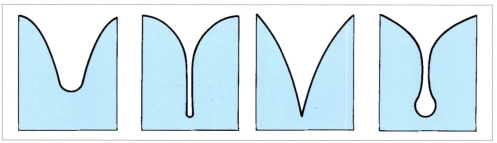

Abb. 3.16: Verschiedene Fissurenformen. Schmale und tiefe oder gar ampullenförmig erweiterte Fissuren sind der Reinigung nicht zugänglich und somit kariesprophylaktisch ungünstig.

Anatomische Kaufläche   Die tragenden Höcker der Seitenzähne sind eher rund, ihre Spitzen liegen näher am Zentrum der Kaufläche als diejenige der spitzeren, nicht tragenden Höcker. Weiterhin ist für die Seitenzähne charakteristisch, dass der Abstand zwischen den Höckerspitzen etwa halb so groß ist wie der größte vestibulo-orale Durchmesser des Zahnes (Abb. 3.18). Die **anatomische Kaufläche** wird von den beiden Randleisten sowie dem First der Höckergrate begrenzt. Die **funktionelle Kaufläche** greift auf die Außenflächen der tragenden Höcker über. Das sind die palatinalen Abhänge der palatinalen Höcker im Oberkiefer und die bukkalen Abhänge der bukkalen Höcker im Unterkiefer (Abb. 3.19). Bei allen Seitenzähnen

Funktionelle Kaufläche

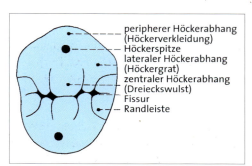

peripherer Höckerabhang (Höckerverkleidung)
Höckerspitze
lateraler Höckerabhang (Höckergrat)
zentraler Höckerabhang (Dreieckswulst)
Fissur
Randleiste

Abb. 3.17: Elemente der Kaufläche eines Seitenzahnes (schematisch)

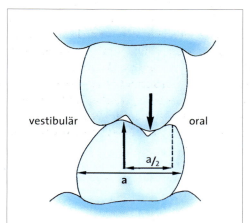

vestibulär   oral

$a/2$

a

Abb. 3.18: Schnitt durch okkludierende Seitenzähne. Die tragenden Höcker sind durch Pfeile markiert. Bei den Seitenzähnen ist der Abstand der Höckerspitzen etwa halb so groß wie der größte vestibulo-orale Kronendurchmesser. Nach [Marxkors]

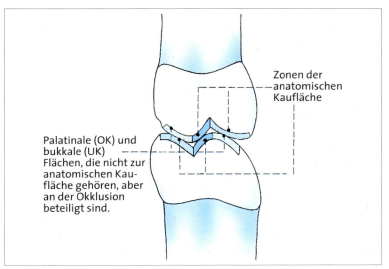

Abb. 3.19: Einteilung der Kaufläche, nach [Jankelson]

ist der mesio-distale Durchmesser an den bukkalen Höckern etwas größer als an den oralen.

Funktion der Kaufläche

> **!** Im Seitenzahngebiet findet die hauptsächliche Zerkleinerung der Nahrung statt. Es handelt sich dabei vorwiegend um ein Zerquetschen der Speisen zwischen den Höckern und den antagonistischen Gruben der Zähne.

Die Fissuren dienen als Abflussrillen für die zerquetschten Speisen, gleichzeitig aber auch als Freiraum für die Höcker bei Mahlbewegungen. Beim Kauen berühren sich die Zähne gerade eben nicht. Beim Zahnreihenschluss treffen die Höcker gleichmäßig und gleichzeitig im Vielpunktkontakt an den Höckerabhängen bzw. den Randleisten der Antagonisten auf (Abb. 3.18, s.a. Abb. 3.54–3.57). Diese an vielen Stellen der Kauflächen auftretenden punktförmigen Zahnkontakte bedingen eine optimale Zerkleinerung der Nahrung bei entsprechend geringer Kaumuskelkraft. Durch die Mahlbewegungen kommt es zum weiteren Zerquetschen der Nahrung durch die Zahnhöcker, welche durch die Fissuren der Antagonisten gleiten. An der Kaufläche eines funktionell richtig gestalteten und ausreichend beanspruchten Zahnes können sich keine Beläge festsetzen.

Kauen

Mahlbewegungen

3.3.4 Prämolaren

> **!** Den Prämolaren (Dentes praemolares, Bicuspidaten) gemeinsam ist eine zweihöckerige Kaufläche mit einer Höckeranordnung in vestibulo-oraler Richtung. Mit Ausnahme des ersten oberen Prämolars sind sie in der Regel einwurzelig.

Der erste Prämolar des Oberkiefers (P_1 OK)

Länge: 22 mm; Kronenlänge: 8,7 mm; Kronendurchmesser mesio-distal: 6,8 mm; Kronendurchmesser vestibulo-oral: 8,9 mm (Tab. 3.3).

Die Facettierung der vestibulären Kronenfläche ähnelt derjenigen des benachbarten Eckzahnes. Die palatinale Kronenfläche ist glatt gewölbt. Bei Betrachtung der Krone von okklusal ist häufig eine Einziehung an der mesialen Approximalfläche zu beobachten, wodurch ein umgekehrtes Krümmungsmerkmal entsteht. Die Spitze des palatinalen Höckers ist im Vergleich zum bukkalen Höcker geringgradig nach mesial verschoben. Der bukkale Höcker ist etwas höher und größer als der orale Höcker. Der Zahn ist überwiegend zweiwurzelig (60%). Die Teilungsstelle von zwei Wurzeln wird als **Bifurkation** bezeichnet. Ist nur eine Wurzel vorhanden, hat sie einen ovalen Querschnitt und man findet meistens zwei Wurzelkanäle. Die Wurzeln liegen in vestibulo-oraler Richtung unter den Höckern (Abb. 3.20, 3.21). In seltenen Fällen besitzt der Zahn drei Wurzeln und dementsprechend drei Wurzelkanäle.

Bifurkation

Der zweite Prämolar des Oberkiefers (P_2 OK)

Länge: 21,5 mm; Kronenlänge: 7,9 mm; Kronendurchmesser mesio-distal: 6,5 mm; Kronendurchmesser vestibulo-oral: 8,9 mm (Tab. 3.3).

Der zweite Prämolar hat die gleiche Grundform wie der erste Prämolar, jedoch mit regelrechtem Krümmungsmerkmal. Beide Höcker der Kaufläche sind gleich hoch und etwa gleich groß. Der Zahn ist meist einwurzelig. Der Wurzelquerschnitt ist oval (in mesio-distaler Richtung abgeflacht).

Bei knapp der Hälfte aller Zähne kommen zwei Wurzelkanäle vor, die sich zum Apex hin vereinigen können (Abb. 3.22). Sehr selten besitzt der Zahn zwei Wurzeln.

Tab. 3.3: Maße der Prämolaren in Millimetern, nach [Carlsen; de Jonge-Cogen; Mühlreiter]. Die Länge der Zahnkronen bezieht sich auf die vestibuläre Distanz zwischen der bukkalen Höckerspitze und dem Zahnhals. Die Breiten stellen die jeweils größten Durchmesser dar.

Zahn	Länge [mm]		Breite [mm]	
	Inzisal-apikal	Inzisal-zervikal	Mesial-distal	Fazial-lingual
P_1 sup.	22,0	8,7	6,8	8,9
P_2 sup.	21,5	7,9	6,5	8,9
P_1 inf.	22,0	8,5	6,8	7,6
P_2 inf.	23,2	8,5	7,3	8,3

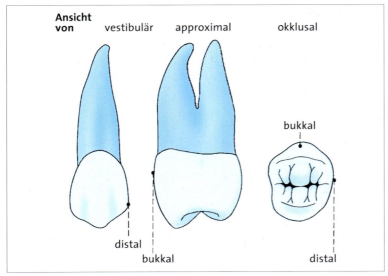

Abb. 3.20: Erster oberer Prämolar

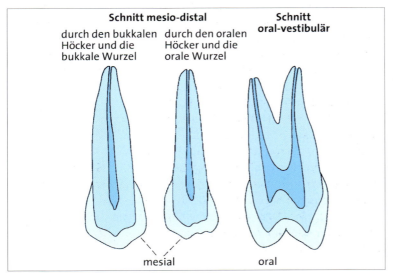

Abb. 3.21: Schnitte durch den ersten oberen Prämolar in mesio-distaler und vestibulo-oraler Richtung

Der erste Prämolar des Unterkiefers (P₁ UK)

Länge: 22,0 mm; Kronenlänge: 8,5 mm; Kronendurchmesser mesio-distal: 6,8 mm; Kronendurchmesser vestibulo-oral: 7,6 mm (Tab. 3.3).

Die Kaufläche des Zahnes ist rundlich und besitzt zwei Höcker, von denen der vestibuläre Höcker dominiert. Der linguale Höcker ist wesentlich kleiner und niedriger.

Die Achse der Zahnkrone zeigt im Vergleich zur Achse der Wurzel eine deutliche Neigung nach lingual (**Kronenflucht**). Somit liegt die

Kronenflucht

Spitze des vestibulären, also des tragenden Höckers fast in der Verlängerung der Wurzelachse (Abb. 3.23, 3.24). Durch die Kronenflucht verläuft
der Äquator der Krone wie bei allen Unterkieferseitenzähnen vestibulär
im unteren und oral im oberen Kronendrittel. Der Zahn besitzt eine
Wurzel mit rundem bis ovalem Querschnitt und einem Wurzelkanal.
Zwei Wurzelkanäle sind möglich.

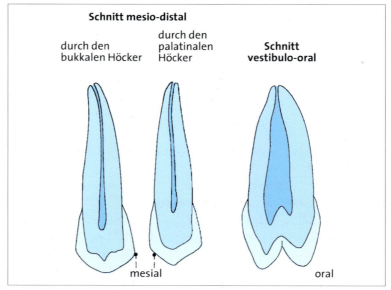

Abb. 3.22: Schnitte durch den zweiten oberen Prämolar in mesio-distaler und vestibulo-oraler Richtung

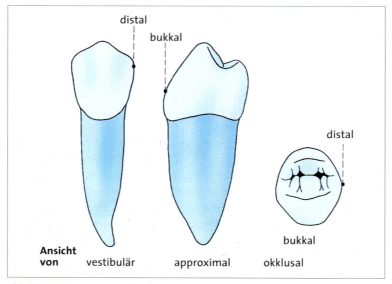

Abb. 3.23: Erster unterer Prämolar

3

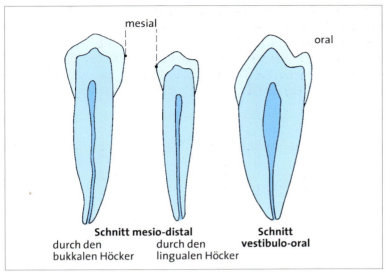

mesial

oral

Schnitt mesio-distal
durch den
bukkalen Höcker

durch den
lingualen Höcker

**Schnitt
vestibulo-oral**

Abb. 3.24: Schnitte durch den ersten unteren Prämolar in mesio-distaler und vestibulo-oraler Richtung

Der zweite Prämolar des Unterkiefers (P$_2$ UK)
Länge: 23,2 mm; Kronenlänge: 8,5 mm; Kronendurchmesser mesio-distal: 7,3 mm; Kronendurchmesser vestibulo-oral: 8,3 mm (Tab. 3.3).

Der zweite Prämolar des Unterkiefers ist kräftiger ausgebildet als der erste Prämolar. Dies gilt insbesondere für den lingualen Höcker. Dieser ist häufig durch eine Querfissur zweigeteilt (Tricuspidat). Sonst entspricht der Aufbau dem des ersten Prämolars. Der Zahn besitzt eine Wurzel mit eher rundem Querschnitt und meistens einem Wurzelkanal. Selten kommen zwei Wurzelkanäle vor (Abb. 3.25).

3.3.5 Molaren

 Die Molaren (dentes molares, Multicuspidaten) haben eine mehrhöckerige Kaufläche.

Der vestibulo-orale Abstand der Höckerspitzen beträgt auch hier etwa die Hälfte des größten vestibulo-oralen Kronendurchmessers. Die Molarenkauflächen sind etwa im Verhältnis 3:2 breiter als die Prämolarenkauflächen.

Alle Molaren sind mehrwurzelige Zähne. Die Teilungsstelle der Wurzeln wird bei zwei Wurzeln als **Bifurkation** und bei drei Wurzeln als **Trifurkation** bezeichnet.

Trifurkation

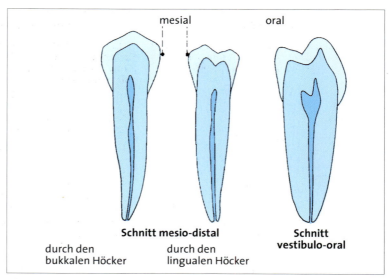

Abb. 3.25: Schnitte durch den zweiten unteren Prämolar in mesio-distaler und vestibulo-oraler Richtung

Der erste Molar des Oberkiefers (M₁ OK)

Länge: 21,3 mm; Kronenlänge: 7,7 mm; Kronendurchmesser mesio-distal: 10,1 mm; Kronendurchmesser vestibulo-oral: 11,7 mm (Tab. 3.4).

Kaufläche   Die Kaufläche des ersten oberen Molars kann von okklusal her betrachtet in einem Rhombus eingeordnet werden. Der mächtigste Höcker ist der mesio-palatinale; er ist auch am höchsten und bei Betrachtung der Krone von vestibulär zwischen den beiden bukkalen Höckern sichtbar.

Am mesio-palatinalen Höcker sitzt häufig als akzessorischer Höcker ohne funktionelle Bedeutung das **Tuberculum carabelli**. Der kleinste der vier Höcker ist der disto-palatinale. Die Bukkalfläche des ersten Molars kann man sich aus zwei schmalen Prämolarenflächen zusammenge-

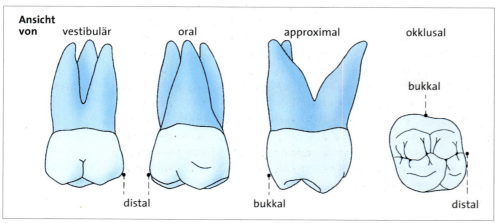

Abb. 3.26: Erster oberer Molar

3

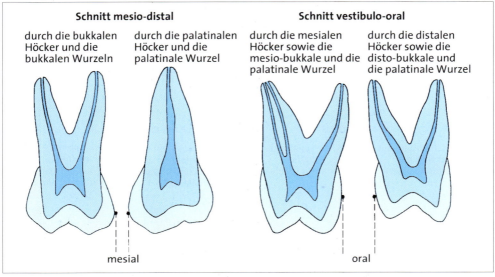

Abb. 3.27: Schnitte durch den ersten oberen Molar in mesio-distaler und vestibulo-oraler Richtung

Tab. 3.4: Maße der Molaren in Millimetern, nach [Carlsen; de Jonge-Cogen; Mühlreiter]. Die Länge der Zahnkronen bezieht sich auf die vestibuläre Distanz zwischen der bukkalen Spitze des höchsten bukkalen Höckers und dem Zahnhals. Die Breiten stellen die jeweils größten Durchmesser dar.

Zahn	Länge		Breite [mm]	
	Inzisal-apikal	Inzisal-zervikal	Mesial-distal	Fazial-lingual
M_1 sup.	21,3	7,7	10,1	11,7
M_2 sup.	21,3	7,7	9,8	11,5
M_1 inf.	22,0	8,3	11,3	10,4
M_2 inf.	21,0	7,5	10,8	10,0

setzt denken. Die beiden bukkalen Höcker sind etwa gleich groß. Die bukkalen Dreieckswülste berühren sich an ihren Basen, die palatinalen Dreieckswülste werden durch den distalen Höckergrat des mesio-palatinalen Höckers getrennt. Dieser bildet gemeinsam mit dem disto-bukkalen Dreieckswulst den sogenannten **Transversalgrat** (Abb. 3.26, 3.27).

Der Zahn besitzt drei Wurzeln. Zwei sind bukkal angeordnet und weisen einen ovalen, in mesio-distaler Richtung abgeflachten Querschnitt auf. Eine dritte Wurzel mit rundem Querschnitt sitzt palatinal. In jeder Wurzel findet sich ein Wurzelkanal. Die mesio-bukkale Wurzel ist häufig von zwei Wurzelkanälen durchzogen. Die oberen Molaren zeigen eine große Variabilität hinsichtlich der Anzahl der Wurzeln und der Wurzelkanäle (s. Tab. 3.5).

Wurzeln

Der zweite Molar des Oberkiefers (M₂ OK)

Länge: 21,3 mm; Kronenlänge: 7,7 mm; Kronendurchmesser mesio-distal: 9,8 mm; Kronendurchmesser vestibulo-oral: 11,5 mm (s. Tab. 3.4).

Der Zahn entspricht weitgehend dem ersten Molar. Der disto-palatinale Höcker kann nur schwach ausgebildet sein, das Tuberculum carabelli ist nicht angelegt (Abb. 3.28).

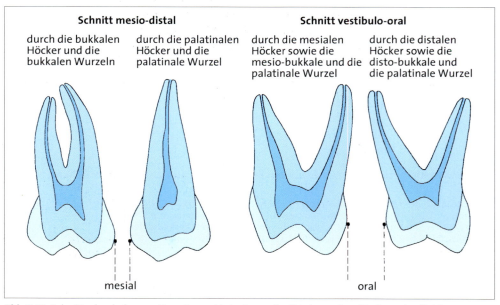

Abb. 3.28: Schnitte durch den zweiten oberen Molar in mesio-distaler und vestibulo-oraler Richtung

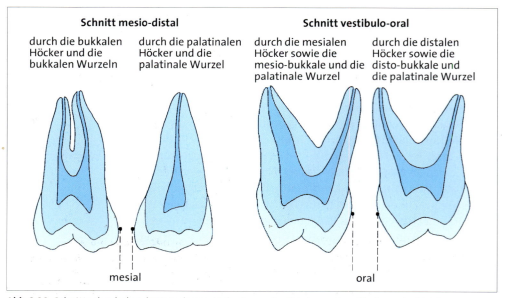

Abb. 3.29: Schnitte durch den dritten oberen Molar in mesio-distaler und vestibulo-oraler Richtung

3

Der erste Molar des Unterkiefers (M₁ UK)

Länge: 22,0 mm; Kronenlänge: 8,3 mm; Kronendurchmesser mesio-distal: 11,3 mm; Kronendurchmesser vestibulo-oral: 10,4 mm (Tab. 3.4).

Die Kaufläche des ersten unteren Molars hat in der Aufsicht eine eher rechteckige Form. Bukkal sind drei Höcker angeordnet, von denen der distale der kleinste ist. Die Dreieckswülste des mesialen und des mittleren bukkale Höcker berühren sich an ihren Basen. Die beiden lingualen Dreieckswülste werden durch die sie flankierenden Höckergrate getrennt (Abb. 3.30, 3.31). Die Krone weist die für die Unterkieferseitenzähne typische Kronenflucht auf. Der Zahn hat zwei Wurzeln, welche in mesio-distaler Richtung angeordnet sind.

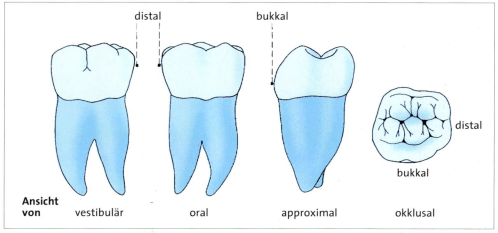

Abb. 3.30: Erster unterer Molar

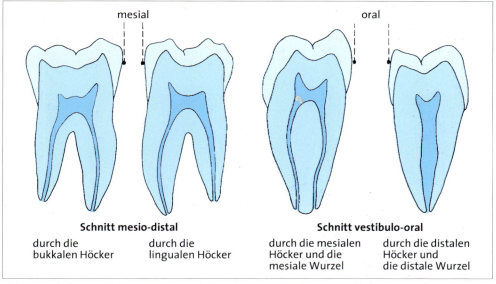

Abb. 3.31: Schnitte durch den ersten unteren Molar in mesio-distaler und vestibulo-oraler Richtung

Der Querschnitt der Wurzeln ist oval (Abflachung in mesio-distaler Richtung). Die mesiale Wurzel besitzt meist zwei Wurzelkanäle, die distale Wurzel in der Regel einen Kanal.

Der zweite Molar des Unterkiefers (M$_2$ UK)

Länge: 21,0 mm; Kronenlänge: 7,5 mm; Kronendurchmesser mesio-distal: 10,8 mm; Kronendurchmesser vestibulo-oral: 10,0 mm (Tab. 3.4).

Die Gestalt der Krone und der Wurzel des zweiten unteren Molars entspricht etwa derjenigen des ersten. Allerdings besitzt die Krone bukkal nur zwei Höcker (Abb. 3.32).

3.3.6 Weisheitszähne (M$_3$)

Die Weisheitszähne des Ober- und Unterkiefers weisen die Grundformen der entsprechenden Molaren auf. Die Form der Kronen und Wurzeln ist jedoch sehr variabel. Die Wurzeln können, besonders beim oberen Weisheitszahn, zu einer Pfahlwurzel verschmolzen sein (s. Abb. 3.29, 3.33).

3.3.7 Anzahl der Wurzelkanäle und Maße der Wurzeloberflächen

Als Abschluss der Darstellung des makroskopischen Aufbaus der bleibenden Zähne sind in den Tabellen 3.5 und 3.6 die Zahl der Wurzeln und der Wurzelkanäle aller Zähne zusammengefasst. Dazu ist anzumerken, dass sich in der Literatur teilweise unterschiedliche Angaben zur

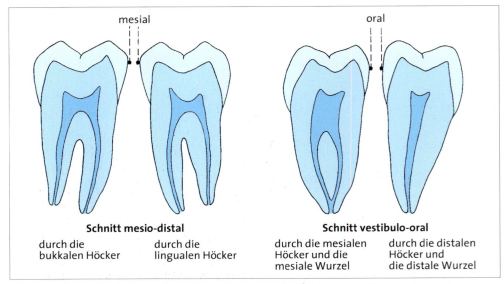

Abb. 3.32: Schnitte durch den zweiten unteren Molar in mesio-distaler und vestibulo-oraler Richtung

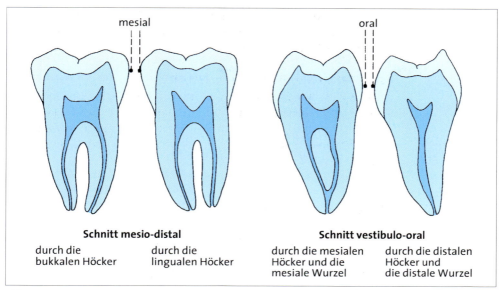

Abb. 3.33: Schnitte durch den dritten unteren Molar in mesio-distaler und vestibulo-oraler Richtung

Anzahl der Wurzelkanäle finden. Die Kenntnis der Anatomie der Wurzelkanäle ist wichtig für eine sachgerechte Behandlung marktoter Zähne (s. Kap. 14).

Die Abb. 3.34 stellt die Maße der Wurzeloberflächen der Zähne dar. Da die Wurzeloberfläche mit der Zahl der im Wurzelzement inserierenden desmodontalen Fasern korreliert, gibt sie Hinweise für die Belastbarkeit eines Zahnes durch Zahnersatz. Dies gilt allerdings nur unter der Voraussetzung, dass der Zahnhalteapparat intakt ist.

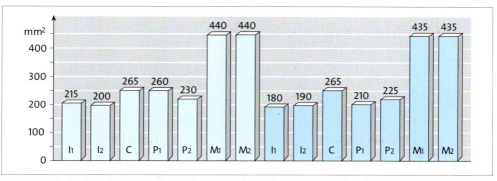

Abb. 3.34: Durchschnittliche Wurzeloberfläche von Oberkieferzähnen (**links**) und Unterkieferzähnen (**rechts**). Mittelwerte nach Messungen von [Hinz, Jepsen]

Tab. 3.5: Zahl der Höcker, Wurzeln und Wurzelkanäle der bleibenden Zähne des Oberkiefers, zusammengefasst nach Angaben von [Baumann, Beer; Guldener, Langeland; Hellwig, Klimek, Attin; Hülsmann; Kockapan]. In der Fachliteratur finden sich teilweise sehr abweichende Angaben: [1] 48–72%, [2] 28–52%, [3] 10–80%, [4] 20–90%, [5] 60–90%.

OK Zahn	Zahl der Höcker	Zahl der Wurzeln	Zahl der Wurzelkanäle
1	Schneidekante	1	1
2	Schneidekante	1	1
3	Kauspitze	1	1
4	2	2 (ca. 60%) 1 (ca. 40%) 3 (selten)	2 (ca. 80%) 1 (ca. 20%) 3 (selten)
5	2	1 (ca. 90%) 2 (ca. 10%)	1 (ca. 60%)[1] 2 (ca. 40%)[2]
6	4 (ohne Tuberculum carabelli)	3	3 (ca. 45%)[3] 4 (ca. 55%)[4]
7	4	3	3 (ca. 40%) 4 (ca. 60%)[5]

Tab. 3.6: Zahl der Höcker, Wurzeln und Wurzelkanäle der bleibenden Zähne des Unterkiefers, zusammengefasst nach Angaben von [Baumann, Beer; Guldener, Langeland; Hellwig, Klimek, Attin; Hülsmann; Kockapan]. In der Fachliteratur finden sich teilweise sehr abweichende Angaben: [1] 60–75%, [2] 25–40%.

UK Zahn	Zahl der Höcker	Zahl der Wurzeln	Zahl der Wurzelkanäle
1	Schneidekante	1	1 (ca. 70%)[1] 2 (ca. 30%)[2]
2	Schneidekante	1	1 (ca. 70%)[1] 2 (ca. 30%)[2]
3	Kauspitze	1 (selten 2)	1 (ca. 80%) 2 (ca. 20%)
4	2	1	1 (ca. 75%) 2 (ca. 25%)
5	2 oder 3	1	1 (ca. 95%) 2 (ca. 5%)
6	5	2 (selten 3–4)	3 (ca. 75%) 2 (ca. 25%) 4 (selten)
7	4	2 (selten 3–4)	3 (ca. 70%) 2 (ca. 30%) 4 (selten)

3.4 Die Milchzähne (Dentes lactales, Dentes decidui)

> Das Milchgebiss hat 20 Zähne. In jedem Kieferquadranten befin-
> den sich zwei Schneidezähne, ein Eckzahn und zwei Molaren. Das
> Milchgebiss hat keine Prämolaren.

3

Die etwa ab dem 6. Lebensmonat in die Mundhöhle durchtretenden   **Milchgebiss**
Milchzähne (Dentes lactales) werden auch als Dentes decidui bezeichnet (deciduus: hinfällig), da sie etwa ab dem 6. Lebensjahr durch das
bleibende Gebiss ersetzt und ergänzt werden (s. Tab. 3.11, 3.12). Die
Milchschneidezähne und die Milcheckzähne gleichen ungefähr verklei-
nerten Formen der entsprechenden bleibenden Zähne. Die zweiten
Milchmolaren ähneln den ersten bleibenden Molaren. Eine Ausnahme
machen die ersten Milchmolaren, deren Krone eine Zwischenform zwischen der typischen Prämolaren- und Molarenkrone darstellt. Die
Milchfrontzähne sind einwurzelig. Die Molaren des Oberkiefers haben
drei, die des Unterkiefers zwei stark gespreizte Wurzeln.

Typisch für die Milchzähne ist ihre bläulich-weißliche Farbe gegen-   **Milchzahn-**
über der eher gelblichen Farbe der jugendlichen bleibenden Zähne. Wei-   **charakteristik**
terhin besitzen die Milchzähne einen ausgeprägten zervikalen Schmelz-
wulst. Der Hartsubstanzmantel ist dünner, das Pulpacavum relativ größer als bei den bleibenden Zähnen, mit ausgeprägten Pulpahörnern.
Zudem sind die Wurzeln, besonders die der Milchmolaren, grazil und
häufig gekrümmt (Abb. 3.35).

Die Milchzähne unterliegen schneller einer okklusalen Abrasion als
die bleibenden Zähne. Schon bald nach der vollen Ausbildung der
Zahnwurzeln werden diese durch das Zahnbildungsorgan des nachfolgenden bleibenden Zahnes resorbiert (vgl. Abb. 3.42).

3.5 Der mikroskopische Aufbau des Zahnes

Über den histologischen Aufbau der Zähne sollen die Grundkenntnisse
vermittelt werden, soweit sie zum Verständnis des in dieser Einführung
dargestellten Stoffes notwendig sind. Die Hauptmasse der Hartsubstanz
der Zähne besteht aus Zahnbein, welches die Zahnpulpa umschließt.
Das Zahnbein wird im Bereich der Zahnkrone von einem massiven
Überzug aus Zahnschmelz bedeckt. Im Bereich der Wurzel ist das Dentin mit Wurzelzement überzogen.

3.5.1 Zahnschmelz

Der Schmelz (Enamelum, Substantia adamantina) bedeckt die Zahnkrone.
Die Schmelzkappe ist am Zahnhals am dünnsten und hat die größte Dicke
an den Schneidekanten, Höckerspitzen und den Randleisten (ca. 2 mm).

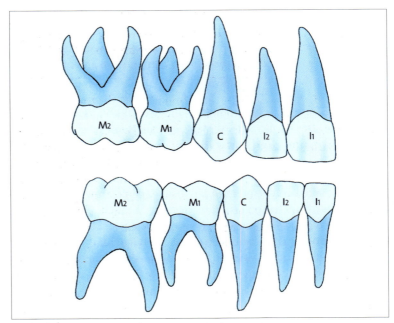

Abb. 3.35: Zahnformen im Milchgebiss

> ❗ Der Zahnschmelz ist die härteste, abrasionsfesteste, aber auch sprödeste der drei Zahnhartsubstanzen.

Apatit Die Brinellhärte (HB) des Schmelzes beträgt 300–350. Damit liegt sie über derjenigen von harten Edelmetall-Legierungen (ausgehärtet ca. 250 HB), aber unter derjenigen sehr harter Keramikmassen (≤ 400 HB), wie sie für zahnärztliche Zwecke verwendet werden. Der Schmelz besteht zu rund 95 Gew.-% aus anorganischer Substanz, und zwar aus **Apatit** (Tab. 3.7). Die Apatitkristalle liegen in einer Mischform aus Hydroxylapatit $[Ca_5(PO_4)_3OH]$, Fluorapatit $[Ca_5(PO_4)_3F]$ und Carbonatapatit $[Ca_{10}(PO_4)_6CO_3]$ vor. Mit einer Länge von bis zu 1 μm sind es, verglichen mit den anderen Hartsubstanzen des menschlichen Körpers, die größten Apatitkristalle. Je mehr Fluorapatit der Schmelz enthält, umso widerstandsfähiger ist er gegen eine Entmineralisierung durch Säuren. Dies spielt im Rahmen der Kariesprophylaxe eine bedeutende Rolle.

Tab. 3.7: Zusammensetzung der Hartsubstanzen nach Gewichts- und (in Klammern) Volumenprozenten

	Mineralien	Organische Matrix	Wasser
Schmelz	95 (86)	1 (2)	4 (12)
Dentin	70 (45)	20 (30)	10 (25)
Zement	61 (33)	27 (31)	12 (36)
Knochen	45 (23)	30 (37)	25 (40)

Schmelz kann auch noch nach abgeschlossener Schmelzbildung durch exogene Zufuhr (z.B. fluoridhaltige Zahnpasten, fluoridhaltige Gele) mit Fluorid angereichert werden.

Schmelzprismen

3

Wegen seines hohen Gehaltes an anorganischer Substanz wird der Schmelz bei der üblichen Aufbereitung zu feingeweblichen Schnitten durch die dabei stattfindende Entkalkung der Präparate aufgelöst. Die mikroskopische Betrachtung ist daher nur an Schliffpräparaten möglich, da diese nicht demineralisiert sind. Im Schliffbild wird sichtbar, dass der Schmelz strukturiert und aus sogenannten **Schmelzprismen** aufgebaut ist. Diese können bei Betrachtung im Lichtmikroskop einen sechseckigen Querschnitt aufweisen. Bei Betrachtung im Elektronenmikroskop erkennt man hufeisenförmige, schlüssellochartige oder runde Querschnitte. Die Schmelzprismen verlaufen ohne Unterbrechung von der Schmelz-Dentin-Grenze bis zur Schmelzoberfläche (s. Abb. 3.1). Der Durchmesser der Schmelzprismen beträgt 4–5 μm. Es handelt sich aber nicht um Prismen im exakt geometrischen Sinne. Dies unter anderem auch deswegen, weil ihr Durchmesser von der Schmelz-Dentin-Grenze bis zur Schmelzoberfläche zunimmt. Die in der Endphase der Amelogenese gebildete oberste Schmelzschicht (20–80 μm) ist prismenfrei. Lichtmikroskopisch lassen sich die Schmelzprismen besonders im Querschliff gut gegeneinander abgrenzen. Die Kristalle des interprismatischen Schmelzes sind etwa senkrecht zu den Schmelzprismen angeordnet. Bei schwacher Vergrößerung sind die Schmelzprismen nicht sichtbar.

Hunter-Schregersche Streifen

Deutlich erkennbar sind hingegen die **Hunter-Schregerschen Streifen**. Sie entstehen dadurch, dass die Schmelzprismen nicht parallel und geradlinig, sondern als Büschel ineinander verflochten verlaufen. Die so entstehenden aufgrund unterschiedlicher Lichtbrechung helleren und dunkleren Streifen werden als Parazonien und Diazonien bezeichnet. Ihr Verlauf entspricht dem der Schmelzprismen und ist senkrecht zur Schmelz-Dentin-Grenze. Die Streifung ist am deutlichsten in der Nähe der Schmelz-Dentin-Grenze und im oberflächennahen Schmelz nicht zu erkennen.

Wachstumslinien

Etwa parallel zur Zahnoberfläche verlaufend ist eine weitere Streifung des Schmelzes sichtbar, die **Retzius-Streifen**. Es handelt sich um die Auswirkungen der periodisch ablaufenden Verkalkung des Schmelzes (Wachstumslinien). Viele Retzius-Streifen enden auf der freien Schmelzoberfläche. Man findet dort feinste, etwa senkrecht zur Zahnachse verlaufende Erhebungen, welche als **Perikymatien** bezeichnet werden. Im Querschliff erscheinen die Retzius-Streifen als konzentrische Ringe.

Schmelzoberhäutchen

Auf dem frisch durchgebrochenen Zahn liegt das **Schmelzoberhäutchen**, bestehend aus der letzten kutikularen Ablagerung der schmelzbildenden Zellen (Adamantoblasten) sowie aus Resten des zahnbildenden Organs (vereinigtes inneres und äußeres Schmelzepithel).

> Der Schmelz schließt keine Zellen oder Zellfortsätze ein, er ist nicht regenerierbar. Oberflächlich entkalkte Schmelzareale ohne Defektbildung können aber remineralisiert werden.

Säurelöslichkeit   Schmelzdefekte wie etwa kariöse Defekte müssen durch Einbringen von Fremdmaterial in den speziell präparierten Defekt (**Kavität**) versorgt werden (**Füllungstherapie**). Bei der Füllungstherapie kann die Säurelöslichkeit des Schmelzes genutzt werden. Benetzt man den Schmelz für ca. eine Minute mit einer 35–40%igen Orthophosphorsäure, entsteht ein Ätzmuster, das bestimmten Füllungskunststoffen über Mikroretentionen eine sehr gute mechanische Haftung am Schmelz verleiht (**Säureätztechnik**). Nach entsprechender Vorbehandlung des Schmelzes ist es möglich, Teile aus Metall oder aus Keramik mit dem Schmelz zu verkleben. Dies nutzt man zur Befestigung kieferorthopädischer Behelfe am Schmelz oder auch bei den sogenannten Klebebrücken und bei Füllungen aus Keramik.

3.5.2 Zahnbein

 Das Zahnbein (Dentinum, Substantia eburnea) ist eine dem Knochen nahestehende Hartsubstanz.

Das Dentin permanenter Molaren ist nach Ketterl im Durchschnitt über der Pulpa 2,8 mm und approximal 2,3 mm stark (Hartsubstanzdicken s. Tab. 3.8). Das Dentin besteht zu ca. 70 Gew.-% aus anorganischem Material. Vorwiegend handelt es sich dabei um feine Apatitkristalle. Die Brinellhärte (HB) des Dentins liegt bei 60–70. Die histologische Untersuchung ist sowohl am Schliffbild als auch am entkalkten Schnittpräparat möglich. Das Dentin wird von den Zellfortsätzen der **Odontoblasten**
Odontoblasten   durchzogen. Odontoblasten sind Pulpazellen, die den Pulpahohlraum auskleiden. Jeder Odontoblastenfortsatz (Tomessche Faser) verläuft in
Dentinkanälchen   einem Kanal. Die **Dentinkanälchen** ziehen in leicht geschwungenem Verlauf senkrecht von der Dentin-Pulpa-Grenze quer durch das Dentin bis zur Schmelz-Dentin-Grenze (s. Abb. 3.1). Ihr Durchmesser beträgt etwa 2 μm (pulpanah) bis 1 μm (pulpafern), nimmt also zur Schmelz-Dentin-Grenze hin ab. In dieser Gegend verzweigen sie sich. Einige Tomessche Fasern ziehen bis in den Schmelz hinein. Pulpanah finden sich in den Dentinkanälchen auch von der Pulpa ausgehende marklose, sensible Nerven. An der Wand der Dentinkanälchen wird im Laufe des Lebens Dentin angelagert (**peritubuläres Dentin**), wodurch sich das Lumen der Dentinkanälchen verkleinert. Im Extremfall kann es zum Verschluss (Sklerosierung) von Dentinkanälchen kommen. In der Nähe der

Tab. 3.8: Hartsubstanzdicken bleibender Zähne in Millimetern, nach [Jüde, Kühl, Rossbach]. Es handelt sich um Durchschnittswerte, die Wandstärkeminima sind in Klammern angegeben.

Zahngruppe	Hartsubstanzdicke inzisal bzw. okklusal [mm]	Hartsubstanzdicke in Höhe des Zahnhalses [mm]		
		Vestibulär	Oral	Approximal
Oberkiefer				
Mittlere Incisivi	4,9 (3,5)	2,3 (1,7)	2,8 (2,1)	2,3 (1,9)
Seitliche Incisivi	4,4 (3,0)	2,1 (1,7)	2,6 (1,7)	1,9 (1,5)
Canini	4,5 (3,5)	2,6 (2,0)	3,0 (2,2)	2,6 (1,8)
Prämolaren	4,1 (3,0)	2,2 (1,6)	2,6 (1,9)	2,4 (1,6)
Unterkiefer				
Mittlere Incisivi	(2,7)	2,2 (1,6)	2,3 (1,6)	1,5 (1,1)
Seitliche Incisivi	(2,9)	2,0 (1,8)	2,4 (2,0)	1,7 (1,3)
Canini	(2,8)	2,5 (2,1)	2,6 (2,1)	2,2 (1,9)
Prämolaren	(2,9)	2,1 (1,4)	2,4 (1,9)	2,1 (1,8)

Pulpa ist die Zahl der Dentinkanälchen pro Flächeneinheit größer (ca. 45000/mm²) als pulpafern (ca. 20000/mm²). Die äußerste, etwa 10–30 μm dicke Dentinschicht, die parallel zur Schmelz-Dentin-Grenze verläuft und deren Bildung in der initialen Phase der Dentinogenese erfolgt, wird als **Manteldentin**, die anschließend gebildete Hauptmasse des Dentins als **zirkumpulpales Dentin** bezeichnet. Im Manteldentin verzweigen sich die Odontoblastenfortsätze, und es ist weniger stark mineralisiert als das zirkumpulpale Dentin.

Wird bei der Präparation eines Zahnes, z.B. für eine künstliche Krone, Dentin freigelegt, so entsteht durch das Anschneiden der Odontoblastenfortsätze eine Wunde. Sie ist unter Verwendung einer provisorischen Krone mit einem geeigneten temporären Befestigungsmaterial zu versorgen.

Dentinwunde

Starke Hitzeentwicklung bei Präparationen kann ebenso wie bestimmte Chemikalien oder Füllungsmaterialien über die Dentinkanälchen eine lokale oder vollständige Schädigung der Pulpa nach sich ziehen.

Elektrischer Strom wird bei angeschnittenen Dentinkanälchen von der präparierten Zahnoberfläche über die Gewebsflüssigkeit der Odontoblastenfortsätze, also in den Dentinkanälchen weitergeleitet. Daraus resultiert ein vom Lumen, der Länge und der Zahl der Dentinkanälchen abhängiger elektrischer Widerstand des Dentins. Dieses Phänomen kann bei Präparationen im Dentin zur indirekten Bestimmung der Dentindicke genutzt werden [Gente]. Da mit zunehmendem Lebensalter die Dentintubuli durch Apposition von Calciumphosphaten enger werden, nimmt der elektrische Widerstand des Dentins zu. Gleichzeitig nimmt die Durchlässigkeit des Dentins für Noxen, die auf die Dentinwunde einwirken, ab.

Elektrische Leitfähigkeit

Lichtleitung   Die Dentinkanälchen bestimmen auch die Ausbreitung des Lichts im Zahnbein. Das Licht wird unabhängig von seiner Einfallsrichtung auf das Dentin in der intertubulären Substanz in Richtung der Dentinkanälchen weitergeleitet, was bei der Verarbeitung lichthärtender Füllungswerkstoffe von Bedeutung sein kann [Gente].

Wachstumslinien   Auch im Dentin findet man im Längsschnitt etwa parallel zur Oberfläche verlaufende Wachstumslinien. Sie werden als **Owensche Linien** bezeichnet. Im Querschnitt verlaufen sie konzentrisch. Eine besonders deutliche Wachstumslinie ist die **Neonatallinie**. Sie entsteht durch die Geburt, und man findet sie in den Zahnhartsubstanzen (Schmelz bzw. Dentin), die zum Zeitpunkt der Geburt mineralisiert werden, also in den Milchzähnen und den ersten bleibenden Molaren.

Das Dentin ist von einem dichten Netzwerk kollagener Fasern durchzogen **(Ebnersche Fibrillen)**. Im normal ausgebildeten Dentin beobachtet man Zonen unregelmäßiger Verkalkung **(Interglobulardentin)**. Zusätzlich findet man im Wurzeldentin nahe dem Wurzelzement die **Tomessche Körnerschicht**. Nahe der Pulpa, angrenzend an den Odontoblastensaum, bleibt ein schmaler Dentinsaum unverkalkt, das **Prädentin**. Dentin kann nach Abschluss des Wurzelwachstums zeitlebens von

Sekundärdentin   den Odontoblasten gebildet werden **(Sekundärdentin)** und wird auch in Reaktion auf äußere Reize (Karies, Abrasion, Präparation des Zahnes für eine Füllung oder eine Überkronung) gebildet. Dieses irreguläre Dentin wird als **Tertiärdentin** oder Reizdentin bezeichnet. Durch das Sekundär- und das Tertiärdentin wird die Pulpahöhle verkleinert. Trotz der **Regene-**

Regeneration   **rationsfähigkeit** des Dentins seitens der Pulpa müssen Dentindefekte ebenso wie Schmelzdefekte durch Füllungen versorgt werden. Auch Dentin wird zur adhäsiven Befestigung von Füllungskunststoffen mit Phosphorsäure angeätzt. Dabei wird das Kollagennetzwerk des Dentins oberflächlich freigelegt und kann von speziellen, dünnflüssigen Kunststoffen penetriert werden, sodass auch hier eine Mikroverzahnung entsteht. Der Verbund ist jedoch nicht so stabil wie im Schmelz.

3.5.3 Wurzelzement

Zementozyten   Das Wurzelzement (Cementum, Substantia ossea dentis) besteht zu etwa 60 Gew.-% aus anorganischer Substanz, die wie im Dentin und im Knochen aus Apatit besteht. Das Zement gleicht am ehesten dem Faserknochen, es überzieht die gesamte Zahnwurzel. Die Zementschicht ist in Gegend des Zahnhalses sehr dünn und wird zur Wurzelspitze hin wesentlich stärker (bis zu 0,5 mm). Man unterscheidet das in dünner Schicht aufgelagerte **primäre Zement** (zellfrei) vom zellhaltigen, insbesondere in Gegend der Wurzelspitze aufgelagerten **sekundären Zement**. Die Zementozyten gleichen morphologisch den Osteozyten.

Sharpey-Fasern   Die gesamte Zementschicht enthält kollagene Fasern, die von der Wurzelhaut des Zahnes einstrahlen und sich in das Dentin fortsetzen

3

(**Sharpey-Fasern**). Zement kann, ebenso wie Dentin, auch noch nach der Zahnentwicklung gebildet werden (**sekundäres Zement**), so z.B. bei vermehrter funktioneller Belastung des Zahnes. Bildungsgewebe ist das Desmodont. Über die Sharpey-Fasern ist der Zahn in der Alveole des Kieferknochens befestigt. Das Wurzelzement ist somit gleichzeitig sowohl Bestandteil des Zahnes selbst als auch des Zahnhalteapparates.

3.5.4 Zahnpulpa

Die Zahnhartsubstanzen umschließen die Zahnpulpa. Makroskopisch unterscheidet man die Kronenpulpa von der Wurzelpulpa. Die Kronenpulpa hat inzisale bzw. okklusale Zipfel, die Pulpahörner. Sie ist an den Frontzähnen etwa so angeordnet wie die Ecken der Schneidekanten, und an den Seitenzähnen wie die Höcker der Kauflächen. Das Pulpacavum eines frisch durchgetretenen Zahnes ist voluminöser als das eines älteren Zahnes.

Morphologie

> Die Pulpahörner sind beim Jugendlichen besonders ausgeprägt und können bei der Präparation des Zahnes leicht verletzt werden.

Das Pulpacavum verkleinert sich mit zunehmendem Lebensalter durch Apposition von Sekundärdentin. Im Bereich der Wurzelpulpa kommen Seitenkanälchen vor. Es handelt sich dabei um Pulpenausläufer, welche eine Verbindung zur Wurzelhaut herstellen. An der Wurzelspitze verzweigt sich die Pulpa in sogenannte Ramifikationen. Der Querschnitt der Wurzelpulpa entspricht etwa dem Wurzelquerschnitt.

Das **Pulpagewebe** als spezialisierte Form des Bindegewebes besteht aus dessen Elementen. Das Grundgewebe steht dem gallertartigen Bindegewebe nahe. Es stellt ein Netz anastomosierender Zellen dar. In das Grundgewebe sind die übrigen Gewebeelemente eingelagert. Alle Zellen der Pulpa können aus den undifferenzierten Zellen des Grundgewebes nachgebildet werden.

Pulpagewebe

> Die **Odontoblasten** kleiden als einreihiger Zellsaum, dem Prädentin anliegend, das gesamte Pulpacavum aus. Jeder Odontoblast entsendet einen Odontoblastenfortsatz durch das Dentin.

Odontoblasten

Man findet weiterhin Fibrozyten und Fibroblasten sowie ein Netz von Blutgefäßen. Man kann kleine Venen und Arterien unterscheiden, die sich in Kapillaren aufzweigen. Zu- und Abfluss dieses Gefäßsystems erfolgt über das **Foramen apicale**. Auch Lymphgefäße wurden in der Pulpa nachgewiesen. In engem Kontakt mit den Odontoblasten stehen zahlreiche Nervenfasern. Sie bilden angrenzend an die Odontoblasten den **Raschkowschen Plexus**. Auch die Nervenfasern ziehen über das Foramen apicale in die Pulpa. Vereinzelt ziehen Nerven bis in das Den-

Fibrozyten

Blutgefäße

Nerven

tin hinein. Das Pulpagewebe, das an die Odontoblastenschicht anschließt, ist im Vergleich zu den übrigen Pulpaabschnitten zellarm **(Weil-Zone)**. Die gesamte Pulpa ist von Fibrillen kollagener oder präkollagener Art durchzogen.

Reizleitung

Bei der Präparation der Zahnhartsubstanzen entsteht gleichzeitig mit der Verletzung des Dentins ein Schmerz. Die Art der Übertragung des Schmerzreizes bis zur Pulpa ist noch nicht genau bekannt. Man findet zwar in das Dentin einstrahlende Nervenfasern, es wird jedoch eine Reizleitung über die Odontoblastenfortsätze angenommen. Hier wird z.B. eine die Eiweißdenaturierung begleitende Ionenverschiebung diskutiert, oder eine durch mechanische oder osmotische Reize ausgelöste Druckänderung im kapillaren Dentinkanälchen.

Bildungsfunktion

Die **Aufgaben** der Zahnpulpa bestehen u.a. in der Bildung von Dentin (Bildungsfunktion). Man unterscheidet das Dentin der Entwicklungsperiode (reguläres Dentin) von demjenigen der Gebrauchsperiode (Ersatzdentin, Sekundärdentin). Die Ernährungsfunktion der Pulpa für das Dentin kann dadurch belegt werden, dass das Dentin von Zähnen, deren Pulpa entfernt wurde, spröde wird (marktoter Zahn). Die sensorische Funktion der Pulpa wurde schon angesprochen. Die Pulpa reagiert auf thermische, chemische, osmotische und mechanische Reize. Vermutlich werden auch geringe Deformationen der Zahnhartsubstanz, wie sie bei normalem Okklusionskontakt auftreten, als afferente Reize ausgewertet (vgl. Abb. 3.38).

Ernährungsfunktion

Sensorische Funktion

3.6 Der Zahnhalteapparat (Parodontium)

Der Zahn ist mit seinem Knochenfach (Alveole) nicht knöchern verwachsen, sondern über einen Bandapparat befestigt. Die Alveolen sind vom spongiösen Kieferknochen durch eine Kortikalis abgegrenzt, die von kleinen Gefäßen, aber auch von Nerven durchbrochen wird (**Lamina cribriformis**). Die Alveolen benachbarter Zähne sind durch die knöchernen Interdentalsepten, die Alveolen mehrwurzeliger Zähne durch interradikuläre Septen voneinander getrennt.

> **!** Der Zahnhalteapparat ist eine funktionelle Einheit. Es werden dazu alle jene Gewebsanteile gerechnet, die den Zahn in der Alveole des Kieferknochens befestigen. Dabei handelt es sich um das Wurzelzement, die Wurzelhaut (Desmodont), den Alveolarknochen und das Zahnfleisch (Gingiva).

3.6.1 Wurzelhaut

Desmodontale Fasern

Die Wurzelhaut **(Desmodont)** befindet sich in dem Spalt zwischen Alveoleninnenkortikalis und Wurzelzement (Abb. 3.36). Die Breite des Des-

3

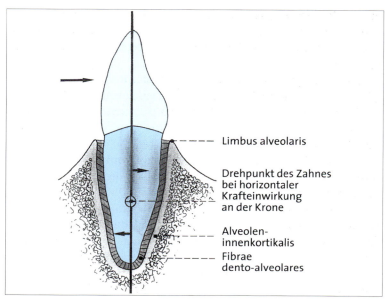

Abb. 3.36: Verlauf der desmodontalen Fasern

modontalspalts beträgt etwa 0,2 mm. Die schmalste Stelle liegt im Bereich der Wurzelmitte. Wesentlicher funktioneller Bestandteil des Parodontiums sind unterschiedliche Faserbündel, welche den Zusammenhalt zwischen Zahn und Alveole, bzw. zwischen Zahn und Gingiva oder von benachbarten Zähnen vermitteln (s. Abb. 3.40, 3.41). Im Desmodont befinden sich die Fibrae dento-alveolares, die als **Sharpey-Fasern** einerseits im Alveolarknochen und andererseits im Wurzelzement inserieren und über die der Zahn nach der Art einer Syndesmose im Alveolarfach aufgehängt ist. Die desmodontalen Fasern verlaufen in Bündeln, die am Eingang der Alveole besonders ausgeprägt sind. Die entsprechenden Abschnitte des knöchernen Limbus alveolaris, in welchen diese Faserbündel einstrahlen, werden daher auch als **Bündelknochen** bezeichnet.

Die **Fibrae dento-alveolares** sind kollagene Fasern. Mit Ausnahme des Eingangs und des Fundus der Alveole verlaufen sie, entsprechend ihrer funktionellen Beanspruchung, schräg durch den Desmodontalspalt nach apikal (Abb. 3.36). Dies bedeutet, dass Kaudruck, der den Zahn okklusal trifft, nicht als Druck, sondern als Zug auf den Kieferknochen übertragen wird. Zugbelastungen stellen, im Gegensatz zu Druckbelastungen, im Rahmen physiologischer Grenzen einen funktionellen Reiz für den Knochen dar. Eine vermehrte funktionelle Belastung des Zahnes kann durch eine Vermehrung der Fasern, Verstärkung der Alveoleninnenkortikalis, Zementapposition sowie durch funktionelle Ausrichtung von Spongiosabälkchen (senkrecht zur Alveoleninnenkortikalis) kompensiert werden. Am nicht durchgetretenen oder nicht in Funktion stehenden Zahn findet man im Desmodont einen ungeordneten, nicht ausgerichteten Faserverlauf.

Kollagene Fasern, wie sie bei den Fibrae dento-alveolares vorliegen, sind nicht wie elastische Fasern dehnbar. Sie sind aber aufgrund ihres im nicht belasteten Zustand gewellten Verlaufs streckbar.

Zahnbeweg-lichkeit

> Deshalb weist jeder Zahn eine physiologische Beweglichkeit in horizontaler und axialer Richtung auf. Sie beträgt bei 2–5 N Belastung in horizontaler Richtung etwa 50–100 µm, je nach Zahngruppe (s. Tab. 3.9).

Parodontogramm

Die **physiologische Zahnbeweglichkeit** kann mithilfe elektronischer Geräte als **Parodontogramm** aufgezeichnet werden, dessen typischer Verlauf der Abbildung 3.37 zu entnehmen ist. Die Auslenkung eines Zahnes hängt auch von der Belastungsgeschwindigkeit ab. Sie ist nach Ludwig und Niedermeier bei impulsartiger Belastung nur etwa halb so groß wie bei langsamem Anstieg der Belastung. Bei hoher Belastung kommt es zur elastischen Deformation des Kieferknochens und des Zahnes und schließlich, wie etwa bei einer Extraktion, zum Faserabriss. Die Höchstbelastung des Zahnhalteapparates ist von der Zahl der Wurzelhautfasern, also auch der Wurzeloberfläche, abhängig. So ist ein gesunder Molar stets höher belastbar als ein gesunder Schneidezahn (Wurzeloberflächen s. Abb. 3.34).

Kaukraft

Die durchschnittliche Gebrauchskraft, die von der Muskulatur bei der Nahrungszerkleinerung entwickelt wird und somit vom Zahnhalteapparat aufgefangen werden muss, liegt bei 150–300 N. Zwischen den Molaren wurden bei maximaler Belastung, z.B. beim Zähneknirschen, Werte bis zu 800 N gemessen.

> **!** Aus dem Verlauf der desmodontalen Fasern wird ersichtlich, dass nur bei Belastung in Richtung der Zahnachse ein Maximum an Haltefasern beansprucht wird und somit eine optimale Belastbarkeit des Zahnes besteht.

Tab. 3.9: Normwerte der physiologischen horizontalen Zahnbeweglichkeit bei verschiedenen Zahngruppen, bei einer Auslenkungskraft von 5 N und langsamem Anstieg der Kraft, nach [Rateitschak et al.]. Die Auslenkung eines Zahnes ist abhängig vom Auslenkungsort an der Zahnkrone, vom Längenverhältnis der klinischen Krone zur Wurzel, von der Wurzellänge, der Wurzeloberfläche (desmodontale Fläche) und von der Geschwindigkeit des Kraftanstieges. Bei impulsartiger Krafteinwirkung ist die Auslenkung des Zahnes nur etwa halb so groß [Ludwig, Niedermeyer].

Zahngruppe	Auslenkung [µm]
Incisivi	120
Prämolaren	100
Canini	70
Molaren	60

3

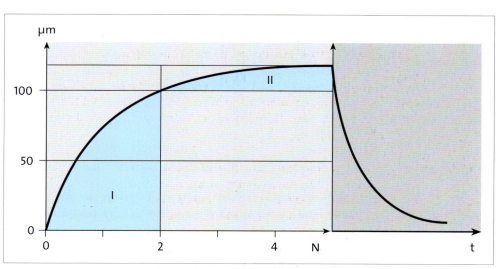

Abb. 3.37: Auslenkungskurve (Parodontogramm) eines Schneidezahnes bei horizontaler Belastung an der Schneidekante. **Ordinate:** Auslenkung des Zahnes in µm. **Abszisse:** Auslenkungskraft in N (langsamer, konstanter Kraftanstieg pro Zeiteinheit). Die Zahnbeweglichkeitskurve steigt bis zur Straffung der desmodontalen Fasern steil an (**I:** desmodontale Phase). Danach wird sie deutlich flacher, da es zur elastischen Deformation des Alveolarfortsatzes (**II:** alveoläre Phase) und später auch des Zahnes kommt. Nach [Ludwig, Niedermeier] ist bei schneller bzw. impulsartiger Belastung die Auslenkung des Zahnes etwa halb so groß. Nach dem Absetzen der Kraft kehrt der Zahn rasch in seine Ruhelage zurück.

Bei horizontaler Krafteinwirkung an der Zahnkrone dreht sich der Zahn um einen Drehpunkt, der etwa in der Wurzelmitte liegt (s. Abb. 3.36). Es wird dann nur noch etwa die Hälfte aller Haltefasern belastet. Eine Extrusion des Zahnes (herausziehende axiale Krafteinwirkung) kann wegen des typischen Faserverlaufs vom Bandapparat nicht in der gleichen Weise aufgefangen werden wie intrudierende Kräfte.

Blutgefäße

Der kollagene Bandapparat des Desmodonts fixiert auch den lastfreien Zahn nicht völlig unbeweglich in seiner Alveole. Die herzsynchrone Pulsation der Arteriolen des Desmodonts wird auf den Zahn übertragen und ist an der Krone als Pulskurve vom typisch peripheren Typus ableitbar. Die Blutgefäße des Desmodonts bilden teilweise im zervikalen Anteil des Desmodonts arterio-venöse Knäuelanastomosen (**Wedlsche Gefäßknäuel**). Ihnen wird eine Pufferungsfunktion bei der Zahnauslenkung zugesprochen. Das Desmodont wird über die jeweilige A. dentalis, von der auch die Pulpagefäße abzweigen, und über Blutgefäße, welche die Lamina cribriformis durchbrechen, ernährt.

Nerven

Weiterer wichtiger Bestandteil des Desmodonts sind zahlreiche periphere Nerven. Freie Nervenendigungen nehmen Schmerzreize auf, Ruffini-Körperchen sollen neben mechanosensiblen Nervenendigungen Vermittler des außerordentlich feinen Tastgefühls des Zahnes sein (Tab. 3.10).

Tastsensibilität

Tab. 3.10: Tastsensibilität, nach [Meyer, Eichner]. Für Implantate fehlen entsprechende Angaben.

Mittlerer Tastschwellenwert [µm]	
Natürliche Zähne	15
Überkronte Zähne	20
Brücken	35
Teilprothesen	60
Totalprothesen	130

> **!** Zwischen den Zähnen können noch Partikel einer Größe von rund 15 µm ertastet werden (Tastsensibilität). Zahnersatz jeglicher Art reduziert die Tastsensibilität der Zähne. Extrem vermindert ist diese wegen des Fehlens desmodontaler Rezeptoren bei Totalprothesen.

Zwischen den desmodontalen Rezeptoren und der Kaumuskulatur besteht ein **Reflexbogen**. So wird z.B. die Kaumuskelkontraktion beim plötzlichen Aufbeißen auf einen harten Gegenstand reflektorisch aufgehoben. Gemeinsam mit den sensorischen Endorganen der Kaumuskulatur und in der Kiefergelenkkapsel stellen die desmodontalen Rezeptoren ein stetes Informationssystem über den Belastungszustand des Kauorgans dar (Abb. 3.38).

**Ernährungs-
funktion
Bildungsfunktion**

Neben der Aufgabe des Auffangens von Kaudruckkräften und der sensorischen Funktion hat das Desmodont auch noch eine Bildungs- und Ernährungsfunktion für das Wurzelzement. Das Wurzelzement

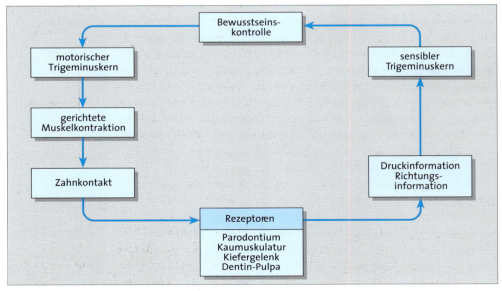

Abb. 3.38: Kaumuskulatur und Zahnkontakt

3

wird über Diffusion vom Desmodont ernährt. Die Wurzelhaut ist auch noch nach Abschluss der Zahnentwicklung in der Lage, Wurzelzement nachzubilden.

Dies z.B. bei vermehrter funktioneller Beanspruchung eines Zahnes. Auch bei Zahnwurzelfrakturen kann es zur Wundheilung durch Ablagerung von Osteozement kommen, wobei im Idealfall seitens der Pulpa Ersatzdentin abgelagert wird.

3.6.2 Zahnfleisch

Das Zahnfleisch (**Gingiva propria**) ist der zum Zahnhalteapparat gehörende Teil der Mundschleimhaut; es ist mit Ausnahme des Zahnfleischsaums unverschieblich mit dem Alveolarknochen verwachsen. Das gesunde Zahnfleisch verläuft arkadenförmig zervikal entlang der Zahnkronen, wobei es die eigentliche Zahnhalsregion knapp überdeckt. Die Interdentalpapillen füllen den Approximalraum vollständig aus.

> **!** Das gesunde Zahnfleisch hat eine blassrosa, matt glänzende Oberfläche. Es ist von derber Konsistenz, seine Oberfläche ist keratinisiert und kann – ähnlich wie eine Orangenhaut – gestippelt sein. Es blutet nicht bei Berührung und ist im Bereich der befestigten Gingiva unverschieblich.

An der Gingiva propria unterscheidet man folgende verschiedene Gewebsabschnitte (Abb. 3.39): Der **Zahnfleischsaum** überragt den knöchernen Limbus alveolaris um etwa 2–3 mm. Im gesunden Zustand liegt er dicht und straff der zervikalen Zahnoberfläche an. Die **Interdentalpapille** füllt den Zwischenraum zwischen Zahnkrone und knöchernem Interdentalseptum vollständig aus. Wegen der gewölbten Approximalfläche der Zähne hat eine gesunde Interdentalpapille einen oralen und einen vestibulären Papillenanteil. Die befestigte Gingiva hat eine blassrosa und matt glänzend gestippelte Oberfläche. Im Anschluss an die **befestigte Gingiva** folgt die **muko-gingivale Grenze**. Dies ist eine Abgrenzung zwischen der unverschieblichen Gingiva propria und der verschieblichen **Mucosa vestibularis**, der Schleimhaut des Mundvorhofs und der Umschlagsfalte.

Zahnfleischsaum

Interdentalpapille

Befestigte Gingiva

Muko-gingivale-Grenze

3.6.3 Epithel

Die Alveolarmukosa bedeckt ein unverhorntes, mehrschichtiges Plattenepithel. Auch das die Gingiva propria bedeckende, zur Mundhöhle gerichtete Epithel (**Gingivaepithel**) ist ein mehrschichtiges, ortho- oder parakeratinisiertes Plattenepithel. Es ist mit dem darunter liegenden Bindegewebe verzahnt. Am Zahnfleischsaum geht das Gingivaepithel in

Gingivaepithel

Sulcusepithel

Zahnfleischfurche

Saumepithel

das zum Zahn gerichtete **Sulcusepithel** über. Dieses kleidet als unverhorntes, mehrschichtiges Plattenepithel die etwa 0,5 mm tiefe **Zahnfleischfurche** zum Zahn hin aus und ist nicht mit dem Bindegewebe verzahnt (Abb. 3.40).

Nach apikal geht das Sulcusepithel in das **Saumepithel** über. Auch dieses ist nicht mit dem darunter liegenden Bindegewebe verzahnt. Das **Saumepithel** unterscheidet sich histologisch deutlich vom Sulcusepithel. Die Zellen des Saumepithels werden durch zwei Basallaminae begrenzt. Die innere Basallamina ist am frisch durchgetretenen Zahn mit dem Schmelzoberhäutchen verklebt. Die äußere Basallamina setzt sich in derjenigen des Sulcusepithels fort. Der **Epithelansatz** liegt an der Schmelz-Zement-Grenze. Die epitheliale Verklebung zwischen Schmelzoberhäutchen und Saumepithel wird nach dem Zahndurchtritt ganz oder teilweise gelöst. Zahnfleischfurchen bis zu 2 mm Tiefe werden als normal betrachtet. Kann tiefer sondiert werden, ist der Epithelansatz gelöst und die zervikal verlaufenden Fasern des Zahnhalteapparates sind

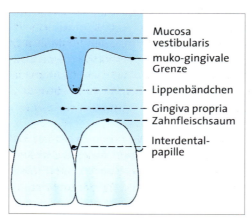

Mucosa vestibularis

muko-gingivale Grenze

Lippenbändchen

Gingiva propria
Zahnfleischsaum

Interdental-papille

Abb. 3.39: Morphologie der vestibulären Gingiva

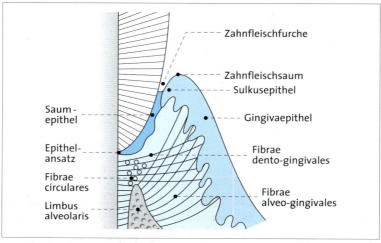

Zahnfleischfurche

Zahnfleischsaum
Sulkusepithel

Saum-epithel

Gingivaepithel

Epithel-ansatz

Fibrae dento-gingivales

Fibrae circulares

Limbus alveolaris

Fibrae alveo-gingivales

Abb. 3.40: Das marginale Parodontium

3

zerstört. Man spricht dann von einer **Zahnfleischtasche**. Der Begriff Zahnfleischfurche bezeichnet somit einen physiologischen, der Begriff Zahnfleischtasche einen pathologischen Zustand.

Zahnfleischtasche

3.6.4 Zahnfleischbindegewebe

Beim Zahnfleischbindegewebe handelt es sich um ein straffes Bindegewebe mit gegeneinander abgrenzbaren, funktionell ausgerichteten **Faserbündeln**. In das Bindegewebe des Zahnfleisches sind Lymphozytenansammlungen eingestreut. Man vermutet, dass sie eine Abwehrfunktion ähnlich der des lymphatischen Rachenrings besitzen.

Nach Feneis lassen sich schematisch folgende Faserzüge abgrenzen: Die **Fibrae dento-alveolares** ziehen vom Wurzelzement in die Alveoleninnenkortikalis, sie sind die eigentlichen Haltefasern des Desmodonts. Die **Fibrae dento-gingivales** verlaufen vom extraalveolären Zementkragen zum Gingivaepithel. Die **Fibrae alveo-gingivales** sind vom Limbus alveolaris zum Gingivaepithel gerichtet. Um den Zahnhals herum ziehen die **Fibrae intercirculares, die Fibrae semicirculares und die Fibrae transginivales**. Zwischen dem extraalveolären Zementkragen eines Zahnes zum Nachbarzahn sind in mesio-distaler Richtung die **Fibrae interdentales mesio-distales** ausgespannt. Die **Fibrae interdentales decussatae** verlaufen interpapillär, sie überkreuzen sich interdental in vestibulo-oraler Richtung (Abb. 3.40, 3.41).

Das Zahnfleisch haftet am Zahn über Anteile des Saumepithels und die am extraalveolären Zementkragen ansetzenden Bindegewebsfasern. Man kann somit ein epitheliales und ein bindegewebiges Attachment unterscheiden. Die Breiten des epithelialen und des bindegewebigen At-

Fibrae dento-alveolares

Fibrae dento-gingivales

Fibrae circulares

Fibrae interdentales

Biologische Breite

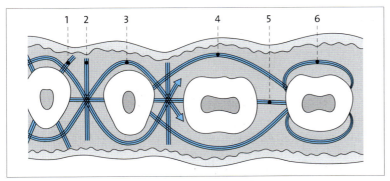

Abb. 3.41: Schematische Darstellung der parodontalen Faserbündel in der Horizontalebene in Höhe des extraalveolären Zementkragens. Die verschiedenen Faserbündel sind aus Gründen der Übersichtlichkeit getrennt dargestellt. Sie überlagern sich, sind teilweise miteinander verflochten und an jedem Zahn ausgebildet. Die am Zahn ansetzenden Fasern inserieren am extraalveolären Wurzelzement. **1:** Fibrae dento-gingivales, **2:** Fibrae interdentales decussatae (interpapillär), **3:** Fibrae intercirculares, **4:** Fibrae transgingivales, **5:** Fibrae interdentales mesio-distales, **6:** Fibrae semicirculares. Umzeichnung nach [Rateitschak]

Biologische Breite tachments variieren am gleichen Zahn und auch interindividuell. Sie betragen im Mittel jeweils etwa 1 mm, zusammen also etwa 2 mm (sog. **biologische Breite**).

3.6.5 Physiologische Mundflora

Die Mundhöhle ist mit zahlreichen Keimen besiedelt.

 Physiologischerweise ist der Sulcus gingivae mit einer Flüssigkeit (Sulcus fluid) gefüllt. Darin befinden sich u.a. die Bakterien der physiologischen Mundflora.

Beim gesunden Parodontium finden sich in der Sulcusflüssigkeit zu ca. 75% Kokken und zu ca. 16–17% gerade, unbewegliche, stäbchenförmige Bakterien. Jeweils nur geringe Anteile der Bakterienflora bestehen aus Spirochäten, sogenannten fusiformen Stäbchen und beweglichen stäbchen- bzw. fadenförmigen Mikroorganismen. Bei einer entzündlichen Erkrankung des Parodontiums vermehren sich die Spirochäten und die beweglichen Stäbchen sehr stark, bei entsprechender Abnahme der Kokken.

3.7 Der Speichel

Die Tätigkeit des Zahnarztes in der Mundhöhle wird durch die Anwesenheit von Speichel beeinflusst und zum Teil auch erheblich erschwert. So verlangen bestimmte Maßnahmen, wie z.B. das Legen von Füllungen oder das Zementieren von Kronen, ein völlig trockenes Arbeitsfeld.

Der Speichel ist ein Gemisch der Sekrete der Speicheldrüsen und besteht zu 99 Vol.-% aus Wasser.

Menge Die tägliche von den Speicheldrüsen sezernierte **Speichelmenge** liegt bei 1–1,5 l. Pro Minute werden 0,25–1 ml Speichel sezerniert (**Ruhespeichel**). Bei Stimulation, z.B. durch Kauen von Kaugummi, erhöht sich die Speichelfließrate auf bis zu 3,5 ml/min. Speichel hat eine Vielzahl **Funktion** von **Funktionen**. Er dient u.a. der Einspeichelung der Nahrung (**Gleitspeichel, Bolusbildung**) und der Selbstreinigung der Mundhöhle durch Abspülen von Speiseresten (**Spülspeichel**). Die Anwesenheit von Speichel wirkt kariesprophylaktisch. Bei fehlender Speichelsekretion (bestimmte Medikamente, Schädigung der Speicheldrüsen bei Bestrahlung von Tumoren der Mundhöhle) ist die Kariesanfälligkeit stark erhöht. Durch den Speichel werden die Mundschleimhäute feucht gehalten. Ohne Einspeichelung können trockene Speisen nur mit zusätzlicher Flüssigkeit geschluckt werden. Durch Speichelenzyme wie z.B. Amylase

3

kann schon in der Mundhöhle die Spaltung von Kohlenhydraten eingeleitet werden (**Verdauungsspeichel**). Speichel hat antibakterielle Eigenschaften und wirkt beschleunigend auf die Blutgerinnung. Speichel ist
nicht nur Sekret, sondern auch Exkret. Über den Speichel werden sowohl körpereigene als auch körperfremde Stoffe (z.B. Fluorid, bestimmte Medikamente) ausgeschieden.

Speichel enthält **Muzine** (Glykoproteine), die ihm seine mehr oder   **Bestandteile**
minder fadenziehende Eigenschaft verleihen. Ferner findet man im
Speichel – in Spuren – eine Vielzahl von Stoffen wie Proteine, Amino-
säuren, Vitamine, Hormone, Immunglobuline und Enzyme sowie blut-
gruppenspezifische Substanzen. An **Kationen** sind unter anderem Calcium, Magnesium, Natrium, Kalium, Eisen und Kupfer enthalten. Es finden sich entsprechende **Anionen** wie Phosphat-, Chlor-, Thiocyanat-
und Fluorionen. Der pH-Wert des Speichels liegt im schwach sauren Bereich bei 6,7–6,8. Zwischen dem Apatit des Schmelzes und den entsprechenden im Speichel vorkommenden Ionen besteht ein Gleichgewicht.
Aus dem Speichel können Bausteine in den Schmelz übernommen werden (**Remineralisation**).   **Remineralisation**

Wegen seines Ionengehalts ist Speichel ein **Elektrolyt.** Stehen in der
Mundhöhle Metalle mit unterschiedlicher Lösungstension in metalli-
schem Kontakt, so bildet sich durch die Gegenwart des Speichels ein gal-
vanisches Element (Möglichkeit zur Korrosion von Metallen). Dies ist
z.B. gegeben beim approximalen Kontakt einer Amalgamfüllung mit einer gegossenen Füllung aus Edelmetall. Dabei gibt das unedlere Metall –
in diesem Falle das Amalgam – Metallionen an den Speichel ab.

Auch **zelluläre Elemente** sind im Speichel enthalten. Es handelt
sich dabei um desquamierte Epithelzellen der Mundschleimhaut, auch
um Leukozyten (sog. Speichelkörperchen), gelegentlich um Erythrozy-
ten. Weiterhin findet man im Speichel zahlreiche **Mikroorganismen**,   **Mikroorganismen**
die hier in einer bunten Mischflora vorkommen.

> Der Keimgehalt des Speichels ist außerordentlich hoch.

Nach Berger enthält ein Tropfen Speichel bis zu 10 Mio. Keime. Das Sekret der Speicheldrüsen wird steril sezerniert, bietet aber den Mikroorganismen des Mund- und Rachenraumes gute Lebensbedingungen. Die
normale Standortflora besteht vorwiegend aus Streptokokken. Diese
spielen bei der Kariesentstehung eine Rolle, da bestimmte Stämme
(Streptococcus mutans) in der Lage sind, die organische Matrix der
Plaque aufzubauen, oder aber Mono- und Disaccharide über die Milchsäure abzubauen, was zur Demineralisation der Hartsubstanzen führen
kann.

Daneben gehört zur physiologischen Mundflora eine Vielzahl apa-
thogener, aber auch pathogener Keime aerober, anaerober oder fakultativ anaerober Natur. Sie befinden sich beim Gesunden in einem biologischen Gleichgewicht. Es gibt kaum eine Keimart, die nicht gelegentlich

in der Mundhöhle angetroffen werden kann [Berger]. Zudem ist zu beachten, dass bei Zahnbehandlungen mit hochtourigen, wassergekühlten Bohr- und Schleifinstrumenten oder mit ultraschallbetriebenen Geräten keimhaltige Aerosole entstehen, die nie vollständig abgesaugt werden können. Deshalb spielt die aerogene Verbreitung von Keimen in der Zahnmedizin eine besondere Rolle. Bei der Behandlung sollen Zahnarzt und Assistenz daher immer Schutzhandschuhe und Mundschutz tragen.

Für den Zahnarzt ist es wichtig, stets zu bedenken, dass er über den Speichel Keime (Bakterien und Viren) von einem Patienten auf den anderen übertragen kann. Zudem ist er bei Patienten mit infektiösen Erkrankungen selbst gefährdet. Besondere Wichtigkeit haben hier die Hepatitis (infektiöse Gelbsucht) und die erworbene Immunschwäche (AIDS).

Hygiene

> Es ist von ganz entscheidender Bedeutung, dass in der zahnärztlichen Praxis die Regeln der Hygiene gewissenhaft beachtet werden.

3.8 Die Zahnentwicklung

Zur Zahnentwicklung soll ein kurzer Überblick gegeben werden. Im Übrigen wird auf die Lehrbücher der Entwicklungsgeschichte verwiesen.

3.8.1 Bildung des Zahnes

Von den drei embryonalen Keimblättern Entoderm, Ektoderm und Mesoderm ist nur das **Ektoderm** an der Bildung des Zahnes beteiligt.

> ! Vom **Kopfektoderm** stammen der Schmelz und das Mundhöhlenepithel ab. Aus dem **Kopfmesenchym**, das sich von der Neuralleiste ableitet, differenzieren sich bei der Zahnentwicklung das Dentin, das Wurzelzement, die Pulpa und der Zahnhalteapparat. Da auch die Neuralleiste ektodermaler Herkunft ist, gilt dies letztlich für alle Anteile des Zahnes.

Nach der Bildung der primären Mundhöhle wächst das Epithel der die Mundhöhle begrenzenden Gesichtsfortsätze beim etwa 6 Wochen alten Keimling in die Tiefe und bildet eine Epithelleiste. In der 7. Embryonalwoche verzweigt sich diese Epithelleiste, es entstehen eine **Zahnleiste** und eine **Vestibularleiste**. Durch die Aufspaltung der Vestibularleiste durch die Vorhofsfurche entstehen die Lippen und der Mundvorhof. In der Weiterentwicklung der Zahnleiste verdickt diese sich punktuell zu Schmelzknoten. Jeder Schmelzknoten stellt die Anlage für einen Zahn dar. Im 2.–3. Embryonalmonat beginnen sich die **Schmelzknoten** ein-

Zahnleiste
Vestibularleiste

3

zudellen und bilden die Schmelzglocken. An der **Schmelzglocke** bildet sich eine Verdichtung aus mesenchymalem Gewebe, die sogenannte **Zahnpapille**.

Bei der Schmelzglocke unterscheidet man ein **äußeres** und ein **inneres Schmelzepithel**. Dazwischen liegt ein lockeres, gefäßfreies epitheliales Gewebe, die **Schmelzpulpa**. Im 3. und 4. Embryonalmonat differenziert sich aus dem inneren Schmelzepithel ein einreihiger Zellsaum, der **Adamantoblastensaum**. An ihn wird vom Bindegewebe der Zahnpapille her ebenfalls ein einreihiger Zellsaum, der **Odontoblastensaum**, angelagert. Aus dem inneren Schmelzepithel entsteht der Schmelzmantel des Zahnes, während von der Zahnpapille bzw. dem Odontoblastensaum das Dentin gebildet wird.

In dieser Entwicklungsphase teilt sich die **primäre Zahnleiste** und bildet eine **Ersatzzahnleiste**. Von der primären Zahnleiste stammen die Milchzähne und die bleibenden Zähne 6–8 ab. Die bleibenden Molaren werden daher als **Zuwachszähne** bezeichnet. Die Ersatzzahnleiste bildet die bleibenden Zähne 1–5, die sogenannten **Ersatzzähne**.

Vom Odontoblastensaum aus wird nun Dentin in Form von Prädentin abgelagert, das anschließend verkalkt. An das Prädentin wird von den Adamantoblasten Schmelz in zunächst unverkalkter Form ausgeschieden (Schmelzmatrix). Durch die Abscheidung des Schmelzes wird die Schmelzpulpa immer mehr eingeengt, bis sie mit dem Abschluss der Schmelzbildung vollständig verschwindet. Dadurch verkleben das innere und äußere Schmelzepithel miteinander. Auch die Zahnpapille wird mit der Bildung des Dentins immer weiter reduziert, bis sie schließlich die **Zahnpulpa** bildet.

Schon während der Bildung der Zahnkrone setzt die **Wurzelbildung** ein. Dazu verlängern sich das äußere und innere Schmelzepithel in einer gemeinsamen Zellschicht nach apikal (**Hertwig-Wurzelscheide**). Gleichzeitig beginnt der Durchtritt der Zahnkrone in Richtung Mundhöhle. Entlang der Hertwig-Epithel- oder Wurzelscheide differenzieren sich weitere Odontoblasten, welche das Wurzeldentin bilden. Danach wird die Hertwig-Epithelscheide vom Zahnhals her aufgelöst. Reste davon findet man noch vereinzelt im Desmodont des voll entwickelten Zahnes als **Malassez-Epithelreste**.

Aus den Zellen des Zahnhalteapparates differenzieren sich Zementoblasten, die auf das Wurzeldentin Zement ablagern. Beim Durchtritt des Zahnes ist die Wurzel etwa zur Hälfte ausgebildet. Der Zahnhalteapparat ist angelegt, jedoch noch nicht funktionell strukturiert. Das Foramen apicale des Zahnes ist noch weit offen, das Pulpencavum hat noch nicht seine endgültige Form. Erst 3 Jahre nach Zahndurchtritt schließt sich das Foramen apicale bis auf eine kleine Öffnung. 6 Jahre nach Zahndurchtritt hat auch das Pulpencavum annähernd seine endgültige Form erlangt.

Schmelzepithel

Adamanto-blastensaum

Odontoblasten-saum

Ersatzzahnleiste

Dentinbildung

Schmelzbildung

Wurzelbildung

Zementbildung

3.8.2 Durchtrittszeiten der Zähne

Zahndurchtritt   Der Mensch hat entsprechend seiner Zugehörigkeit zum Säugerstamm zwei Dentitionen. Die erste Dentition, das Milchgebiss, ist mit 30 Monaten komplett. Es wird vom 6–12. Lebensjahr durch das bleibende Gebiss ersetzt, welches erst mit dem Durchtritt der Weisheitszähne ab dem 18. Lebensjahr vollständig ist. Ganz allgemein treten die unteren Zähne zeitlich kurz vor den oberen gleichnamigen Zähnen durch. Bei den in den Tab. 3.11 und 3.12 angegebenen Daten handelt es sich um Durchschnittswerte.

> Die **Durchtrittsperiode des Milchgebisses** liegt zwischen dem 6. und dem 30. Lebensmonat.

Der erste Milchzahn, der beim etwa halbjährigen Kind durchtritt, ist im Allgemeinen ein mittlerer unterer Schneidezahn. Es folgen die mittleren oberen Schneidezähne, die seitlichen Schneidezähne, die ersten Milchmolaren, die Milcheckzähne und die zweiten Milchmolaren (Abb. 3.42; Tab. 3.11). Nach dem Durchtritt der Milchschneidezähne haben die unbezahnten distalen Alveolarfortsätze immer noch Kontakt. Dieser Kontakt geht mit dem Durchtritt des ersten Milchmolars verloren (**erste physiologische Bisshebung**). Mit etwa 2,5 Jahren ist das Milchgebiss voll ausgebildet.

Erste physiologische Bisshebung

Nach der **Entwicklungsperiode** folgt die **Gebrauchsperiode** des Milchgebisses. Während der Gebrauchsperiode findet man an den Milchzähnen regelmäßig Zeichen der Abnutzung (Abrasion). Außerdem bleibt die ursprünglich vorhandene lückenlose Stellung der Milchzähne nicht erhalten. Etwa mit dem 4. Lebensjahr kommt es im Rahmen des Größenwachstums der Kiefer zur **physiologischen Lückenbildung**, insbesondere zwischen den Milchfrontzähnen. Die Lückenbildung ist notwenig, damit später die breiteren bleibenden Frontzähne Platz haben.

Physiologische Lückenbildung

Ein regulärer Durchtritt der bleibenden Zähne kann nur dann erfolgen, wenn die Milchzähne während ihrer ganzen Gebrauchsperiode erhalten bleiben. Geht z.B. der zweite Milchmolar vorzeitig verloren, so rückt der erste bleibende Molar an dessen Stelle. Dies bedeutet, dass die

Tab. 3.11: Durchtrittszeiten der Milchzähne (Lebensmonate)

Reihenfolge	Zahn	Durchtrittsmonat
1	I	6–8
2	II	8–12
3	IV	12–16
4	III	16–20
5	V	20–30

Eckzahn-Prämolarengruppe der bleibenden Zähne keinen ausreichenden Platz findet und im Fehlstand durchtritt. Die Milchzähne haben somit als **Platzhalter** für die bleibenden Zähne eine wichtige Funktion. Durch Mundpflege bzw. zahnärztliche Maßnahmen ist unbedingt dafür zu sorgen, dass sie bis zum Zahnwechsel erhalten bleiben.

Platzhalter-funktion

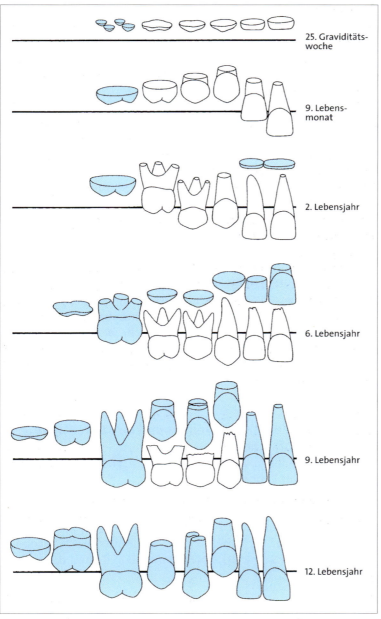

25. Graviditätswoche

9. Lebensmonat

2. Lebensjahr

6. Lebensjahr

9. Lebensjahr

12. Lebensjahr

Abb. 3.42: Entwicklungsstadien der Zähne, modifiziert nach [Brady]

Tab. **3.12:** Durchtrittszeiten der bleibenden Zähne (Lebensjahre)

Reihenfolge	Zahn		Durchtrittsjahr
	OK	UK	
1	6	6	5–7 (6-Jahr-Molar)
2	1	1	6–8
3	2	2	7–9
4	4	3	9–12
5	5	4	9-12
6	3	5	9-12
7	7	7	11–14 (12-Jahr-Molar)
8	8	8	Ab 16

Der **Durchtritt der bleibenden Zähne** verläuft in verschiedenen Phasen. Im ersten Abschnitt zwischen dem 6. und dem 9. Lebensjahr tritt zuerst der erste bleibende Molar distal der Milchzahnreihe durch. Dann kommt es zum Wechsel der mittleren und seitlichen Schneidezähne. Im zweiten Abschnitt, zwischen 9 und 12 Jahren, wechseln die Eckzähne und die Prämolaren, und es tritt zuletzt im Alter von 12 Jahren der zweite bleibende Molar durch (Tab. 3.12; Abb. 3.42).

Wechselgebiss

Während des Zahnwechsels wird das Gebiss als **Wechselgebiss** bezeichnet. Der Durchtritt der bleibenden Zähne ist von einem Breiten- und Längenwachstum der Kiefer begleitet. Mit dem Durchtritt des ersten bleibenden Molars erfolgt wiederum eine Bisshebung (**zweite physiologische Bisshebung**). Die **dritte physiologische Bisshebung** ist durch den Durchtritt der bleibenden Prämolaren bedingt. Weiteres Kieferwachstum ist nach dem 12. Lebensjahr noch im Zusammenhang mit dem Durchtritt des dritten Molars zu beobachten.

Zweite und dritte physiologische Bisshebung

3.9 Der Aufbau der Zahnreihen und ihre Orientierung im Gesichtsschädel

3.9.1 Verlauf der Zahnbögen

Der Verlauf der Zahnbögen wird in der Aufsicht durch eine Kurve charakterisiert, die durch die bukkalen Höckerspitzen und die Schneidekanten der Zähne verläuft. Der Unterkieferzahnbogen gleicht einer Parabel, der Oberkieferzahnbogen einer halben Ellipse (vgl. Abb. 3.2).

Approximalkontakte

Die Zähne stehen lückenlos im Zahnbogen und berühren sich wegen der konvex gewölbten Approximalflächen nur punktförmig. Die Appro-

3

ximalkontakte liegen im inzisalen bzw. okklusalen Kronendrittel (s. Abb. 2.1) und in der Aufsicht im Verlauf der Schneidekanten bzw. der bukkalen Höcker (s. Abb. 3.2).

Die Zähne werden im Zahnbogen neben dem supraalveolären Faser-system auch über die Approximalkontakte stabilisiert. Während der Ge-brauchsperiode des Gebisses kommt es nicht nur zur okklusalen Abra-sion von Hartsubstanz. Bedingt durch die physiologische Zahnbeweg-lichkeit ist auch eine interdentale Abrasion zu beobachten, die mit der Zeit zu einer Vergrößerung der Approximalkontakte führt. Der Sub-stanzverlust pro Zahn ist allerdings gering und wird durch eine Mesial-wanderung der Zähne ausgeglichen, sodass die Approximalkontakte stets erhalten bleiben.

3.9.2 Okklusionskurve

Bei Betrachtung der Höckerspitzen der Unterkieferzahnreihe von vesti-bulär zeigt sich, dass die Verbindungslinie der Höckerspitzen eine Kurve bildet, deren tiefster Punkt in Gegend des ersten Molars liegt. Man be-zeichnet diese Kurve als sagittale Okklusionskurve (Abb. 3.43). Eine **sa-gittale Okklusionskurve**, deren Verlängerung durch das Kiefergelenk verläuft, wird als **Spee-Kurve** bezeichnet. Im Allgemeinen verläuft die Okklusionskurve flacher. Die Spee-Kurve ist somit eine Sonderform der sagittalen Okklusionskurve.

Sagittale Okklusionskurve

Die Höckerverbindungslinie der Unterkieferseitenzähne in transver-saler Richtung wird als **transversale Okklusionskurve** bezeichnet (Abb. 3.44). Der typische Verlauf entsteht dadurch, dass die lingualen Höcker der Unterkieferseitenzähne im Mund niedriger liegen als die bukkalen.

Transversale Okklusionskurve

3.9.3 Okklusionsebene

Die Verbindungslinien zwischen dem Inzisalpunkt (Berührungspunkt der Schneidekanten der beiden mittleren unteren Incisivi) und dem höchsten bukkalen Höcker der zweiten Unterkiefermolaren beiderseits bilden die **Kauebene (Okklusionsebene)** (Abb. 3.45, 3.46).

Inzisalpunkt

> ! Die Okklusionsebene und die Okklusionskurve schneiden sich in drei gemeinsamen Punkten: am Inzisalpunkt und am höchsten bukkalen Höcker des zweiten Molars rechts und links.

Kennt man den Verlauf der Kauebene, kann man daraus den ungefäh-ren Verlauf der Okklusionskurve rekonstruieren. Die Kauebene verläuft zudem in Höhe der Lippenschlusslinie sowie parallel zur Bipupillarlinie und zur Camper-Ebene.

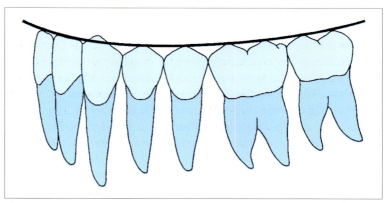

Abb. 3.43: Sagittale Okklusionskurve

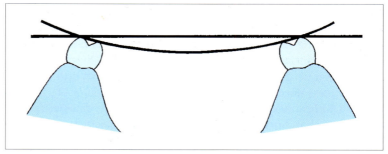

Abb. 3.44: Transversale Okklusionskurve (Wilson-Kurve) und Kauebene

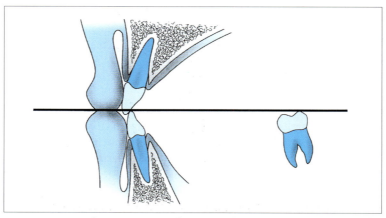

Abb. 3.45: Die Kauebene verläuft vom Inzisalpunkt zum disto-bukkalen Höcker des zweiten Unterkiefermolars rechts und links. Dies entspricht etwa der Höhe der Lippenschlusslinie.

3.9.4 Camper-Ebene

Camper hat 1792 die nach ihm benannte Ebene nicht als Ebene, sondern als Linie am knöchernen Schädel zwischen dem Nasospinale (Spina nasalis anterior) und dem Porion (oberster Punkt des äußeren, knöchernen Gehörgangs) beschrieben. Entsprechende Weichteilpunkte sind der Subnasalpunkt und der oberste Punkt des häutigen Gehörgangs. Die **Camper-Ebene** in ihrer heutigen klinischen Definition bezieht sich auf die beiden dorsalen und den anterioren Weichteilpunkt (Abb. 3.46).

3.9.5 Frankfurter Horizontale

Eine weitere Bezugslinie am Schädel ist die Frankfurter Horizontale. Sie verläuft vom tiefsten Punkt des knöchernen Randes der Orbita zum oberen Rand des Porus acusticus externus. Zwischen Camper-Ebene und **Frankfurter Horizontale** besteht ein Winkel von 10–15° (Abb. 3.46).

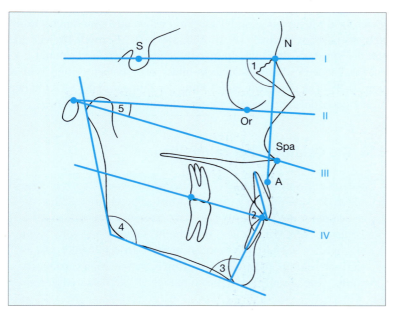

Abb. 3.46: Einordnung der Zähne und der Kiefer in den Gesichtsschädel bei Normproportion, Darstellung im seitlichen Fernröntgenbild, Umzeichnung nach [Rakosi]. *Bezugspunkte:* **S:** Sellapunkt (Mittelpunkt der Fossa hypophysialis), **N:** Nasion (anteriorster Punkt der Sutura nasofrontalis), **Or:** kaudalster Punkt der knöchernen Orbita, **Spa:** Spina nasalis anterior, **A:** Subspinale (tiefste Einziehung zwischen der Spina nasalis anterior und dem Limbus alveolaris der oberen mittleren Incisivi); *Bezugslinien:* **I:** Sella-Nasion-Linie, **II:** Frankfurter Horizontale, **III:** Camper-Ebene, **IV:** Okklusionsebene (Kauebene), *Bezugswinkel:* **1:** Winkel zwischen SN und NA, 80°; **2:** Winkel zwischen den Achsen der oberen und unteren mittleren Incisivi (Interinzisalwinkel), 135°; **3:** Winkel zwischen der Achse des mittleren unteren Incisivus und der Unterkiefertangente, 90°; **4:** Kieferwinkel, 130°; **5:** Winkel zwischen Frankfurter Horizontale und Camper-Ebene, 10–15°.

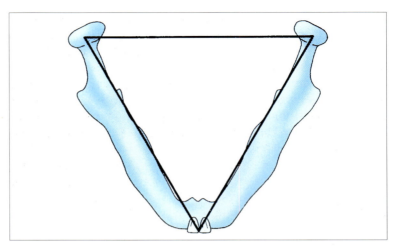

Abb. 3.47: Bonwill-Dreieck

3.9.6 Bonwill-Dreieck

Der Abstand des Inzisalpunktes zum Mittelpunkt der Kondylen ist etwa gleich groß wie der Interkondylarabstand selbst, und zwar durchschnittlich etwa 10 cm [Bonwill 1864] (Abb. 3.47). Das **Bonwill-Dreieck** hat mit der Kauebene den Inzisalpunkt als gemeinsamen Bezugspunkt.

Die Ebene des Bonwill-Dreiecks bildet zur Kauebene einen Winkel von 20–25°. Die räumliche Einordnung der Zähne und der Kiefer in den Gesichtsschädel kann der Abbildung 3.46 entnommen werden.

3.10 Die Okklusion der Zahnreihen

Statische Okklusion

> **!** Jeder Berührungskontakt der Zahnreihe des Oberkiefers mit derjenigen des Unterkiefers wird als **Okklusion** bezeichnet. Zähne, die in Schlussbisslage Okklusionskontakt aufweisen, werden als Antagonisten bezeichnet. Die **habituelle Okklusion** wird beim zwanglosen Kieferschluss eingenommen. In habitueller Okklusion soll **maximale Interkuspidation** bestehen. Man versteht darunter eine allseitige und gleichmäßige Höcker-Fissuren-Verzahnung.

3.10.1 Okklusionspositionen

Protrusion

Eine **protrale Okklusion** wird bei Ventralverschiebung des Unterkiefers (**Protrusion**) eingenommen. Dabei wird die maximale Interkuspidation aufgehoben. Zahnkontakte zwischen Ober- und Unterkiefer bei Rechts-

Laterotrusion

oder Linkslateralverschiebung (Laterotrusion) des Unterkiefers werden als **laterale Okklusion** bezeichnet. Auch hier liegt keine allseitige Hö-

cker-Fissuren-Verzahnung mehr vor. Als **Laterotrusionsseite** (Arbeitsseite) bezeichnet man bei der Laterotrusion die Zahnreihen, in deren
Richtung sich der Unterkiefer bewegt. Die gegenüberliegende Seite ist
die **Mediotrusionsseite.**

Durch eine Dorsalbewegung des Unterkiefers **(Retrusion)** wird die
retrale Okklusion oder **retrudierte Kontaktposition** eingenommen.
Eine Dorsalbewegung des Unterkiefers können etwa 90% aller Patienten
durchführen. Die in habitueller Interkuspidation bestehende gleichmäßige Höcker-Fissuren-Verzahnung wird dabei aufgehoben. Etwa 10% aller Patienten können den Unterkiefer aus der habituellen Okklusion heraus nicht nach dorsal schieben, was bedeutet, dass in diesen Fällen die
habituelle Okklusion mit der retrudierten Kontaktposition identisch ist.
Die Verschiebung der Zahnreihen gegeneinander unter Zahnkontakt
von einer Okklusionsposition in die andere nennt man **dynamische
Okklusion** (früher: Artikulation).

Retrusion

3

**Dynamische
Okklusion**

3.10.2 Regelverzahnung der Seitenzähne in sagittaler Richtung

> **!** Von einer Regelverzahnung der Seitenzähne in sagittaler Rich-
> tung spricht man dann, wenn eine sogenannte Neutralbisslage
> vorliegt (Abb. 3.48a). Dabei ist die Spitze des oberen Eckzahnes
> zwischen den unteren Eckzahn und den folgenden unteren Prä-
> molar gerichtet. Der mesio-bukkale Höcker des ersten oberen Mo-
> lars zeigt in Richtung der mesio-bukkalen Fissur des ersten unte-
> ren Molars.

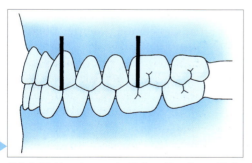
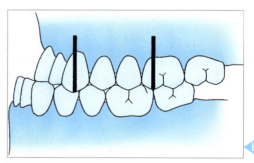
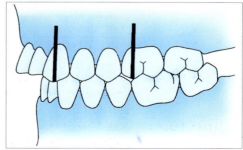

Abb. 3.48: Verzahnung der Seitenzähne in sagittaler
Richtung. **a)** Neutralbisslage, **b)** Mesialbisslage,
c) Distalbisslage

Jeder Seitenzahn, mit Ausnahme des dritten oberen Molars, hat in Neutralbisslage zwei Antagonisten. Erfolgt die habituelle Interkuspidation
mesial der Neutralbisslage, wird dies als **Mesialbisslage** bezeichnet
(Abb. 3.48b). Analoges gilt für die **Distalbisslage** (Abb. 3.48c).

3.10.3 Regelverzahnung der Frontzähne in sagittaler Richtung

Scherenbiss

> ❗ Bei Regelverzahnung im Frontzahngebiet in sagittaler Richtung
> übergreifen die Schneidekanten der oberen Frontzähne diejeni-
> gen der unteren Frontzähne um 3–4 mm nach vestibulär (Sche-
> renbiss) (Abb. 3.49–3.51).

Dabei soll in Schlussbisslage Berührungskontakt zwischen den Frontzähnen bestehen.

Der Okklusionskontakt der Schneidekanten der unteren Incisivi
liegt an der Palatinalfläche der oberen Incisivi, am Umschlagpunkt der
palatinalen Konvexität zur palatinalen Konkavität. Dabei stehen die
Achsen der oberen und unteren Incisivi in einem Winkel von 135° zuei-

Interinzisalwinkel nander (**Interinzisalwinkel**) (Abb. 3.50).

Atypische Ver- Folgende atypische Verzahnungsformen der Frontzähne sind möglich:
zahnungsformen
◢ Als **tiefen Überbiss** bezeichnet man ein weites Übergreifen der obe-
ren Frontzähne über die unteren Frontzähne.
◢ Beim **offenen Biss** besteht beim Zahnreihenschluss kein Berüh-
rungskontakt zwischen oberer und unterer Frontzahnreihe.
◢ **Der Kopfbiss** ist dadurch charakterisiert, dass im Schlussbiss die
Schneidekanten der Frontzähne aufeinander stehen.
◢ Wenn in Schlussbisslage die unteren Schneidezähne die oberen
nach vestibulär übergreifen, so ist dies ein **umgekehrter Überbiss**.

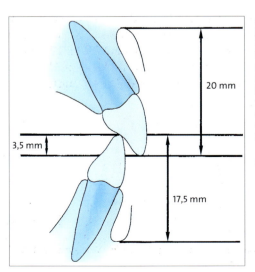

Abb. 3.49: Normokklusion
im Frontzahngebiet, nach
[Marxkors]. Der Regelüber-
biss in der Front beträgt
durchschnittlich 3,5 mm, die
Durchschnittswerte zwi-
schen Schneidekante und
tiefstem Punkt der Um-
schlagsfalte liegen an den
oberen mittleren Schneidezähnen bei 20 mm, an den
unteren mittleren Schneidezähnen bei 17,5 mm.

20 mm

3,5 mm

17,5 mm

Abb. 3.50: Ideale Okklusionsstellung der oberen zu den unteren Incisivi (Interinzisalwinkel 135°)

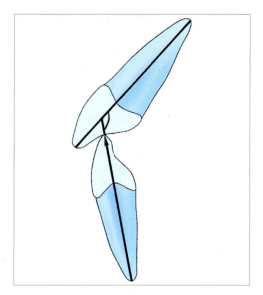

Man spricht auch von einer progenen Verzahnung. Der umgekehrte Überbiss ist meist kombiniert mit einer Mesialbisslage der Seitenzähne (Abb. 3.48, 3.51).

3.10.4 Regelverzahnung der Frontzähne in transversaler Richtung

> Bei Regelverzahnung der Frontzähne in transversaler Richtung sollen diese gleichmäßig rechts und links der Mittellinie angeordnet sein.

Die Mittellinie soll für den Oberkiefer und für den Unterkiefer übereinstimmen. Da die unteren Frontzähne schlanker sind als die oberen Frontzähne, haben die mittleren unteren Schneidezähne jeweils nur einen Antagonisten (Abb. 3.52). Die Berührungsstelle der Schneidekanten der unteren mittleren Incisivi wird als **Inzisalpunkt** bezeichnet.

Inzisalpunkt

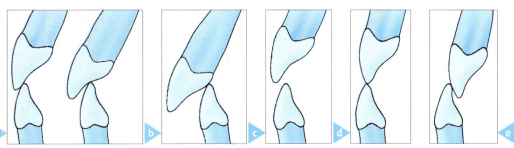

Abb. 3.51: Verzahnung der Frontzähne in sagittaler Richtung. **a)** Scherenbiss, **b)** tiefer Biss, **c)** offener Biss, **d)** Kopfbiss, **e)** umgekehrter Überbiss

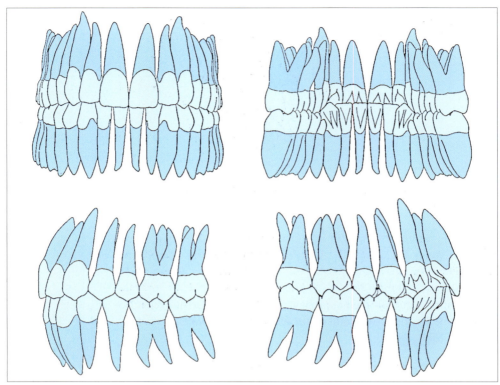

Abb. 3.52: Reguläre Verzahnung im natürlichen Gebiss, nach [Krogh-Poulsen, Carlsen]

3.10.5 Okklusionsmuster der Frontzähne

> ❗ Die nachfolgend geschilderten Okklusionsmuster entsprechen einer idealisierten Okklusion. Tatsächlich sind in natura nicht alle der beschriebenen Okklusionskontakte vorhanden.

Antagonisten Bei idealisierter Verzahnung ergibt sich folgendes Muster für die Okklusion der Frontzähne: Der mittlere untere Incisivus berührt mit seiner Schneidekante die mesiale Randleiste und die Mittelleiste seines Antagonisten. Der seitliche untere Schneidezahn okkludiert mit der distalen Randleiste des mittleren und der mesialen Randleiste des seitlichen oberen Incisivus. Entsprechend hat der untere Eckzahn Okklusionskontakt an der distalen Randleiste des seitlichen oberen Schneidezahnes und der mesialen Randleiste des oberen Caninus (Abb. 3.52, 3.53; Tab. 3.13, 3.14).

Abb. 3.53: Okklusionskontakte in der Front bei idealisierter Verzahnung (Ansicht von oral)

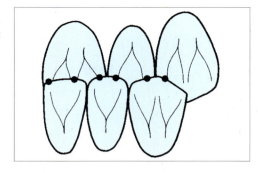

3.10.6 Regelverzahnung der Seitenzähne in transversaler Richtung

Bei Regelverzahnung der Seitenzähne in transversaler Richtung übergreifen die bukkalen Höcker der Oberkieferseitenzähne diejenigen der Unterkieferseitenzähne nach vestibulär (Abb. 3.54). Treffen Höcker aufeinander, wird diese atypische Stellung als **Kopfbiss** bezeichnet. Ein **Kreuzbiss** liegt dann vor, wenn die bukkalen Höcker der Unterkieferseitenzähne die Oberkieferseitenzähne nach vestibulär überragen (Abb. 3.55).

3.10.7 Die maximale Interkuspidation der Seitenzähne

> **!** Voraussetzung für eine maximale Interkuspidation ist das Vorliegen einer Neutralbisslage bei regelrechter Verzahnung der Seitenzähne in transversaler Richtung.

Mit Ausnahme der letzten oberen Molaren hat in Neutralbisslage jeder Seitenzahn zwei Antagonisten. Der gleichnamige Zahn im Gegenkiefer wird als **Hauptantagonist**, der weitere Zahn, mit dem noch Okklusionskontakt besteht, als **Nebenantagonist** bezeichnet.

Haupt- und Nebenantagonisten

    Tragende Höcker sind im Oberkiefer die palatinalen, im Unterkiefer die bukkalen Höcker der Seitenzähne. Die tragenden Höcker liegen stets näher dem Zentrum der Kaufläche als die nicht tragenden Höcker.

> Die Antagonisten sollen sich bei der maximalen Interkuspidation gegenseitig in einem Vielpunktkontakt treffen, wobei der Okklusionskontakt an allen Punkten gleichmäßig und gleichzeitig erfolgen soll.

Die Kräfte sollen weitgehend im Zentrum der Kauflächen wirksam und in Richtung der Wurzelachsen weitergeleitet werden (s. Abb. 3.54). Höcker, die in eine Grube am Antagonisten eingreifen, können Kontakt an drei Punkten haben. Höcker, die auf Randleisten treffen, haben Kontakt an zwei Punkten.

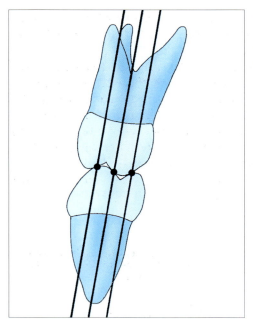

Abb. 3.54: Die tragenden Höcker sind punktförmig an den zentralen Höckerabhängen der Antagonisten abgestützt. Weiterleitung der Kaukräfte erfolgt in Richtung der Wurzelachse.

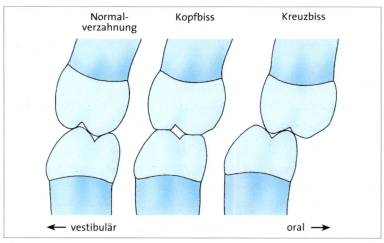

Abb. 3.55: Verzahnung der Seitenzähne in transversaler Richtung

Nachfolgend seien kurz die wichtigsten **Höcker-Fissuren-Kontakte** einer **idealisierten Okklusion** genannt (Abb. 3.56, 3.57; Tab. 3.13, 3.14):

Seitenzahn-okklusion

Der tragende, also palatinale Höcker des ersten oberen Prämolars greift in die distale Grube des ersten unteren Prämolars. (Die nierenförmige Kaufläche des ersten oberen Prämolars ist dadurch bedingt, dass der palatinale Höcker des Zahnes im Vergleich zum bukkalen Höcker etwas nach mesial versetzt ist. Nur deshalb kann dieser Höcker in die distale Grube des ersten unteren Prämolars greifen.) Der palatinale Höcker des zweiten oberen Prämolars greift in die distale Grube des zweiten unteren Prämolars. Hier kann ebenso wie beim ersten oberen Prämolar Kontakt an drei Punkten bestehen.

Dreipunktkontakt

Tab. 3.13: Okklusionskontakte der Schneidekanten der Unterkieferfrontzähne und der tragenden Höcker der Unterkieferseitenzähne zum Oberkiefer in maximaler Interkuspidation bei idealisierter Okklusion

Unterkiefer	Oberkiefer
I_1 **Schneidekante**	I_1 **Palatinalfläche (Zweipunktkontakt)**
I_1 Mesiale Schneidekante	I_1 Mesiale Randleiste
I_1 Distale Schneidekante	I_1 Mittelleiste
I_2 **Schneidekante**	I_1 **und** I_2 **Palatinalflächen (Zweipunktkontakt)**
I_2 Mesiale Schneidekante	I_1 Distale Randleiste
I_2 Distale Schneidekante	I_2 Mesiale Randleiste
C **Schneidekante**	I_2 **und C Palatinalflächen (Zweipunktkontakt)**
C Mesiale Schneidekante	I_2 Distale Randleiste
C Distale Schneidekante	C Mesiale Randleiste
P1 **(Bukkaler Höcker)**	C **und** P_1 **Randleisten (Zweipunktkontakt)**
(Analoge Kontakte bei P_2)	
P_1 Mesialer Höckerabhang	C Distale Randleiste
P_1 Distaler Höckerabhang	P_1 Mesiale Randleiste
M_1 **Mesio-bukkaler Höcker**	P_2 **und** M_1 **Randleisten (Zweipunktkontakt)**
(Analoge Kontakte bei M_2)	
M_1 Mesialer Höckerabhang	P_2 Distale Randleiste
M_1 Distaler Höckerabhang	M_1 Mesiale Randleiste
M_1 **Disto-bukkaler Höcker**	M_1 **Zentrale Fossa (Dreipunktkontakt)**
(Analoge Kontakte bei M_2)	
M_1 Mesialer Höckerabhang	M_1 Mesio-bukkaler Dreieckswulst
M_1 Dreieckswulst	M_1 Mesio-palatinaler Dreieckswulst
M_1 Distaler Höckerabhang	M_1 Disto-bukkaler Dreieckswulst

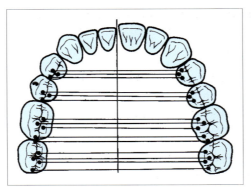

Abb. 3.56: Höcker-Fissuren-Kontakt einer idealisierten Okklusion bei der maximalen Interkuspidation, nach [Payne]. Okklusionskontakte der palatinalen Höcker der Oberkieferseitenzähne (**rechts**) an den Höckerabhängen bzw. Randleisten der Unterkieferseitenzähne (**links**). Abweichend davon können die palatinalen Höcker der oberen Prämolaren auch Randleistenkontakte zum jeweiligen Haupt- und Nebenantagonisten aufweisen.

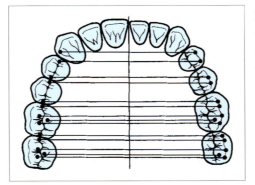

Abb. 3.57: Okklusionskontakte der bukkalen Höcker der Unterkieferseitenzähne (**rechts**) an den Höckerabhängen bzw. Randleisten der Oberkieferseitenzähne (**links**), nach [Payne]. In vivo sind diese Kontakte nicht immer vollständig vorhanden.

Der mesio-palatinale Höcker des ersten oberen Molars greift in die zentrale Grube des ersten unteren Molars. Dabei besteht Berührungskontakt an den Dreieckswülsten der beiden lingualen Höcker sowie des disto-bukkalen Höckers des ersten unteren Molars.

Der disto-palatinale Höcker des ersten oberen Molars trifft auf die Randleisten distal am ersten unteren Molar und mesial am zweiten unteren Molar. Entsprechendes gilt für den zweiten oberen Molar.

Zweipunkt-kontakt

Der tragende, also der bukkale Höcker des ersten unteren Prämolars hat Berührungskontakt an der distalen Randleiste des oberen Eckzahnes und der mesialen Randleiste des ersten oberen Prämolars. Der bukkale Höcker des zweiten unteren Prämolars hat Berührungskontakt an der distalen Randleiste des ersten oberen Prämolars und an der mesialen Randleiste des zweiten oberen Prämolars.

Der mesio-bukkale Höcker des ersten unteren Molars hat Berührungskontakt an der distalen Randleiste des zweiten oberen Prämolars und an der mesialen Randleiste des ersten oberen Molars. Der disto-bukkale Höcker des ersten unteren Molars trifft in die zentrale Grube des ersten oberen Molars. Dabei bestehen Berührungskontakte an den Dreieckswülsten, und zwar am mesio-palatinalen Höcker sowie an den beiden bukkalen Höckern. Analoges gilt für den zweiten unteren Molar.

Tab. 3.14: Okklusionskontakte der tragenden Höcker der Oberkieferseitenzähne zum Unterkiefer in maximaler Interkuspidation bei idealisierter Okklusion

Oberkiefer	Unterkiefer
P_1 Palatinaler Höcker	**P_1 Distale Fossa (Dreipunktkontakt)**
(Analoge Kontakte bei P_2)	
P_1 Mesialer Höckerabhang	P_1 Bukkaler Dreieckswulst
P_1 Palatinaler Höckerabhang	P_1 Lingualer Dreieckswulst
P_1 Distaler Höckerabhang	P_1 Distale Randleiste
P_1 Palatinaler Höcker (Variante)	**P_1 und P_2 Randleisten (Zweipunktkontakt)**
(Analoge Kontakte bei P_2)	
P_1 Mesialer Höckerabhang	P_1 Distale Randleiste
P_1 Distaler Höckerabhang	P_2 Mesiale Randleiste
M_1 Mesio-palatinaler Höcker	**M_1 Zentrale Fossa (Dreipunktkontakt)**
(Analoge Kontakte bei M_2)	
M_1 Mesialer Höckerabhang	M_1 Mesio-lingualer Dreieckswulst
M_1 Dreieckswulst	M_1 Disto-bukkaler Dreieckswulst
M_1 Distaler Höckerabhang	M_1 Disto-lingualer Dreieckswulst
M_1 Disto-palatinaler Höcker	**M_1 und M_2 Randleisten (Zweipunktkontakt)**
(Analoge Kontakte bei M_2)	
M_1 Mesialer Höckerabhang	M_1 Distale Randleiste
M_1 Distaler Höckerabhang	M_2 Mesiale Randleiste

3.10.8 Kriterien der harmonischen Okklusion

Frontzähne und Seitenzähne werden funktionell unterschiedlich beansprucht. Die Seitenzähne stoppen die Schließbewegung ab, ihre Belastung erfolgt in Richtung ihrer Zahnachsen, also physiologisch. Die Seitenzähne verhindern so eine Fehlbelastung der Frontzähne beim Zahnreihenschluss. Die Frontzähne können wegen des frontalen Überbisses nicht achsengerecht belastet werden und sind daher zum Abstoppen der Schließbewegung nicht geeignet.

> Beim Einnehmen der Schlussbisslage schützen die Seitenzähne die Frontzähne. Bei der dynamischen Okklusion hingegen schützen die Frontzähne die Seitenzähne, indem die Front-Eckzahnführung durch Disklusion die Interkuspidation der Seitenzähne aufhebt.

In Anlehnung an Motsch seien hier die wichtigsten Kriterien einer harmonischen Okklusion zusammengefasst:

**Okklusions-
kriterien**

- Die Kauflächen sollen so gestaltet sein, dass die Nahrung mit einem Minimum an Muskelkraft und einem Maximum an Effizienz zerkleinert werden kann (Vielpunktkontakt).
- Die Seitenzähne sollen dergestalt okkludieren, dass die Kaukräfte in Richtung der Zahnwurzelachsen wirksam werden.
- Die Berührung okkludierender Zähne bzw. Zahngruppen soll gleichmäßig und gleichzeitig zustande kommen.
- Die tragenden Höcker der Seitenzähne sollen in den Fossae bzw. an den Randleisten der Antagonisten abgestützt sein.
- Beim Abbeißen mit den Frontzähnen sollen die Seitenzähne keinen Kontakt aufweisen.
- Die Seitenzähne sollen die Speisen ohne Störung durch die Frontzähne zerkleinern können.
- Alle an der Okklusion beteiligten Elemente sollen funktionell aufeinander abgestimmt sein.

4 Die Bewegungsfunktion des Kauorgans

4.1 Das Kiefergelenk

4

Bezüglich der Anatomie des Kiefergelenks und der Kaumuskulatur wird
zusätzlich auf die entsprechenden Lehrbücher der Anatomie verwiesen.

> **!** Das menschliche Kiefergelenk ist ein **Doppelgelenk**. Der Discus
> articularis trennt das Kiefergelenk in einen disko-temporalen und
> einen disko-mandibulären Abschnitt (Abb. 4.1). Bei Öffnungsbe-
> wegungen des Unterkiefers gleitet der Discus articularis entlang
> des Tuberculums articulare nach ventral und kaudal. Gleichzeitig
> führt der Kondylus an der Unterfläche des Discus articularis eine
> Rotationsbewegung durch.

Anatomie

Der gemeinsame Bewegungsablauf ergibt eine **Dreh-Gleit-Bewegung**,
wobei die initiale Phase der Kieferöffnung hauptsächlich eine Rotation
darstellt, während am Ende der Kieferöffnung die Gleitbewegung über-

Funktion

Abb. 4.1: Sagittalschnitt
durch das Kiefergelenk

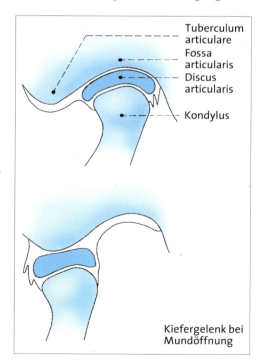

Tuberculum
articulare

Fossa
articularis

Discus
articularis

Kondylus

Kiefergelenk bei
Mundöffnung

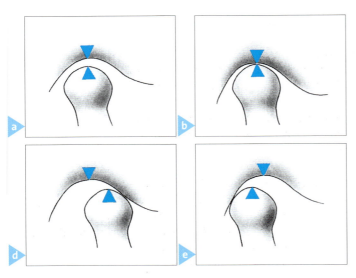

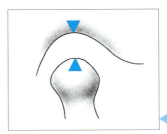

Abb. 4.2: Lage des Kondylus zur Fossa articularis, nach [Gerber]. **a)** Physiologische Position im Zenit der Fossa, **b)** Kompression, **c)** Distraktion, **d)** Anteriorverlagerung, **e)** Posteriorverlagerung. Abbildungen **b)–e)** zeigen pathologische Zustände.

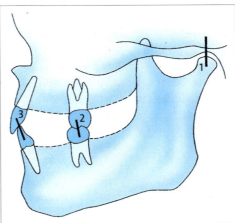

Abb. 4.3: Bei korrekter Okklusion sollen die Seitenzähne (**2**) und die Frontzähne (**3**) gleichmäßig und gleichzeitig okkludieren. Zudem muss der Kondylus (**1**) zum Discus und dieser zur Fossa articularis in der physiologischen Ruheposition stehen. Nach [Gerber] entspricht dies im Röntgenbild einer Position des Kondylus im Zenit der Fossa articularis.

wiegt. Der Bewegungsspielraum des Kiefergelenks wird durch die anatomischen Gegebenheiten des Gelenks selbst, die Gelenkkapsel und die Bänder begrenzt. Bewegungen des Kiefergelenks sind dreidimensional. Der Bewegungsablauf in einem Gelenk muss mit dem des kontralateralen Gelenks nicht identisch sein (Beispiel: Lateralbewegungen).

Kiefergelenk und Okklusion dürfen nicht getrennt beurteilt werden. Nur wenn der Kondylus bei gleichzeitiger korrekter Okklusion der Zahnreihen im Zenit der Fossa articularis steht, ist eine Harmonie zwischen Kiefergelenk und Okklusion gegeben (Abb. 4.2a, 4.3). Wird dem Kondylus durch fehlerhafte Okklusion eine falsche Stellung aufgezwungen, ist das kondylo-okklusale System gestört (Abb. 4.2b–e).

4.2 Die Bewegungen des Unterkiefers

Bei den Kieferbewegungen kann man unterscheiden:

◢ Die **dynamische Okklusion** (Bewegungen des Unterkiefers in Zahnkontakt von einer Okklusionsstellung in die andere; früher: Artikulationsbewegungen)

◢ **Freie Unterkieferbewegungen** (Bewegungen des Unterkiefers ohne
Zahnkontakt); diese werden ausschließlich durch die Kiefergelenke
und die Kaumuskulatur geführt.

4

Bei der dynamischen Okklusion treten zum Kiefergelenk als Führungs-
komponente die Zahnreihen und hier besonders die Frontzähne hinzu.
Die Bewegungen des Unterkiefers werden neuromuskulär gesteuert.
Beide Bewegungsarten führen in Extremstellungen, sogenannte **Grenz-**   **Grenzpositionen**
positionen (z.B. maximale Mundöffnung oder maximaler Vorschub des
Unterkiefers in Zahnkontakt). Grenzstellungen sind dadurch gekennzeichnet, dass sie jederzeit reproduzierbar eingenommen werden können.

Die Bewegungsbahnen von einer Grenzstellung in die andere wer-   **Grenz-**
den als **Grenzbewegungen** bezeichnet. Auch Grenzbewegungen sind   **bewegungen**
reproduzierbar. Sie definieren die Grenzen, innerhalb derer die gesam-
ten funktionellen Bewegungen des Unterkiefers ablaufen. **Funktionelle**   **Funktionelle**
Bewegungen sind nicht exakt reproduzierbar.   **Bewegungen**

Zur Analyse der Unterkieferbewegungen wählt man bestimmte
gleichbleibende Referenzpunkte, und zwar meistens den Inzisalpunkt
und den Mittelpunkt der Kondylen (Abb. 4.4). Die Aufzeichnung und

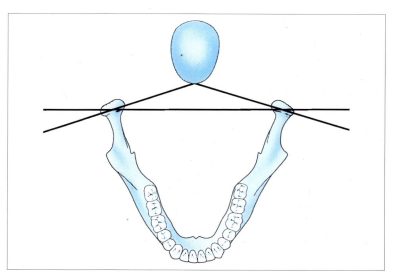

Abb. 4.4: Die Längsachsen der Kondylen schneiden sich etwa am Vorderrand des
Foramen occipitale magnum. Die Interkondylarachse verbindet die Kondylenmit-
telpunkte.

**Interkondylar-
achse**

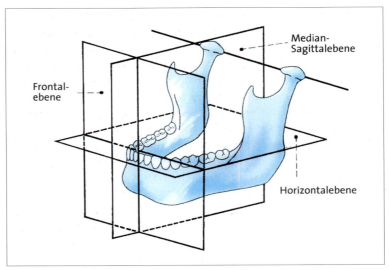

Abb. 4.5: Unterkiefer mit eingezeichneten Referenzebenen

Analyse der Unterkieferbewegungen erfolgt in den einzelnen Ebenen des Raumes getrennt (Abb. 4.5).

4.2.1 Bewegungen des Inzisalpunktes in der Sagittalebene

Die Bewegungen des Inzisalpunktes in der Sagittalebene (Abb. 4.6) wurden von Posselt beschrieben. Man kann in der Sagittalebene sowohl die Bewegungen des Unterkiefers bei dynamischer Okklusion als auch die freien Unterkieferbewegungen aufzeichnen.

Aus der habituellen Interkuspidation können unter Zahnkontakt Bewegungen nach dorsal und ventral durchgeführt werden. Die **maxi-**

Protrusion   **male Protrusion** des Unterkiefers führt in eine reproduzierbare Stellung, eine Grenzstellung.

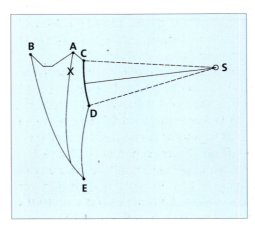

Abb. 4.6: Bewegungen des Inzisalpunktes in der Sagittalebene, modifiziert nach [Posselt]. **A:** habituelle Interkuspidation, **B:** maximaler Vorschub in Zahnkontakt, **C:** retrudierte Kontaktposition, **C–D:** kreisförmige Öffnungsbewegungen aus der retrudierten Kontaktposition heraus, **E:** maximale Mundöffnung, **S:** Scharnierachspunkt, **X:** Ruhelage des Unterkiefers. **B, C** und **E** sind Grenzpositionen. **B–C, B–E** und **C–E** sind Grenzbewegungen.

Im Regelfall beträgt der Protrusionsweg von der habituellen Inter-kuspidation bis zur maximalen Protrusionsstellung 9–10 mm. Beim Vor-schub aus der habituellen Interkuspidation heraus gleiten die Unterkie-ferfrontzähne an den Palatinalflächen der Oberkieferfrontzähne ent-lang (sagittale Schneidezahnführung) über das inzisale Plateau hinweg bis zur maximalen Vorschubstellung.

Aus der habituellen Interkuspidation kann der Unterkiefer nur für 0,5–1,5 mm nach dorsal bewegt werden. Die dorsalste Stellung des Un-terkiefers in Zahnkontakt (**retrudierte Kontaktposition**) ist ebenfalls eine Grenzstellung. Im gesunden Kauorgan nehmen dabei die Kondy-len ihre dorsalste, kranialste und seitengleiche Stellung ein.

Retrusion

Der Unterkiefer kann aus allen möglichen Okklusionsstellungen ge-öffnet werden. Alle diese verschiedenen Öffnungsbahnen führen in eine Grenzposition, die maximale Mundöffnung. Der Öffnungsweg (Schneidekantendistanz bei maximaler Mundöffnung) beträgt 40–50 mm. Reproduzierbare Öffnungsbahnen, sogenannte Grenzbewegun-gen, können nur aus Grenzpositionen erfolgen. Wird der Unterkiefer aus der retrudierten Kontaktposition in Richtung maximale Mundöff-nung geführt, so entspricht diese Öffnungsbahn bis zu einem Weg von ca. 2 cm überwiegend einer Kreisbewegung. Danach geht die Unterkie-feröffnung in eine Dreh-Gleit-Bewegung über.

Maximale Mundöffnung

Der Mittelpunkt für diese Kreisbewegung liegt in der Gegend des Kondylus. Seine Projektion auf die Haut wird als Scharnierachspunkt bezeichnet (Abb. 4.6). Die gedachte Verbindungslinie zwischen den Scharnierachspunkten rechts und links ist die zentrische **Scharnier-achse**. Aus der habituellen Interkuspidation heraus erfolgt die Mundöff-nung als Dreh-Gleit-Bewegung, wobei im initialen Öffnungsstadium die Rotation überwiegt. Diese innerhalb der Grenzbewegungen verlaufende Öffnung des Mundes stellt eine funktionelle Bewegung dar.

Scharnierachse

Auf einer funktionellen Öffnungsbahn liegt die **Ruhelage des Unter-kiefers**. Es handelt sich um eine Position, welche der Unterkiefer bei ent-spannter Muskulatur (Kaumuskulatur, mimische Muskulatur, Nacken-muskulatur) und bei aufrechter Körperhaltung einnimmt. Die Zahnreihen haben dabei keinen Kontakt, sondern einen Abstand von durchschnitt-lich etwa 2–4 mm. Je tiefer der frontale Überbiss, umso größer ist der Ab-stand zwischen Schlussbisslage und Ruhelage des Unterkiefers.

Ruhelage des Unterkiefers

Die zentrische Scharnierachse wird mit einem **Gesichtsbogen** be-stimmt, welcher an der Zahnreihe des Unterkiefers befestigt ist (s. Abb. 4.20, 19.11). Sein Ende, das eine horizontal stehende Nadel trägt, wird auf die Gegend des Kiefergelenks ausgerichtet. Bei Öffnung des Unter-kiefers aus der retrudierten Kontaktposition heraus bleibt die Nadel nur dann auf der Stelle stehen, wenn der Öffnungsweg nicht größer als 2 cm ist und die Nadel im Zentrum der kreisförmigen initialen Öffnungsbe-wegung des Unterkiefers steht (Abb. 4.6). Der Gesichtsbogen wird nach bestimmten Kriterien so lange justiert, bis sich die Nadel an seinem Ende exakt auf dem Scharnierachspunkt dreht (vgl. Kap. 4.4.5).

Bestimmung der Scharnierachse

4.2.2 Bewegung der Kondylen in der Sagittalebene

Sagittale Kondylenbahn

Bei der Bewegung der Kondylen in der Sagittalebene (Mundöffnung) gleitet der Gelenkkopf mitsamt dem Discus articularis auf dem Tuberculum articulare nach ventral und kaudal. Dabei beschreibt der Mittelpunkt des Kondylus einen flachen, nach kranial konkaven Bogen. Diese Bewegung wird als **sagittale Kondylenbahn** bezeichnet. Beim Vorschub des Unterkiefers wird nahezu dieselbe Bahn durchlaufen.

Kondylenbahnneigungswinkel

Zieht man eine Linie durch den Beginn und das Ende der sagittalen Kondylenbahn und misst den Winkel zur Camper-Ebene, so erhält man den Kondylenbahnneigungswinkel (Abb. 4.7, 4.8). Dieser beträgt im Durchschnitt 33°. Wird die Neigung der Gelenkbahn auf die Frankfurter Horizontale bezogen, kann der Winkel mit 40–45° angenommen werden. Je tiefer der frontale Überbiss, umso steiler ist auch die sagittale Kondylenbahn.

Bei Aufzeichnung der Kondylenbewegungen in der sagittalen Ebene besteht eine Differenz zwischen der Protrusionsbahn (sagittale Kondylenbahn) und der Bahn des schwingenden Kondylus (**Mediotrusionsbahn**). Letztere ist im Durchschnitt um 10° steiler. Der Winkel zwischen der sagittalen Kondylenbahn und der Bewegungsbahn des schwingenden Kondylus (in der Sagittalebene) wird als **Fischer-Winkel** bezeichnet (Abb. 4.8).

Registrierung von UK-Bewegungen

Die grafische Registrierung von Kondylenbewegungen geschieht im einfachsten Falle mit einem am Unterkiefer befestigten und mit seinen Enden auf die Kiefergelenke ausgerichteten Gesichtsbogen. Auf das Gelenk (exakter auf einen Scharnierachspunkt) zeigt eine horizontal ausgerichtete Schreibspitze. Diese berührt eine über dem Gelenk in der Sagittalebene angeordnete Schreibplatte.

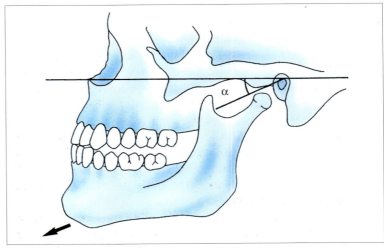

Abb. 4.7: Bewegungen des Kondylus beim Vorschub des Unterkiefers im Zahnkontakt. α: Kondylenbahnneigungswinkel (vgl. Abb. 4.8)

Abb. 4.8: Oben: Winkel der sagittalen Kondylenbahn zur Bezugsebene **a** (z.B. Camper-Ebene). **α:** Winkel gebildet aus Bezugsebene **a** und einer Linie, gezogen durch die Grenzpositionen des Kondylus (**1:** maximale Retrusion des Unterkiefers (Startposition), **2:** maximale Protrusion). **β:** Winkel, der entsteht, wenn man einen Punkt auf der Protrusionsbahn (**3**) wählt, der z.B. 5 mm von der Startposition entfernt ist. Der initiale Kondylenbahnneigungswinkel **β** ist wegen der Krümmung der sagittalen Kondylenbahn größer als **α**. Voll einstellbare Artikulatoren vermögen den räumlichen Verlauf der Kondylenbahn wiederzugeben. Wenn das Gelenk des Artikulators

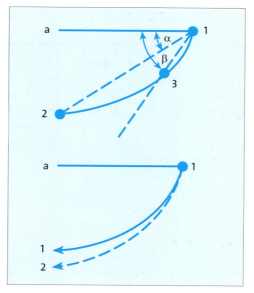

nur geradlinige Gelenkbahnen reproduzieren kann (teiljustierbare Artikulatoren), sollte der initiale Winkel der Gelenkbahn eingestellt werden. Da der Artikulationsweg der Kauflächen ineinander nur kurz ist, ist der initiale Winkel der Gelenkbahn zutreffender als ein aus Grenzpositionen gebildeter Winkel. **Unten: 1:** Protrusionsbahn des Kondylus, **2:** Mediotrusionsbahn (Bahn des schwingenden Kondylus bei der Lateralbewegung des Unterkiefers). Sie ist etwas steiler als die Protrusionsbahn. Aufzeichnung in der Sagittalebene

Bei Öffnungs-, Protrusions- oder Laterotrusionsbewegungen des Unterkiefers werden Bahnen aufgezeichnet, die den Bewegungen des Kondylus entsprechen (s. Abb. 4.20, 19.11). Es stehen auch elektronische Registrierverfahren zur Verfügung.

4.2.3 Das Christensen-Phänomen

Der Verlauf der Vorschubbewegungen des Unterkiefers in Zahnkontakt wird durch die Steilheit des frontalen Überbisses bestimmt (sagittale Schneidezahnführung) (Abb. 4.9). Zusätzlich spielt aber auch das Kiefergelenk eine Rolle. Dies kann man feststellen, wenn man die Schneidezahnführung ausschaltet, indem man beide Zahnreihen mit planen Aufbissflächen versieht (Abb. 4.10). Führt der Unterkiefer unter Kontakt der Schienen eine Vorschubbewegung durch, kommt es dorsal zum Klaffen der Schienen, wobei sich zwischen den Schablonen ein Winkel bildet. Dieser ist bei steiler Gelenkbahn größer als bei flacher Gelenkbahn (**Christensen-Phänomen**).

Erstmalig wurde das Christensen-Phänomen bei planen Bissschablonen im unbezahnten Mund beobachtet, also bei der Bestimmung der Kieferrelation für Totalprothesen (s. Abb. 19.11). Es beruht auf der Führung der Vorschubbewegung des Unterkiefers durch das Kiefergelenk.

Führungskomponenten

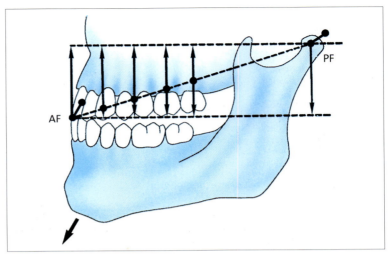

Abb. 4.9: Bei Protrusion des Unterkiefers in Zahnkontakt wird die Bewegungsbahn bestimmt durch die Schneidezahnführung (anteriore Führung, **AF**) sowie durch das Kiefergelenk (posteriore Führung, **PF**). Der Einfluss der posterioren Führung nimmt im Zahnbogen von distal nach mesial etwa in dem Maße ab, wie die anteriore Führung zunimmt.

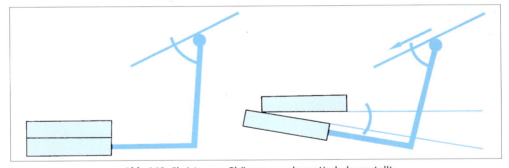

Abb. 4.10: Christensen-Phänomen, schematisch dargestellt

Der Zusammenhang zwischen dem Winkel der Gelenkbahnneigung und dem Winkel zwischen den Schablonen kann zur Bestimmung der Kondylenbahnneigung genutzt werden (s. Abb. 4.28).

4.2.4 Bewegungen des Unterkiefers in der Horizontalebene

Zur Bestimmung der Grenzbewegungen des Unterkiefers in der Horizontalebene benutzt man eine entsprechend verlaufende, an der Zahnreihe des Unterkiefers abgestützte Schreibplatte. Im Oberkiefer wird an einer Platte ein senkrecht stehender Registrierstift angebracht (Abb. 4.11). Dieser ist höhenverstellbar und wird so justiert, dass sich die Zahnreihen gerade eben nicht berühren, wenn der Stift beim Kieferschluss in Kontakt mit der Registrierplatte kommt.

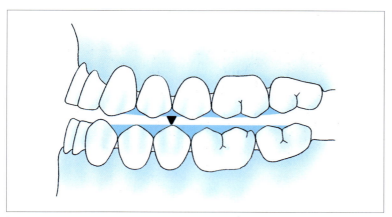

Abb. 4.11: Registrierung der Unterkieferbewegung in der Horizontalebene. Dazu dienen eine entsprechend der Kauebene verlaufende Registrierplatte im Unterkiefer und ein zentral im Oberkiefer angebrachter Schreibstift (vgl. Abb. 19.9).

Abb. 4.12: Bewegungen des Unterkiefers in der Horizontalebene (Pfeilwinkel). **a:** wahre Bewegungen des Unterkiefers, **b:** Darstellung der Bewegung auf der Unterkieferregistrierplatte. **A:** Adduktionsfeld entsprechend der habituellen Interkuspidation, **B:** maximaler Vorschub des Unterkiefers, **C:** maximaler Rückschub des Unterkiefers, **D** und **E:** Lateralstellungen

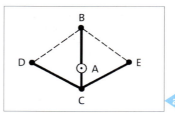

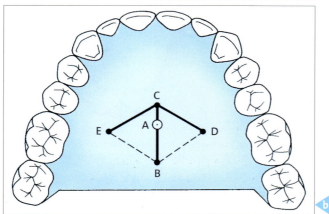

Meist zeigt der Registrierstift zentral auf die Registrierplatte im Unterkiefer. Beim Kieferschluss trifft der Schreibstift auf die Registrierplatte in einer Position auf, die muskulär bedingt ist und der **habituellen Interkuspidation** entspricht. Häufig bildet sich beim habituellen Kieferschluss ein kleines Feld von Markierungen, das sogenannte **Adduktionsfeld.**

Bei Bewegungen des Unterkiefers soll der Registrierstift in Kontakt mit der Registrierplatte bleiben, wobei die Zahnreihen sich nicht berühren dürfen. Die Retrusion des Unterkiefers führt in eine Grenzstellung,

Adduktionsfeld

die der **retrudierten Kontaktposition** entspricht (beim Zahnlosen wird diese Stellung als **retrudierte Position** bezeichnet). Aus der dorsalsten Unterkieferstellung heraus können Laterotrusionen nach rechts und links sowie eine Protrusion bis zum maximalen Vorschub durchgeführt werden. Bei allen diesen Bewegungen schreibt der Registrierstift entsprechende Linien auf die mit Farbstoff präparierte Schreibplatte. Das entstehende Bild wird wegen seiner Form als **Pfeilwinkel** oder gotischer Bogen bezeichnet (Abb. 4.12). Zu beachten ist, dass die wahre Bewegung des Unterkiefers auf der Registrierplatte spiegelbildlich und seitenverkehrt aufgezeichnet wird, es sei denn, die Registrierplatte wird im Oberkiefer und der Schreibstift im Unterkiefer angeordnet. Der Winkel zwischen den beiden Laterotrusionsbahnen beträgt ca. 120°.

Entsprechende Bewegungsbahnen, wie sie vom Schreibstift auf der Schreibplatte geschrieben werden, beschreiben bei Unterkieferbewe-

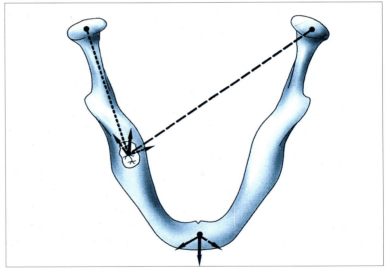

Abb. 4.13: Bewegungsbahnen des mesio-palatinalen Höckers eines oberen Molars im Antagonisten bei Protrusion und Laterotrusion (Pfeilwinkel)

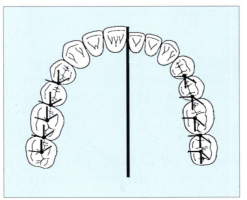

Abb. 4.14: Bewegungsbahnen der tragenden Höcker in den Kauflächen der Antagonisten bei Protrusion, Mediotrusion und Laterotrusion (**links:** Oberkiefer, **rechts:** Unterkiefer)

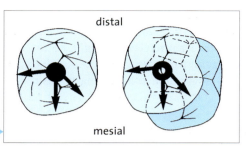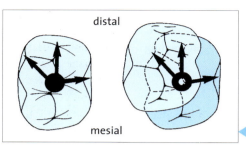

Abb. 4.15: Bewegungsbahnen der tragenden Höcker in den Kauflächen der Antagonisten. **a)** Weg des disto-bukkalen Höckers eines unteren Molars in der Kaufläche seines Antagonisten. Bei der Protrusion gleitet der Höcker durch die Längsfissur nach mesial. Bei Bewegungen zur Laterotrusionsseite gleitet er zwischen den bukkalen Höckern hindurch nach lateral. Bei Mediotrusionsbewegungen gleitet er nach medio-ventral. **b)** Weg des mesio-palatinalen Höckers eines oberen Molaren in der Kaufläche seines Antagonisten

gungen die tragenden Höcker der Zähne im Kauflächenrelief der antagonistischen Zahnreihe (Abb. 4.13–4.15).

4.2.5 Bewegungen der Kondylen in der Horizontalebene

Die Bewegungen der Kondylen in der Horizontalebene sind durch ein analoges Bewegungsfeld charakterisiert (Abb. 4.16). Bei einer Vorschubbewegung führt der Kondylenmittelpunkt eine beidseitig gleichmäßig nach ventral verlaufende Bahn durch.

    Bei Laterotrusion des Unterkiefers bewegt sich der Kondylus der Mediotrusionsseite **(schwingender Kondylus)** nach ventral und median. Dabei stellt der Kondylus der Arbeitsseite (sog. **ruhender Kondylus**) das Bewegungszentrum dar. Der Winkel zwischen der Protrusionsbahn und der Mediotrusionsbahn des schwingenden Kondylus wird als **Bennett-Winkel** bezeichnet.

Protrusion

Laterotrusion

Bennett-Winkel

Abb. 4.16: Bewegungen der Kondylen in der Horizontalebene (α: Bennett-Winkel)

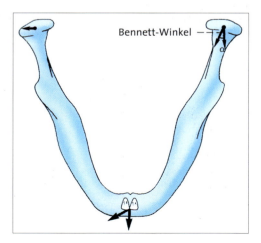

Bennett-Bewegung

Er beträgt etwa 15°. Der Kondylus der Arbeitsseite bleibt bei Laterotrusion des Unterkiefers nicht ganz auf der Stelle stehen, sondern führt eine kleine Lateralbewegung durch (**Bennett-Bewegung**, < 1 mm).

Genaue Analysen der Bewegungsbahn des schwingenden Kondylus haben gezeigt, dass häufig keine geradlinige Bewegung vorliegt, son-

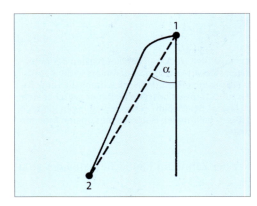

Abb. 4.17: Bahn des schwingenden Kondylus in der Horizontalebene (Mediotrusionsbahn). α: Bennett-Winkel (Winkel zwischen den Grenzpositionen **1** = maximale Retrusion und **2** = maximale Laterotrusion). Die initiale Bahn des schwingenden Kondylus verläuft entsprechend der Bennett-Bewegung des ruhenden Kondylus nach median.

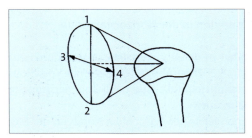

Abb. 4.18: Die Translation des Arbeitskondylus ist meist keine reine Lateralbewegung. Sie kann ablaufen als Laterosurtrusion (**1**), Laterodetrusion (**2**), Lateroretrusion (**3**) oder als Lateroprotrusion (**4**).

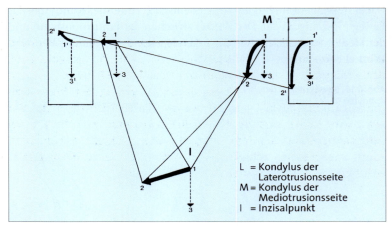

L = Kondylus der Laterotrusionsseite
M = Kondylus der Mediotrusionsseite
I = Inzisalpunkt

Abb. 4.19: Schematische Darstellung der Grenzbewegungen des Unterkiefers in der Horizontalebene. **L:** Kondylus der Laterotrusionsseite, **M:** Kondylus der Mediotrusionsseite, **I:** Inzisalpunkt. Aufgezeichnet ist die Bewegung der Kondylen selbst sowie die Projektion der Bewegungen auf lateral der Kondylen angeordneten Schreibplatten. Auf den Schreibplatten wird nur die Protrusionsbahn (**1–3**) korrekt wiedergegeben, die Laterotrusionsbahn und die Mediotrusionsbahn sind verzeichnet.

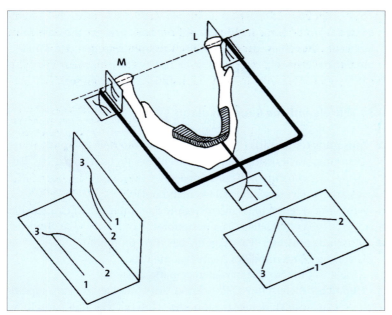

Abb. 4.20: Aufzeichnung der Bewegungen des Unterkiefers in der Horizontal- und Sagittalebene mittels eines Gesichtsbogens, der fest mit der Zahnreihe des Unterkiefers verbunden ist. Die Aufzeichnungsplatten sind feststehend, gegen sie bewegen sich die Enden des Gesichtsbogens. Bezogen auf den Kondylus der Mediotrusionsseite **M** entspricht **1** der Protrusionsbahn, **2** der Mediotrusionsbahn und **3** der Laterotrusionsbahn. Da die Aufzeichnungsplatten nicht im Gelenk selbst angebracht werden können, sondern lateral davon, werden die Kondylenbewegungen – mit Ausnahme der Protrusionsbahn – verzeichnet wiedergegeben (siehe Abb. 4.19). Daher wird die Laterotrusionsbahn des Kondylus (**3**) in beiden Ebenen nach dorsal verlaufend dargestellt. Ebenso ist der in der Sagittalebene bestehende Unterschied zwischen der Protrusionsbahn (sagittale Kondylenbahn) (**1**) und der Mediotrusionsbahn des Kondylus (**2**) vermutlich eine Folge der „exzentrischen" Aufzeichnungsart.

dern dass der schwingende Kondylus initial eine kleine Translation nach median durchführt (**Immediate side shift**). Sie entspricht der Bennett-Bewegung des ruhenden Kondylus (Abb. 4.17–4.19).

Zur Aufzeichnung der Kondylenbewegungen in der Horizontalebene wird ein Gesichtsbogen angewendet, der am Unterkiefer befestigt wird. Seine Enden sind auf die Kiefergelenke eingestellt. Die Schreibstifte an den Enden des Gesichtsbogens stehen senkrecht auf den horizontal angeordneten Schreibplatten (Abb. 4.20). Auch hierzu gibt es elektronische Registriersysteme.

4.3 Die Kaumuskulatur

Verlauf und Funktion der Muskelgruppen, die an der Bewegung des Unterkiefers beteiligt sind, sollen unter Verweis auf die anatomischen Lehrbücher hier nur kurz beschrieben werden. Man unterscheidet die eigentliche von der akzessorischen Kaumuskulatur.

Ursprung und Ansatz der Kieferschließer sind, bezogen auf das Kiefergelenk, dergestalt, dass die größte Kaukraft zwischen den Molaren entwickelt wird.

4.3.1 Die eigentliche Kaumuskulatur

M. temporalis

◢ **Musculus temporalis** (Pars anterior, Pars posterior)

Ursprung: Facies temporalis, Innenseite des Arcus zygomaticus, Fascia temporalis profunda

Ansatz: Processus muscularis mandibulae

Funktion: Kieferschluss (überwiegend Pars anterior); Rückschub des Unterkiefers (Pars posterior)

M. masseter

◢ **Musculus masseter** (Pars superficialis, Pars profunda)

Ursprung: Unterrand des Arcus zygomaticus

Ansatz: Tuberositas masseterica mandibulae

Funktion: Kieferschluss; Protrusion des Unterkiefers (Pars superficialis); Laterotrusion des Unterkiefers (bei einseitiger Kontraktion der Pars superficialis)

M. pterygoideus medialis

◢ **Musculus pterygoideus medialis**

Ursprung: Fossa pterygoidea

Ansatz: Tuberositas pterygoidea mandibulae

Funktion: Kieferschluss und Protrusion des Unterkiefers; Laterotrusion des Unterkiefers (bei einseitiger Kontraktion)

M. pterygoideus lateralis

◢ **Musculus pterygoideus lateralis** (zweiköpfiger Muskel)

Ursprung: Facies infratemporalis des Keilbeins sowie Lamina lateralis des Processus pterygoideus

Ansatz: Kapsel und Discus des Kiefergelenks, Fovea pterygoidea des Gelenkfortsatzes

Funktion: Mundöffnung, Protrusion des Unterkiefers; Laterotrusion des Unterkiefers (bei einseitiger Kontraktion)

4.3.2 Die akzessorische Kaumuskulatur

Alle Muskeln, welche die Kaumuskulatur unterstützen, werden als akzessorische Kaumuskeln bezeichnet. Im weiteren Sinne kann man die Zungenbeinmuskulatur, die Muskeln der Wangen, der Lippen und der Zunge einbeziehen. Die Mundöffnung wird vor allem durch die **oberen Zungenbeinmuskeln** unterstützt. Sie sind in der Lage, den Unterkiefer gegen das Zungenbein zu bewegen, wenn dieses durch die **untere Zungenbeinmuskulatur** in seiner Lage fixiert ist.

Die obere Zungenbeinmuskulatur

◢ **Musculus mylohyoideus**   **M. mylohyoideus**
    Ursprung: Linea mylohyoidea mandibulae
    Ansatz: Raphe mylohyoidea und Zungenbeinkörper
◢ **Musculus geniohyoideus**   **M. geniohyoideus**
    Ursprung: Spina mentalis
    Ansatz: Zungenbeinkörper
◢ **Musculus digastricus (biventer)**   **M. digastricus**
    Ursprung: Venter anterior: Fossa digastrica der Mandibula   **(biventer)**
    Venter posterior: Sulcus digastricus des Processus mastoideus
    Ansatz: Cornu minus des Zungenbeins
◢ **Musculus stylohyoideus**   **M. stylohyoideus**
    Ursprung: Processus styloideus
    Ansatz: Cornu minus des Zungenbeins

4.3.3 Kaumuskulatur und Unterkieferbewegungen

An den Kieferbewegungen sind stets Kaumuskeln beider Kieferseiten beteiligt.

◢ **Mundöffnung:** Musculus pterygoideus lateralis, unterstützt durch die suprahyalen Muskeln bei fixierter infrahyaler Muskulatur
◢ **Kieferschluss:** Musculus temporalis (insbesondere Pars anterior), Musculus masseter, Musculus pterygoideus medialis
◢ **Vorschub des Unterkiefers (Protrusion):** Musculus pterygoideus lateralis, Musculus masseter (Pars superficialis), Musculus pterygoideus medialis
◢ **Rückschub des Unterkiefers (Retrusion):** Musculus temporalis (Pars posterior), unterstützt durch die suprahyale Muskulatur
◢ **Seitschub des Unterkiefers (Laterotrusion):** Sie wird verursacht durch retrusiven Muskelzug auf der Arbeitsseite und protrusiven Muskelzug auf der Nichtarbeitsseite (Abb. 4.21).

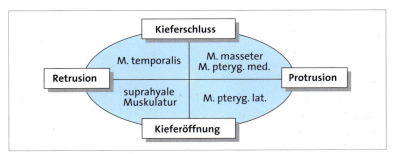

Abb. 4.21: Kaumuskulatur und Unterkieferbewegungen

4.4 Geräte zur Reproduktion von Kieferbewegungen

Zahnersatz kann nur dann störungsfrei eingegliedert werden, wenn seine Kauflächen auf das Kiefergelenk abgestimmt sind. Geräte, die Kieferbewegungen reproduzieren können, werden als **Artikulatoren** bezeichnet. Im Idealfall können mit den im Artikulator lagerichtig montierten Modellen dieselben Bewegungen durchgeführt werden, wie sie den Zahnreihen gegeneinander im Mund des Patienten möglich sind.

4.4.1 Okkludatoren

Okkludatoren Die einfachsten Geräte, die zur Fixierung von Kiefermodellen in der Schlussbisslage gegeneinander verwendet werden, sind die **Okkludatoren.** Sie können nicht zu den Artikulatoren gerechnet werden, da mit ihnen die Bewegungen des Kiefergelenks nur unzureichend nachgeahmt werden können (Abb. 4.22).

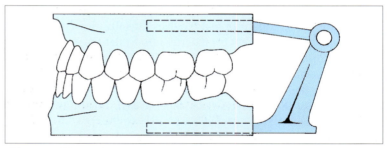

Abb. 4.22: Okkludator

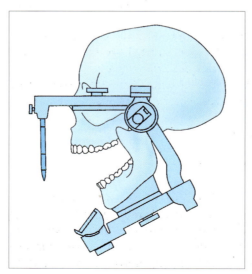

Abb. 4.23: Funktionsprinzip eines Artikulators. Das Gerät soll geeignet zur Aufnahme von Kiefermodellen sein. Diese sollen zum Gelenk des Artikulators dieselbe Lagebeziehung aufweisen wie die Zahnreihen zum Kiefergelenk. Das Gelenk des Artikulators soll dieselben Bewegungsmöglichkeiten besitzen wie das Kiefergelenk. Umzeichnung nach [Teledyne, Hanau]

> ! Okkludatoren sind Geräte, mit welchen nur die Drehbewegungen des Kiefergelenks nachgeahmt werden können.

Es handelt sich dabei um reine Scharnierbewegungen. Dreh-Gleit-Bewegungen, wie sie im Kiefergelenk bei der dynamischen Okklusion stattfinden, können nicht vollzogen werden. Okkludatoren sind daher für eine individuelle Kauflächengestaltung nicht geeignet.

4

4.4.2 Artikulatoren

> ! Artikulatoren sind Geräte zur Reproduktion von Kieferbewegungen (Abb. 4.23). Wenn es gelingt, die Führungskomponenten des Artikulators individuell patientenbezogen einzustellen, können mit den im Artikulator montierten Kiefermodellen des Patienten Bewegungen gegeneinander ausgeübt werden, wie sie auch der Unterkiefer des Patienten ausführen kann. Dies gilt allerdings nur unter der Voraussetzung, dass die räumliche Orientierung der Modelle zu den Ebenen und den Gelenken des Artikulators den Gegebenheiten am Patienten entspricht.

Ein Artikulator besteht aus den **Modellträgern**, den **Artikulatorengelenken**, dem **Stützstift** und dem **Stützstiftführungsteller**. Während mit den Artikulatorengelenken die Bewegungen der Kiefergelenke nachgeahmt werden sollen (**posteriore Determinante**), dient der Stützstift zur Fixierung der Bisshöhe und in Kombination mit dem Stützstiftführungsteller zur Reproduktion der Schneidezahnführung (**anteriore Determinante**) (vgl. Abb. 4.9).

Bestandteile eines Artikulators

Je nach Konstruktion der Artikulatorgelenke unterscheidet man zwei verschiedene Artikulatortypen:

Arcon-Artikulator

◤ Bei den **Arcon-Artikulatoren** befinden sich der Gelenkpfanne entsprechende Elemente am Artikulatoroberteil. Sie führen die meist kugelförmigen Kondylarfortsätze des Artikulatorunterteils.

◤ Bei den **Non-Arcon-Artikulatoren** sind die Kondylarkugeln am Oberteil des Artikulators angebracht und deren Führung am Unterteil (Abb. 4.24).

Non-Arcon-Artikulator

4.4.3 Mittelwertartikulatoren

Beim **Mittelwertartikulator** (Abb. 4.24) ist die Gelenkbahnneigung auf den mittleren Wert von 33° unveränderlich festgestellt. Auch die Schneidezahnführung ist auf einen mittleren Wert meist zwischen 10° und 15° eingestellt. Bei den Mittelwertartikulatoren mit verstellbarem Stützstiftführungsteller kann dessen Neigung individuell verändert wer-

Mittelwertartikulator

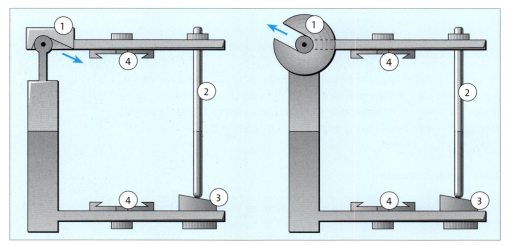

Abb. 4.24: Mittelwertartikulatoren (schematisch). **Links:** Arcon-Artikulator (die Führungsflächen der Artikulatorgelenke befinden sich am Artikulatoroberteil). **Rechts:** Non-Arcon-Artikulator (die Führungsflächen der Artikulatorgelenke befinden sich am Artikulatorunterteil). **1:** Artikulatorgelenk, **2:** Stützstift, **3:** Stützstiftführungsteller, **4:** Montageplatten

den. Die Gelenkbahnneigung wird auf die Camper-Ebene bezogen, die ja parallel zur Kauebene verläuft. Diese wird parallel zum Unterteil des Artikulators, d.h. parallel zur Tischplatte angenommen.

Bonwill-Dreieck   Beim Mittelwertartikulator erfolgt der **Einbau der Kiefermodelle** im Allgemeinen auch mittelwertig nach den Maßen des **Bonwill-Dreiecks**. Die Kauebene des Unterkiefermodells wird parallel zur Tischplatte, d.h. parallel zum Unter- und Oberteil des Artikulators ausgerichtet, wobei der Inzisalpunkt des seitengleich zu den Artikulatorengelenken orientierten

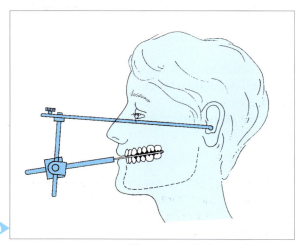

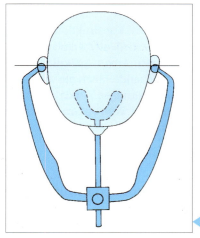

Abb. 4.25: Gesichtsbogen. **a)** Angelegter Gesichtsbogen von der Seite her gesehen. Der Gesichtsbogen ist hier nach dem Verlauf der Frankfurter Horizontale ausgerichtet. Der Patient hält die mit Wachs belegte Bissgabel zwischen den Zahnreihen. Bissgabel und eigentlicher Gesichtsbogen werden gegeneinander mittels Schrauben fixiert. **b)** Angelegter Gesichtsbogen in der Aufsicht

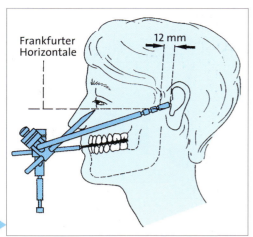
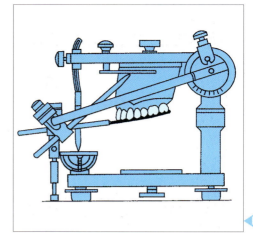

Abb. 4.26: Schädelbezügliche Modellmontage im teiljustierbaren Artikulator.
a) Der Patient fixiert mit den Zahnreihen die z.B. mit Wachs belegte Bissgabel; daran ist der Gesichtsbogen befestigt. Seine Enden zeigen auf die Kondylen (posteriore Referenzpunkte), der Infraorbitalstift zeigt auf den Infraorbitalpunkt (anteriorer Referenzpunkt). Damit ist der Bogen zu den Kiefergelenken und zur Frankfurter Horizontale ausgerichtet. **b)** Gesichtsbogen, auf den Artikulator übertragen. Die Enden des Bogens zeigen auf die Artikulatorgelenke, der Infraorbitalstift zeigt auf den entsprechenden anterioren Referenzpunkt. Damit entspricht die Lage des Gesichtsbogens am Artikulator derjenigen am Patienten. Dasselbe gilt für ein Oberkiefermodell des Patienten, das in die Zahnimpressionen der Bissgabel eingesetzt und mit dem Artikulator durch Gips verbunden wird.

Modells zu diesen einen Abstand von ca. 10 cm besitzt. An vielen Mittelwertartikulatoren ist die Position des Inzisalpunktes durch einen besonderen Hilfsbogen oder durch einen Stift markiert. Der Einbau von Modellen in Mittelwertartikulatoren kann aber auch individuell, d.h. mithilfe eines Gesichtsbogens vorgenommen werden (Abb. 4.25, 4.26).   **Gesichtsbogen**

4.4.4 Individuelle Artikulatoren

Mit den individuellen Artikulatoren können – je nach den am Patienten gemessenen Werten und den Einstellungsmöglichkeiten des Geräts – die Bewegungen des Unterkiefers mehr oder weniger individuell reproduziert werden.

Teiljustierbare individuelle Artikulatoren

Bei den teiljustierbaren individuellen Artikulatoren (Abb. 4.26–4.28)   **Teiljustierbare**
sind der Kondylenbahnneigungswinkel sowie der Bennett-Winkel und   **Artikulatoren**
die Neigung des Stützstiftführungstellers veränderbar. Bei manchen Artikulatoren ist auch der Interkondylarabstand verstellbar. Diese Komponenten können aber nur dann am Artikulator eingestellt werden, wenn sie zuvor am Patienten bestimmt wurden. Dies kann für die sagittale und die horizontale Kondylenbahn z.B. mit einem Gesichtsbogen geschehen (**extraorale Registrierung**).

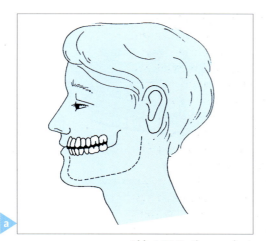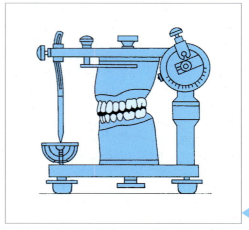

Abb. 4.27: Festlegung der Lagebeziehung des Unterkiefers zum Oberkiefer. **a)** Bestimmung der Kieferrelation am Patienten durch ein geeignetes Registrat (z.B. Wachsbiss). Die Kondylen des Patienten sollen sich dabei in ihrer kranialsten, dorsalsten und in seitengleicher Position befinden. **b)** Einbau eines Unterkiefermodells des Patienten in den Artikulator mithilfe des Registrats

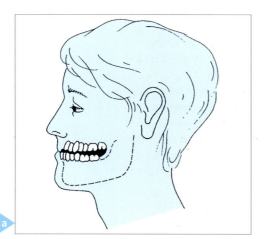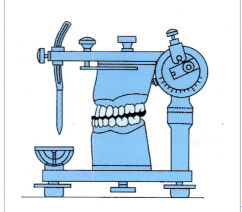

Abb. 4.28: Festlegung der sagittalen Kondylenbahn im teiljustierbaren Artikulator über die Vorbisslage des Unterkiefers. **a)** Wachsbiss bei protrudierter Stellung des Unterkiefers. Die Kondylen befinden sich ebenfalls in einer protrudierten Position, d.h. ventral und kaudal im Vergleich zu ihrer Stellung in der Schlussbisslage. **b)** Die im Artikulator montierten Modelle werden bei freigegebenen Artikulatorgelenken in die durch das Registrat vorgegebene Position geführt. Die Gelenke des Artikulators müssen dabei eine Lage einnehmen, die der protrudierten Kondylenposition am Patienten entspricht. Dabei wird auch die sagittale Kondylenbahn des Artikulators derjenigen des Patienten angenähert (Abb. 4.26–4.28 nach [Dentatus]).

4

Zur **intraoralen Bestimmung der sagittalen Kondylenbahnneigung** lässt man den Patienten in protrudierter Stellung z.B. in ein Wachsregistrat einbeißen. Dabei bewegen sich die Kondylen des Patienten, seiner sagittalen Kondylenbahn entsprechend, nach ventral und kaudal. Bringt man dieses Wachsregistrat zwischen die Zahnreihen von Kiefermodellen, die in einem Artikulator mit verstellbarer Kondylenbahnneigung fixiert sind, und setzt die Kiefermodelle exakt in das Wachsregistrat ein, so bewegen sich auch die Gelenke des Artikulators nach ventral und kaudal. Das Gelenk des Artikulators kann so in der individuellen Gelenkbahnneigung justiert werden (s. Abb. 4.28).

Die Gelenke teiljustierbarer Artikulatoren besitzen häufig plane Führungsflächen. Damit können auch nur geradlinige Bewegungen ausgeführt werden. Die wahren Bewegungsbahnen der Kiefergelenke verlaufen aber gekrümmt. Daher gibt es auch teiljustierbare Artikulatoren, deren Gelenke mittelwertig gekrümmte Führungsflächen aufweisen (Abb. 4.29).

Volljustierbare individuelle Artikulatoren
Mit den volljustierbaren individuellen Artikulatoren (Abb. 4.30) ist es möglich, die Bewegungen des Unterkiefers weitgehend naturgetreu zu reproduzieren. Die Einstellung solcher Geräte erfolgt nach dreidimensionalen grafischen oder elektronischen Aufzeichnungen der Unterkieferbewegungen (Pantografie) (s. Abb. 4.20). Die Beschreibung dieser Geräte würde allerdings den Rahmen dieses Kompendiums überschreiten. Letztlich können bei Arcon-Artikulatoren mithilfe derartiger Registriermethoden individuell ausgeformte Gelenkpfannen aus Kunststoff erstellt werden.

Volljustierbare Artikulatoren

Der **Einbau von Kiefermodellen** in individuelle Artikulatoren geschieht immer mithilfe eines **Gesichtsbogens**. Als Bezugsebene am Schädel werden je nach System die Camper-Ebene oder die Frankfurter Horizontale gewählt.

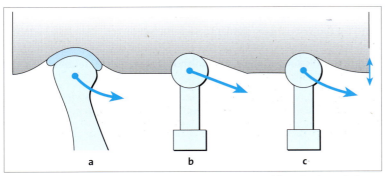

Abb. 4.29: Die Reproduktion der sagittalen Kondylenbahn (**a**) ist durch Artikulatorgelenke mit planen Führungsflächen (**b**) weniger naturgetreu möglich als durch solche mit mittelwertig gekrümmten Führungsflächen (**c**). Die Möglichkeit zur Änderung des Neigungswinkels der Führungsflächen verbessert in jedem Fall die Nachahmbarkeit der individuellen Gelenkbahn im Artikulator. Dies gilt auch für die horizontale Kondylenbahn.

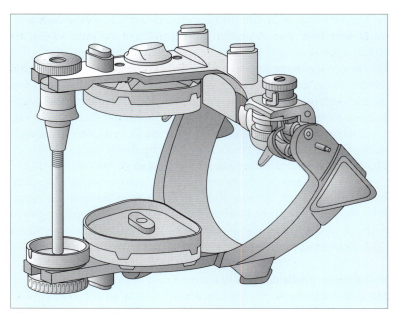

Abb. 4.30: An einem volljustierbaren Artikulator lässt sich das Gelenk gemäß den am Patienten registrierten Bewegungen des Kiefergelenks einstellen. Die schädelbezügliche Modellmontage ist obligatorisch. Nach [KaVo].

Grenzen der Artikulatorfunktion

Die exakteste Orientierung erhält man dann, wenn die beiden Enden des Gesichtsbogens auf die Scharnierachspunkte eingestellt werden.

Es muss aber betont werden, dass eine Reihe von Faktoren die Funktion eines Artikulators limitieren. Artikulatoren sind starre, mechanische Geräte. Auch mit der präzisesten und den individuellen Gegebenheiten am Patienten optimal angepassten Programmierung eines Artikulators können die physiologische Beweglichkeit der Zähne und die Resilienz der Gewebe der Kiefergelenke nicht simuliert werden.

Auch die Präzision und die Stabilität eines Artikulators, vor allem aber der Aufbau seiner mechanischen Führungsflächen sind entscheidend für die Wiedergabe der Unterkieferbewegungen. Letztlich begrenzt auch das Dimensionsverhalten der zwangsläufig anzuwendenden Materialien (Abformmaterialien, Modellwerkstoffe und Materialien für die Bissregistrate) die Genauigkeit der Simulation der Unterkieferbewegungen. Daher ist es unerlässlich, dass jede im Artikulator angefertigte Restauration im Mund des Patienten bezüglich ihrer statischen und dynamischen Okklusion auf das Genaueste überprüft wird.

4.4.5 Gesichtsbögen

In den vorangegangenen Abschnitten wurde verschiedentlich auf Gesichtsbögen hingewiesen. Nachfolgend werden die verschiedenen Anwendungsmöglichkeiten von Gesichtsbögen zusammengefasst:

◢ Ein **Transferbogen** (Übertragungsbogen) dient zur Bestimmung der Lagebeziehung der Kiefer zum Gesichtsschädel (Kiefergelenke, Schädelebenen).

◢ Ein **Lokalisationsbogen** wird zur Festlegung der Rotationszentren der Kondylen (zentrische Scharnierachse) benutzt.

◢ Ein **Aufzeichnungsbogen** dient der extraoralen grafischen oder elektronischen Registrierung der Bewegungen der Kondylen in verschiedenen Ebenen (sagittale und horizontale Kondylenbahnen).

Es gibt Gesichtsbögen, welche diese drei Funktionen in sich vereinen.

4

4.5 Okklusionsprinzipien

4.5.1 Okklusionsformen

Nachdem in diesem Kompendium die verschiedenen Möglichkeiten zur Wiederherstellung von Zähnen sowie die verschiedenen Formen und Arten des Zahnersatzes dargestellt werden, soll auf die Prinzipien der Okklusion eingegangen werden. Zuvor sei aber an das Ziel der restaurativen Therapie erinnert:

Okklusion bei Zahnersatz

> Das Ziel der restaurativen Therapie besteht in der Erhaltung bzw. Wiederherstellung der Gesundheit des Kauorgans in funktioneller, ästhetischer und phonetischer Hinsicht, unter Schonung und Erhaltung der Zähne und aller Gebilde des mandibulo-maxillären Systems. Dieses Ziel haben wir auch bei Wiederherstellung der Okklusion zu berücksichtigen.

Man unterscheidet folgende Okklusionsformen:

◢ Die **front-eckzahngeführte Okklusion** (Front- bzw. Eckzahnführung auf der Laterotrusionsseite mit Disklusion der übrigen Zähne auf der Laterotrusions- und Mediotrusionsseite).

◢ Die **unilateral balancierte Okklusion** (Gruppenkontakte aller Zähne auf der Laterotrusionsseite mit Disklusion der Zähne auf der Mediotrusionsseite).

◢ Die **bilateral balancierte Okklusion** (Gruppenkontakte aller Zähne auf der Laterotrusionsseite bei gleichzeitigem Kontakt von möglichst vielen Zähnen auf der Mediotrusionsseite).

Das Prinzip der Front- bzw. Eckzahnführung ist wegen der dabei erfolgenden Disklusion aller übrigen, nicht führenden Zähne technisch am einfachsten zu verwirklichen. Es setzt aber suffiziente, belastbare antagonistische Frontzahnreihen voraus, die in Okklusionskontakt stehen. Dabei können einzelne fehlende Zähne oder fehlende Okklusionskontakte durch prothetische Mittel (z.B. Brücken) aufgebaut werden. Die

Front-eckzahnge-
führte Okklusion

front-eckzahngeführte Okklusion ist somit anwendbar bei der Rekonstruktion des normal verzahnten, voll bezahnten Gebisses. Sie kann aber auch im teilbezahnten Gebiss angewendet werden, solange die obere und untere Front vorhanden sind oder stabil rekonstruiert werden können.

Unilateral balan-
cierte Okklusion

Die unilateral balancierte Okklusion wird therapeutisch angestrebt, wenn der frontale Überbiss für eine Disklusion der Zahnreihen auf der Laterotrusionsseite zu gering ist. Die Seitenzähne der Laterotrusionsseite übernehmen gemeinsam mit dem Eckzahn, eventuell auch mit den Frontzähnen der Laterotrusionsseite (zusammen mit den Kiefergelenken), die Bewegungsführung des Unterkiefers.

Bilateral balan-
cierte Okklusion

Die bilateral balancierte Okklusion wird angewendet, wenn im Rahmen der Therapie keine stabilen frontalen Führungsflächen geschaffen werden können. Dies ist je nach Ausprägung beim umgekehrten Frontzahnüberbiss (Progenie), beim Kopfbiss und beim offenen Biss der Fall. Auch das Fehlen aller Zähne in einem oder in beiden Kiefern kann Anlass zum Aufbau einer bilateral balancierten Okklusion sein (s. Kap. 19).

Realisierung der
Okklusions-
prinzipien

Die Verwirklichung der oben aufgeführten Okklusionsprinzipien setzt voraus:

◢ Die fehlerfreie Bestimmung der Lagebeziehung der Zahnreihen bzw. der Kiefer zueinander
◢ Die Bestimmung der räumlichen Zuordnung der Zahnreihen bzw. der Kiefer zum Gesichtsschädel und zu den Kiefergelenken
◢ Die Bestimmung der Bewegungsbahnen der Kiefergelenke

Dies ermöglicht:
◢ Die korrekte Positionierung der Kiefermodelle zueinander
◢ Die lagerrichtige, schädel- und gelenkbezügliche Montage der Kiefermodelle im Artikulator
◢ Die korrekte Ausgestaltung bzw. Einstellung der anterioren und posterioren Führungskomponenten des Artikulators

4.5.2 Aufbissbehelfe

Funktionsanalyse
Aufgaben von
Aufbissbehelfen

Vor einer prothetischen Therapie muss geprüft werden, ob in statischer oder dynamischer Okklusion Störkontakte vorhanden sind. Diese müssen analysiert und vorrangig beseitigt werden, da sie zu Parafunktionen, Verspannung der Kaumuskulatur und gegebenenfalls auch zu parodontalen Schäden führen können oder schon geführt haben. Deshalb ist die funktionelle Beurteilung der Okklusion ein grundsätzlicher Bestandteil der zahnärztlichen Befunderhebung. Werden Auffälligkeiten gefunden, sollte eine weiterführende instrumentelle **Funktionsanalyse** durchgeführt werden. Dazu werden die Modelle beider Kiefer schädel- und gelenkbezüglich im zumindest teiljustierbaren Artikulator montiert. Die Bestimmung der Kieferrelation erfolgt mit Registraten in zentrischer Relation (zentrischer Kondylenposition). Die Okklusion wird an den ein-artikulierten Modellen überprüft, und Störkontakte werden an den Modellen markiert. Im einfachen Fall ist es möglich, dieselben im Munde des Patienten durch Einschleifen zu beseitigen. Wenn aber etwa bei verspannter Kaumuskulatur die Bestimmung der Kieferrelation schwierig ist, muss zunächst eine koordinierte und harmonische Funktion der Kaumuskulatur und der Kiefergelenke erreicht werden. Dazu dienen **Aufbissbehelfe**, mit denen nach Lotzmann folgende Ziele verfolgt werden:

◢ Die Ausschaltung okklusaler Interferenzen
◢ Die Ausschaltung von Parafunktionen
◢ Die Entlastung der Zähne
◢ Die Entlastung der Kiefergelenke
◢ Die Entspannung der Kaumuskulatur

Hierfür wurden zahlreiche Schienenformen entwickelt, die im Rahmen dieser Einführung nicht im Detail abgehandelt werden können.

Okklusions-schienen

Im Zusammenhang mit der okklusalen Gestaltung von Zahnersatz sei aber auf die zu den Aufbissbehelfen gehörenden **Okklusionsschienen** hingewiesen, also auf Schienen, welche die gesamte Zahnreihe eines Kiefers überdecken. Meistens werden Okklusionsschienen im Oberkiefer angebracht. Sie bestehen in der Regel aus Kunststoff und werden gegebenenfalls mit einfachen Klammern an den Zähnen befestigt. Mit ihnen ist es möglich, die für den definitiven Zahnersatz geplante Okklusionsform im Prinzip zu realisieren. Die Schiene kann gegebenenfalls so lange korrigiert werden, bis die oben angeführten Ziele erreicht sind. Mit einer Okklusionsschiene ist es ebenso möglich, die vertikale Kieferrelation anzuheben, wenn diese durch Zahnverlust abgesunken ist. Die so gewonnene Okklusion oder auch die neue vertikale Relation wird dann in die definitive prothetische Versorgung übernommen, wenn sie zu einer korrekten und störungsfreien Funktion der Kiefergelenke und der Kaumuskulatur geführt hat.

Ätiologie und Prophylaxe der Erkrankungen des Zahnhalteapparates und der Zahnhartsubstanzen

5 Ursachen des Zahnverlustes

> **!** Zahnärztliche Maßnahmen dienen der Erhaltung oder der Wiederherstellung der Gesundheit des Kauorgans und damit der Wiederherstellung der gestörten Kaufunktion, Ästhetik und Phonetik sowie der Erhaltung der vorhandenen Zähne.

Hauptursachen für den Zahnverlust sind die Zahnfäule (**Karies**) und Erkrankungen des Zahnbetts (**Parodontopathien**).

5.1 Karies

> Bei der Karies handelt es sich um eine Zerstörung der Zahnhartsubstanzen, die mit der Entmineralisierung des Schmelzes beginnt.

Die Entmineralisierung erfolgt durch die Tätigkeit säurebildender Bakterien, die sich in den weichen Zahnbelägen finden. Nach der Demineralisation der Hartsubstanzen werden deren organische Bestandteile ebenfalls durch Bakterien abgebaut. Trotz der Vielzahl der heute vorhandenen Theorien über die Kariesgenese gilt im Prinzip immer noch die Theorie von Miller, der schon 1890 die Karies als einen chemisch-parasitären Prozess bezeichnete. Ohne Behandlung ist die Karies ein fortschreitendes Krankheitsbild, das schließlich zum Zahnverlust führt.

Hat sich ein Oberflächendefekt gebildet, besteht die Behandlung der Karies in der mechanischen Entfernung der erkrankten, d.h. der erweichten Zahnhartsubstanz. Der entstandene Defekt muss nach erfolgter Kariesentfernung mit einer Füllung verschlossen werden. Bei minimalen Entmineralisationen kann durch entsprechende Prophylaxemaßnahmen (Fluoridierung) ein Fortschreiten der Karies verhindert werden. In Einzelfällen kommt es sogar zu einer Wiedereinlagerung von Zahnmineralien (Remineralisation). Unter diesen Umständen sind keine invasiven Maßnahmen erforderlich.

5.2 Parodontopathien

> Unter Parodontopathien versteht man die verschiedenen Erkrankungsformen des Zahnhalteapparates.

Durch entzündliche Vorgänge, evtl. gemeinsam mit einer Fehlbelastung des Zahnhalteapparates, kann es zu einer qualitativen oder quantitativen Reduzierung des Zahnhalteapparates kommen. Im Rahmen zahnerhaltender bzw. prothetischer Maßnahmen ist stets darauf zu achten, dass jegliche Reize vermieden werden, die zur Irritation des Parodontiums führen können. Als einfachstes Beispiel sei an dieser Stelle die Schädigung des marginalen Parodontiums durch abstehende Ränder von Füllungen oder Überkronungen bzw. durch schlecht sitzende oder falsch gestaltete Prothesen genannt.

Parodontal-hygiene

> Alle Maßnahmen, die der Gesunderhaltung des marginalen Parodontiums dienen, werden unter dem Begriff der **Parodontalhygiene** zusammengefasst. Bezogen auf Zahnersatz wird auch der Begriff **Perioprothetik** benutzt.

5.3 Andere Formen des Zahnhartsubstanzverlustes

Die Schädigungen der Zähne durch Abnutzung (Erosion, Abrasion, Attrition oder Demastikation – s. Kap. 6), Trauma oder Strukturanomalien der Hartsubstanzen treten im Vergleich zur Schädigung des Kauorgans durch Karies oder Parodontopathien in den Hintergrund. Epidemiologische Untersuchungen zeigen aber, dass der Zahnverlust immer mehr in das höhere Lebensalter verschoben wird, sodass die Schäden durch Abnutzung der Zahnhartsubstanz an Bedeutung gewinnen.

6 Erkrankungen der Zahnhartsubstanzen

6.1 Zahnkaries

Die häufigste Ursache für Zahnhartsubstanzverlust ist die **Zahnkaries**.

> Karies ist eine zivilisationsbedingte Erkrankung, die zur progredien-
> ten Zerstörung der Zahnhartgewebe führen kann. Sie resultiert,
> wenn man die Ursachen nicht beseitigt oder entsprechend beein-
> flusst, in einem nicht heilbaren Defekt des betroffenen Zahnes.

6

6.1.1 Ätiologie der Zahnkaries

! Karies ist multifaktoriell bedingt, d.h., es gibt drei primäre Faktoren, die zur Entwicklung einer Karies führen: das krankheitsanfäl-
lige Gewebe (Zahn), den bakteriellen Zahnbelag (Plaque) und die
Zufuhr kariogener Substrate (speziell niedermolekulare Kohlenhydrate). Es gibt zudem eine Anzahl sekundärer Faktoren wie Speichelfluss und -zusammensetzung, Dauer und Häufigkeit der Sub-
stratzufuhr, Zahnfehlstellungen und -bildungen sowie soziöko-
nomische Faktoren, die die Entstehung einer kariösen Läsion und
deren Progression beeinflussen können (Abb. 6.1).

Die heute allgemein gültige **Theorie der Kariesentstehung** geht auf
Miller (1890) zurück.

**Multifaktorielles
Geschehen**

  Er wies nach, dass orale Mikroorganismen niedermolekulare Kohlenhydrate metabolisieren und dass die dabei entstehenden organi-

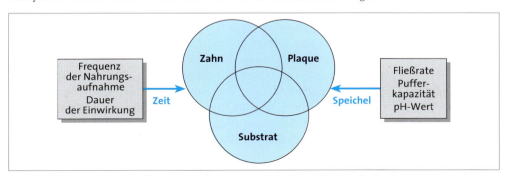

Abb. 6.1: Schematische Darstellung der wichtigsten ätiologischen Faktoren, die für die Entstehung einer Zahnkaries verantwortlich sind. Erst das Zusammenwirken der drei Hauptfaktoren führt zur Zerstörung der Zahnhartgewebe.

schen Säuren (Milchsäure, Brenztraubensäure, Propionsäure usw.) bei der Kariesentstehung eine entscheidende Rolle spielen.

6.1.2 Supra- und subgingivale Plaque (Biofilm)

> **!** Plaque ist ein strukturierter, zäher, verfilzter Zahnbelag, der aus Bakterienzellen und einer interzellulären Matrix besteht. Man unterscheidet zwischen supragingivaler und subgingivaler Plaque. Die supragingivale Plaque spielt eine wichtige Rolle bei der Entstehung von Karies und Gingivitis, die subgingivale Plaque ist ein ätiologischer Faktor bei der Entstehung von Zahnbetterkrankungen (Parodontopathien).

Kariesprädilektionsstellen

Supragingivale Plaque ist primär an sogenannten habituell unsauberen Bereichen des Zahnes lokalisiert, die auch als **Kariesprädilektionsstellen** bezeichnet werden (Abb. 6.2). Diese besonders kariesdisponierten Bereiche sind die Zahnfissuren und -grübchen, die Approximalflächen der Zähne und das zervikale Drittel der sichtbaren Zahnkrone. Es ist gerechtfertigt, freiliegende Wurzeloberflächen, wie sie beim älteren Menschen oder nach Parodontalbehandlungen vorkommen, in die Prädilektionsstellen der Karies mit einzubeziehen.

Erworbenes Zahnoberhäutchen (Acquired pellicle)

Mikroorganismen

Die **Entstehung einer Zahnplaque** vollzieht sich in mehreren Schritten (Abb. 6.3). An eine saubere Schmelzoberfläche adsorbiert zunächst das **erworbene Zahnoberhäutchen** (**Acquired pellicle**, exogenes Zahnoberhäutchen). Es besteht zum größten Teil aus **Kohlenhydraten und Proteinen** und ist 0,1–1 µm dick. Dieses erworbene Zahnoberhäutchen wird von **Mikroorganismen** aus der Mundhöhle besiedelt. Die **Besiedlung** erfolgt primär über **unterschiedliche Adhäsionsmechanismen der Bakterien**. Über **Teilungsvorgänge** können die Mikroorganismen dann die Zahnoberfläche weiter bedecken. Gleichzeitig kommt es durch Anlagerung weiterer Bakterien zum **Dickenwachstum der Plaque**.

Auch hier können spezifische und unspezifische Bindungen der Mikroorganismen untereinander eine Rolle spielen, d.h., die adsorbierenden Bakterien beeinflussen sich gegenseitig über ihre Stoffwechselprodukte. Zusätzlich spielen im Speichel vorhandene Moleküle wie blutgruppenaktive Substanzen, schwefelhaltige Muzine, Immunglobuline und Albumin bei der Bakterienaggregation eine wichtige Rolle.

Initialbesiedelung

Die **Initialbesiedelung** der Zahnoberflächen erfolgt vorwiegend durch grampositive, kugelförmige Mikroorganismen. Während zu Beginn des Plaquewachstums aerobe Mikroorganismen überwiegen, kommen später Anaerobier wie Aktinomyzeten, Fusobakterien und Veillonellen hinzu. **Ausgereifte Plaque** (Biofilm) besteht aus dicht gepackten Bakterien (60–70 Vol.-%), die in ein amorphes Material, die **Plaquematrix** (30–40 Vol.-%), eingebettet sind. Die Plaque ist in diesem Zustand durch die Selbstreinigungskräfte der Mundhöhle nicht mehr von den

Plaquematrix

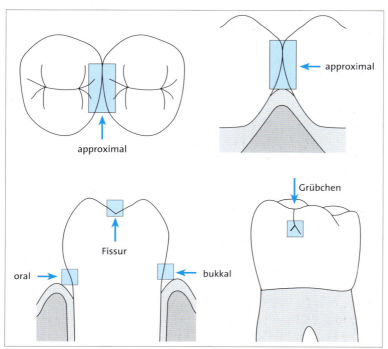

Abb. 6.2: Schematische Darstellung der besonders kariesgefährdeten Bereiche (Kariesprädilektionsstellen). An den angegebenen Zahnflächen haften aus anatomischen und morphologischen Gründen vermehrt Plaquebakterien (habituell unsaubere Zonen).

Zähnen zu entfernen. Dabei variiert die bakterielle Zusammensetzung der Plaque an verschiedenen Stellen der Mundhöhle und sogar an verschiedenen Flächen eines Zahnes. Auch die Zusammensetzung der Plaquematrix ist variabel. Sie hängt von Speichelzusammensetzung, Ernährung und Syntheseleistung der verschiedenen Plaquebakterien ab. Eine weitere mikrobielle Klassifizierung der Plaque erscheint an dieser Stelle daher wenig sinnvoll.

Plaque nimmt eine Schlüsselstellung bei der Kariesentstehung ein. Ihre Metaboliten sind für die Demineralisation des Zahnschmelzes verantwortlich. Eine herausragende Bedeutung kommt dabei den Streptokokken, speziell **S. mutans** zu, da sie als besonders kariogen gelten. Als wichtigstes kariogenes Substrat gilt **Saccharose**. Sie dient den Mikroorganismen als primärer Energiespender und kann über spezielle biochemische Prozesse von S. mutans auch für andere Zwecke verwendet werden. S. mutans kann aus **Saccharose** über die Spaltung des Disaccharids und nachfolgende Einschleusung der frei werdenden Glukose in die anaerobe Glykolyse **Laktat** bilden (Abb. 6.4). Er kann jedoch aus Saccharose durch Vermittlung von Enzymen auch adhäsive **extrazelluläre Polysaccharide** synthetisieren.

Durch ihre Klebrigkeit können die Mikroorganismen untereinander und an der Zahnoberfläche so haften, dass sie durch die Selbstreini-

S. mutans
Saccharose

Extrazelluläre
Polysaccharide

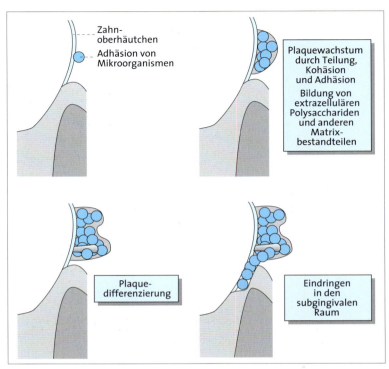

Abb. 6.3: Die einzelnen Stadien der supragingivalen Plaquebildung auf der Zahn-oberfläche, nach [König]

Milchsäure

Demineralisation

Zahnstein

gungskräfte der Mundhöhle nicht mehr beseitigt werden können. Alle S.-mutans-Stämme bilden aus Hexosen **Milchsäure**. Bei niedriger Saccharosekonzentration in der Nahrung wird sowohl Glukose als auch Fruktose zur **Glykolyse** verwendet. Dabei wird der **pH-Wert** der Plaque bis unter 5,0 gesenkt (Abb. 6.5), und es kommt zur **Demineralisation** (Herauslösen von Calcium und Phosphat) des Zahnschmelzes. Nach dem heutigen Stand der Erkenntnis ist jedoch keine einzelne Bakterien-art allein für die Kariesinitiation verantwortlich.

Wenn Plaque durch Speichelbestandteile mineralisiert wird, ent-steht **Zahnstein**. Man unterscheidet auch hier zwischen supragingiva-lem und subgingivalem (Konkrement) Zahnstein. **Supragingivaler Zahnstein** entsteht vornehmlich nahe den Ausführungsgängen der gro-ßen Speicheldrüsen, d.h. an den Lingualflächen der Unterkieferfront-zähne und an den Bukkalflächen der ersten Oberkiefermolaren. **Sub-gingivale Konkremente** befindet sich in Zahnfleischtaschen.

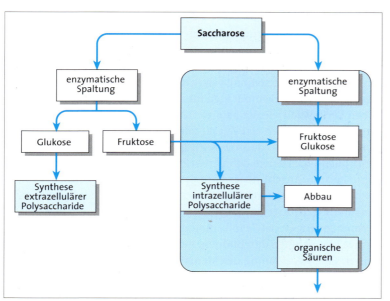

Abb. 6.4: Saccharosestoffwechsel von Streptococcus mutans. Durch die Bildung von klebrigen extrazellulären Polysacchariden wird den Plaquebakterien eine zusätzliche Möglichkeit der Adhäsion an der Zahnoberfläche gegeben. Die Bildung von organischen Säuren führt zur Demineralisation der Zahnhartsubstanzen.

Abb. 6.5: Stephan-Kurve. Der pH-Wert der Plaque nach einmaliger Mundspülung mit einer 10%igen Glukoselösung

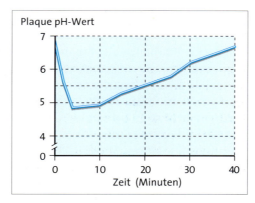

6.1.3 Ernährung

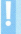 Zusammensetzung und Art der Ernährung spielen bei der Entstehung und beim Fortschreiten kariöser Defekte eine entscheidende Rolle.

Zahlreiche Untersuchungen konnten zeigen, dass **Fehl- und Mangelernährung** (Vitaminmangel- und Eiweißmangeldiät) nicht zwangsläufig zu einem erhöhten Kariesrisiko führen. Die häufige Zufuhr **niedermolekularer Kohlenhydrate** (Zucker, Traubenzucker, Malzzucker usw.) erhöht das Risiko der Kariesentstehung bei Vorhandensein einer etablierten Plaque erheblich. Da in Deutschland der Begriff Zucker nur für

Niedermolekulare Kohlenhydrate

Saccharose und nicht für andere niedermolekulare Kohlenhydrate verwendet wird, bedeutet **zuckerfrei** nur *saccharosefrei* und ist nicht gleichbedeutend mit *zahnschonend* oder *wenig kariogen*.

Es ist nicht gerechtfertigt, den Gesamtkohlenhydratgehalt der Nahrung für die Kariesentstehung verantwortlich zu machen, denn die alleinige Zufuhr von Stärkeprodukten führt offensichtlich nicht zu einem so hohen Kariesbefall wie der häufige Genuss von Stärkeprodukten zusammen mit Zucker oder von Zucker allein. Verschiedene Ernährungsstudien konnten zeigen, dass die **Kariesprävalenz** (Karieshäufigkeit in einer Population zu einem definierten Zeitpunkt) und die **Kariesinzidenz** (Kariesbefall = Anzahl neuer Kariesläsionen in einem definierten Zeitraum) von der Menge zugeführter Saccharose und der Häufigkeit der Zuckerzufuhr (Frequenz der süßen Zwischenmahlzeiten) abhängt. Dieser Zusammenhang ist bei Bevölkerungsgruppen, die regelmäßig kariespräventive Maßnahmen durchführen, heute nicht mehr eindeutig nachzuweisen. Eine Reduzierung der **Menge** und **Häufigkeit der Zuckeraufnahme**, z.B. durch Verwendung von Zuckeraustausch- und Zuckerersatzstoffen, verringert das Kariesrisiko. Eine günstige Wirkung besitzt der Fettgehalt der Nahrung (z.B. bei Käse). Fett umhüllt die Zahnsubstanz mit einem Film, der eine kariesprotektive Wirkung haben soll.

Die Aufklärung über die **Kariogenität** von Nahrungsmitteln und allgemeine Appelle in Bezug auf gesunde Ernährung allein bewirken allerdings beim Patienten sehr wenig. **Ernährungslenkung** ist nur durch gezielte und intensive individuelle **Ernährungsberatung** möglich. Dazu gehören die Erhebung eines **Ernährungsstatus** des Patienten, das Aufzeigen von sinnvollen Alternativen zum bisherigen Ernährungsverhalten und die Überprüfung der neu erlernten Verhaltensmuster. In erster Linie gehört natürlich der Wille des Patienten dazu, sich von einem „Fehlverhalten" selbst befreien zu wollen. Ernährungslenkung ist daher hauptsächlich eine verhaltenstherapeutische Maßnahme.

Kariesprävalenz
Kariesinzidenz

Häufigkeit der Zuckeraufnahme

Kariogenität

Ernährungs-lenkung

6.1.4 Wirtsfaktoren

> **!** Auch die chemische Zusammensetzung der Zahnhartsubstanz und die Zahnmorphologie haben einen Einfluss auf die Kariesentstehung. Man spricht hier von sogenannten Wirtsfaktoren.

Fluorid

So scheint ein **hoher Fluoridgehalt** des oberflächlichen Zahnschmelzes zu einer Verringerung der Kariesanfälligkeit zu führen. Die Rolle anderer Spurenelemente auf die Kariesresistenz der Zahnhartsubstanzen ist bisher nicht geklärt. Es gibt allerdings Hinweise darauf, dass ein **hoher Gehalt des** Schmelzes an **Carbonat** die Kariesentstehung fördert. Stark ausgeprägte Fissuren und Grübchen sind kariesanfälliger als flache Gruben (s. Abb. 6.2). **Sekundäre Wirtsfaktoren** wie Speichelfluss und Pufferkapazität des Speichels scheinen für die Kariesresistenz eines Individuums mitverantwortlich zu sein.

> **!** Zusammenfassend lässt sich festhalten, dass kariogene Mikroorganismen aus niedermolekularen Kohlenhydraten organische Säuren bilden, die zu einer Demineralisation von Zahnschmelz oder zur Zerstörung freiliegenden Zahnzements bzw. Wurzeldentins führen. Diese Demineralisation kann, wenn sie weit genug fortgeschritten ist, zu einer Kavitätenbildung führen. Es dringen dann massiv Mikroorganismen in die Zahnhartsubstanzen ein. Diese führen zu einem Fortschreiten der Karies.

6.2 Histologie der Karies

6.2.1 Schmelzkaries

Obwohl die Entstehung und die Prävention der Zahnkaries in zahlreichen Lehrbüchern intensiv erläutert werden, gibt es bis heute keine universell akzeptierte Klassifikation dieser Erkrankung.

> **!** Aufgrund klinischer Charakteristika und der Erscheinungsform ist eine Einteilung in drei Kategorien möglich:
> - **Morphologisch** (d.h. bezogen auf die anatomische Stelle der Läsion)
> - **Dynamisch** (d.h. bezogen auf den Schweregrad und die Geschwindigkeit der Progression einer kariösen Läsion)
> - **Chronologisch** (d.h. bezogen auf die Altersverteilung der Kariesprävalenz)

Die morphologische Einteilung ist relevant für die restaurative Zahnheilkunde, da die Einteilung der Kavitätenpräparation sich auf sie bezieht. Morphologisch unterscheidet man die **Grübchen- und Fissurenkaries** von der **Glattflächenkaries**. Glattflächenkaries kann sowohl approximal als auch bukkal oder oral auftreten. Die meisten kariösen Läsionen beginnen an der Schmelzoberfläche. Bei Freilegung der Wurzeloberfläche bei älteren Patienten oder nach Parodontalerkrankungen entsteht **Zement-** bzw. **Dentinkaries.**

Entfernt man Plaque, die längere Zeit bestimmte Schmelzareale bedeckt hat, so wird oft eine weißliche, opake Veränderung der Schmelzoberfläche beobachtet. Tastet man mit einer zahnärztlichen Sonde diese weißen Schmelzflecken drucklos ab, so kann die Oberfläche zwar leicht aufgeraut erscheinen, es ist aber keine Kontinuitätsunterbrechung festzustellen. Diese kreidigen Schmelzareale werden allgemein als **kariöse Initialläsion** (White spot lesion, Incipient lesion) bezeichnet.

Kariöse Initialläsion

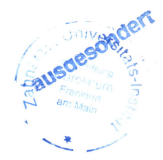

In lichtmikroskopischen Untersuchungen an Dünnschliffen von Zahnschmelz, der eine initiale Läsion aufweist, werden – von innen nach außen – meist vier verschiedene histologische Zonen gefunden (Abb. 6.6):

Transluzente Zone
◢ Die **transluzente Zone** ist die Zone der fortschreitenden Demineralisation. Sie ist durch die Entstehung bzw. Vergrößerung von Poren im Zahnschmelz bedingt. Sie hat ein Porenvolumen von ca. 1% (gesunder Schmelz 0,1%).

Dunkle Zone
◢ Die **dunkle Zone** besitzt ein Porenvolumen von 2–4%. Die Poren sind jedoch aufgrund von Remineralisationsvorgängen kleiner als die Poren der transluzenten Zone.

Läsionskörper
◢ Der **Läsionskörper** ist die Zone des größten Mineralverlustes. Das Porenvolumen beträgt zwischen 5 und 25%. In diese Poren können Speichelbestandteile, z.B. Wasser und Proteine, eindringen. Die Retzius-Streifen und die Querstreifung der Prismen werden innerhalb des Läsionskörpers deutlicher sichtbar als im gesunden Zahnschmelz.

Oberflächenschicht
◢ Die **Oberflächenschicht** einer initialen Kariesläsion weist einen Mineralverlust von 1–10% auf, obwohl sie im lichtmikroskopischen Bild intakt erscheint. Sie besitzt ein Porenvolumen von < 5%.

Approximalkaries
Eine initiale Kariesläsion im **Approximalraum** zweier aneinander grenzender Zähne imponiert im Röntgenbild, wenn sie eine bestimmte Größe erreicht hat, als **Aufhellung**. Die Art der zahnärztlichen Therapie

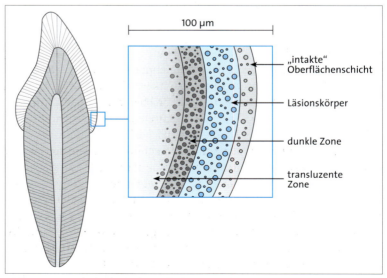

Abb. 6.6: Schematische Darstellung der vier histologischen Zonen einer initialen Schmelzkaries

Abb. 6.7: Approximale Schmelz- und Dentinkaries im Röntgenbild (Bissflügel- aufnahme). Die Klassifika- tion in Läsionsgrade basiert auf der im Röntgenbild sichtbaren Ausbreitung der Karies. **C1:** Läsion nur in der äußeren Schmelzhälfte er- kennbar, **C2:** Läsion auch in der inneren Schmelzhälfte erkennbar, **C3:** Läsion in der äußeren Dentinhälfte er- kennbar.

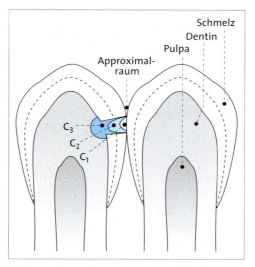

richtet sich nach der Größe dieser Aufhellung unter Berücksichtigung der Kariesaktivität des Patienten (s. Kap. 7, 10). Hat die Karies im Rönt- genbild die äußere Schmelzhälfte nicht durchdrungen, wird die Läsion als **C1-Läsion** bezeichnet. Ist sie bereits in der inneren Schmelzhälfte zu finden, handelt es sich um eine **C2-Läsion**. Ist das Dentin bereits er- kennbar kariös verändert, ist eine **C3-Läsion** vorhanden (Abb. 6.7). Oft wird zusätzlich eine **C4-Läsion** definiert, wenn die Karies bis nahe an die Pulpa reicht. Manchmal wird statt des Kürzels C auch das Kürzel D (decayed) verwendet.

Wird die Ursache der Schmelzkaries nicht beseitigt, kommt es zur **progredienten Demineralisation** mit anschließender **Kavitätenbildung** und **massiver Bakterieninfiltration** im darunter liegenden Dentin.

6.2.2 Dentinkaries

> Die Dentinkaries folgt der Schmelzkaries und beginnt unterminie- rend an der Schmelz-Dentin-Grenze. Sie breitet sich hauptsächlich entlang der Dentinkanälchen in Richtung Pulpa aus.

Die Dentin-Pulpa-Einheit reagiert auf den kariösen Reiz mit mehreren Abwehrmechanismen. Nach Schröder [Schröder 1991] kommt es im Dentin zur tubulären Sklerose, d.h., die Dentinkanälchen obliterieren und die Odontoblastenfortsätze ziehen sich zurück. An der Dentin-Pul- pagrenze wird lokal **Reaktionsdentin** (Tertiärdentin) gebildet. Die Pulpa kann mit entzündlichen Veränderungen **(Pulpitis)** reagieren. His- tologisch lassen sich bei der Dentinkaries nach Kavitätenbildung im Schmelz verschiedene Zonen unterscheiden (Abb. 6.8):

Reaktionsdentin (Tertiärdentin)

◢ An der Pulpa-Dentin-Grenze findet man **Tertiärdentin**, darüber eine Schicht unveränderten Dentins.

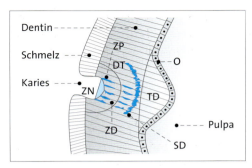

Abb. 6.8: Durch Karies bedingte Strukturveränderungen im Dentin nach Schmelzkavitation, nach [Schröder]. **O:** Odontoblasten, **TD:** Tertiärdentin, **SD:** sklerosierte Zone, **DT:** Dead tract, **ZD:** Zone der Demineralisation, **ZP:** Zone der Penetration, **ZN:** Zone der Nekrose

Sklerotisches Dentin
Dead tract

Zone der Demineralisation

Zone der Penetration
Zone der Nekrose

◢ Es folgt eine Schicht **sklerotischen Dentins**.

◢ Darüber liegt eine Zone, in der keine vitalen Odontoblastenfortsätze zu finden sind. Diese Zone wird **Dead tract** genannt. Sie ist sehr durchlässig und bietet der angreifenden Karies keinen Widerstand.

◢ Weiter nach außen folgt die **Zone der Demineralisation**, in der die organischen Säuren der Mikroorganismen zu einer kariösen Entmineralisation führen.

◢ Es folgt nach peripher die **Zone der Penetration**, in der mehr oder weniger zahlreich kariogene Mikroorganismen zu finden sind.

◢ Es schließt sich die **Zone der Nekrose** an, die aus nekrotischem Dentin und Mikroorganismen besteht.

Eine Karies mit Kavitätenbildung wird im Rahmen der restaurativen Zahnheilkunde in der Regel so therapiert, dass das kariöse Dentin restlos entfernt wird. Der dabei entstehende Defekt wird mit einem geeigneten Material gefüllt (**Füllungstherapie**).

6.2.3 Wurzelkaries

Entmineralisierung

Sklerosierung

Freiliegende Wurzelbereiche, die schon länger dem Mundhöhlenmilieu ausgesetzt waren, sind oft nur noch von einer dünnen Schicht Zement bedeckt. Das darunter liegende Dentin ist sklerosiert. Bei einem kariösen Angriff kommt es ähnlich wie im Schmelz zu einer **Entmineralisierung in tieferen Zementbereichen**, obwohl die Oberfläche intakt bleibt. Im Verlauf der kariösen Attacke dringt dann die Karies bis in das Wurzeldentin vor. Da das Wurzeldentin weniger Dentinkanälchen enthält als das koronale Dentin, und zusätzlich meist eine **Sklerosierung** vorliegt, schreitet die Wurzelkaries relativ langsam voran.

> Die Wurzelkaries bleibt primär flach und breitet sich oft über den gesamten freiliegenden Wurzelbereich aus.

Schreitet die Karies Richtung Pulpa voran, dann findet man auch im Wurzeldentin die oben beschriebenen Karieszonen. Es gibt Hinweise darauf, dass die kariogene Plaque im Bereich freiliegender Wurzeln eine andere Zusammensetzung hat als die supragingivale Plaque, die auf Zahnschmelz wächst. Speziell Aktinomyzeten sind hier häufig zu finden.

Aktinomyzeten

6.3 Andere Zahnhartsubstanzdefekte

Eine **Erosion** ist die Folge häufiger direkter Säureeinwirkung auf saubere Zahnhartsubstanzen. Die Säuren bewirken eine chemische Auflösung von Zahnschmelz oder Dentin ohne Beteiligung oraler Mikroorganismen. Erosionen treten vorwiegend an zervikalen Glattflächen auf. Extrinsische Ursachen sind z.B. industriell bedingte Säuredämpfe, Konsum säurehaltiger Fruchtsaftgetränke bzw. Limonaden. Auch intrinsische Ursachen, die mit häufigem Erbrechen des sauren Mageninhalts einhergehen, wie z.B. Bulimie (Essstörung), Refluxerkrankungen, Schwangerschaft oder chronischer Alkoholismus, können zu Erosionen der Zähne führen.

Erosion

Nach Einwirkung der Säure ist die Zahnhartsubstanz erweicht. Sie kann dann mechanisch durch die Weichteile der Mundhöhle oder durch Zähneputzen entfernt werden und es resultiert ein sichtbarer Defekt der Zahnoberfläche (Abb. 6.9). Die Defekte sind zunächst nicht scharf begrenzt und befinden sich bei extrinsischer Ursache häufig an den Bukkal- bzw. Labialflächen der Zähne. Bei intrinsischer Ursache sind primär die Palatinalflächen der Oberkieferzähne und später auch die Okklusalflächen betroffen.

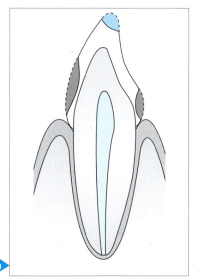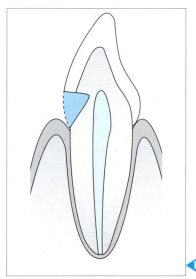

Abb. 6 9: Durch die direkte Einwirkung von Säuren kommt es zur Ausbildung erosiver Zahnhartsubstanzdefekte (**a**). Keilförmige Defekte entstehen durch falsche Zahnputztechnik, kaufunktionelle Störungen, Knirschen und Pressen (**b**).

Keilförmige Defekte   Schwer davon abzugrenzen sind **keilförmige Defekte**, die in Form einer Einkerbung in unmittelbarer Nähe der Schmelz-Zement-Grenze (Zahnhalsbereich) zu finden sind (Abb. 6.9). Als Ursache wird ein mechanisch-abrasiver Vorgang angenommen. Demnach können diese Defekte nach falscher Zahnputztechnik (horizontales Schrubben) und Verwendung stark abrasiver Zahnpasta im Zahnhalsbereich aller Zähne auftreten. Weitere Ursachen für keilförmige Defekte sind kaufunktionelle Störungen, Knirschen und Pressen, die zu einer Biegebelastung im Bereich der Zahnhälse mit Heraussprengung von Schmelzarealen führen.

Abrasion   **Abrasionen** der Zähne entstehen durch Fremdkörperabrieb, z.B. durch den häufigen Verzehr abrasiver Nahrung (Demastikation). Aber auch Mundhygienemaßnahmen, etwa der häufige Gebrauch von Zahnpasta mit stark abrasiven Putzkörpern, können zu Abrasionen der Zahnhartsubstanzen führen. Das Vorhandensein von Erosionen begünstigt abrasive Vorgänge.

Attrition   **Attrition** ist die physiologische Abnutzung der Zähne durch den direkten Kontakt antagonistischer oder benachbarter Zahnflächen. Diese führt allerdings nur zu einem geringen Zahnhartsubstanzverlust, der erst mit zunehmendem Alter sichtbar wird (Approximalkontakte werden flächiger, Entstehung von Schlifffacetten auf den Kauflächen). Neuromuskuläre Probleme, Parafunktionen und Bruxismus können allerdings zu ausgeprägter Attrition führen, die eine Behandlung erforderlich macht.

Physiologisch kommt es während des Zahnwechsels zu einer Resorption der Milchzahnwurzeln durch den nachfolgenden bleibenden Zahn.

Wurzelresorption   Daneben gibt es aber auch pathologische Formen der **Wurzelresorption**. Externe Wurzelresorptionen können u.a. durch Zahntraumata, Zahnluxationen, Replantationen, apikale Entzündungsvorgänge oder forcierte orthodontische Behandlungen ausgelöst werden und gehen vom Desmodont aus. Sie sind im Röntgenbild als Gewebeverluste auf der Wurzeloberfläche sichtbar.

Interne Resorption   **Interne Resorptionen** (internes Granulom) gehen vom Pulpagewebe aus. Der Grund ist wahrscheinlich eine lang anhaltende bakterielle Infektion und Nekrose des koronalen Pulpaanteils. Im Röntgenbild erkennt man ein internes Granulom meistens als rundliche Vergrößerung der Pulpahöhle.

7 Erkrankungen des Zahnhalteapparates

7.1 Ätiologie und Pathogenese der Parodontalerkrankungen

> Die Erkrankungen des Zahnhalteapparates werden heute aufgrund der umfangreichen Erkenntnisse bezüglich Histopathologie und Ätiopathologie neu klassifiziert.

Bei dieser Klassifikation handelt es sich um eine ausgesprochen detaillierte Aufzählung der verschiedenen Erkrankungen der Gingiva und des Parodonts (Tab. 7.1). Im Nachfolgenden kann nicht auf jede einzelne Erkrankung eingegangen werden, dies muss dem eingehenden Studium der modernen Lehrbücher der Parodontologie vorbehalten bleiben.

Tab. 7.1: Klassifikation parodontaler Erkrankungen und Zustände, nach [Müller]:

I   Gingivopathien

A   Durch dentale Plaque induzierte Gingivopathien
  1. Ausschließlich mit Plaque assoziierte Gingivitis
      a   Ohne andere lokale Faktoren
      b   Mit lokal verstärkenden Faktoren
  2. Systemisch verstärkte Gingivopathien
      a   Endokrine Faktoren
          1) Pubertätsgingivitis
          2) In Zusammenhang mit dem Menstruationszyklus
          3) In Zusammenhang mit der Schwangerschaft
              a) Gingivitis
              b) Granuloma pyogenicum
          4) In Zusammenhang mit Diabetes mellitus
      b   In Zusammenhang mit hämatologischen Erkrankungen
          1) Leukämie
          2) Andere
  3. Medikamentös verstärkte Gingivopathien
      a   Medikamentös beeinflusste Gingivavergrößerung
      b   Medikamentös beeinflusste Gingivitis
          1) Orale Kontrazeptiva
          2) Andere
  4. Durch Mangel- und/oder Fehlernährung beeinflusste Gingivopathien
      a   Ascorbinsäuremangel
      b   Andere

Tab. 7.1: Fortsetzung

I	**Gingivopathien**

B   Nicht durch dentale Plaque induzierte Gingivopathien

    1.   Gingivopathien bei spezifischen bakteriellen Infektionen

        a   Infektion mit Neisseria gonorrhoeae

        b   Infektion mit Treponema pallidum

        c   Infektion mit Streptococcus spp.

        d   Andere

    2.   Gingivopathien bei spezifischen Virusinfektionen

        a   Herpes-Virus-Infektionen

            1)   Primäre Gingivostomatistis herpetica

            2)   Rezidivierender oraler Herpes

            3)   Infektion mit Varicella-Zoster-Virus

        b   Infektionen mit anderen Viren

    3.   Gingivopathien bei spezifischen Pilzinfektionen

        a   Infektionen mit Candida spp.

            1)   Generalisierte gingivale Candidose

            2)   Lineares gingivales Erythem

        b   Andere

    4.   Gingivopathien mit genetischem Ursprung

        a   Hereditäre Gingivafibromatose

        b   Andere

    5.   Gingivale Manifestationen systemischer Erkrankungen

        a   Mukokutane Erkrankungen

            1)   Lichen planus

            2)   Pemphigoid

            3)   Pemphigus vulgaris

            4)   Erythema multiforme

            5)   Lupus erythematodes

            6)   Medikamentös induzierte mukokutane Erkrankungen

            7)   Andere

        b   Allergische Reaktionen

            1)   Zahnärztliche Materialien

                a)   Quecksilber

                b)   Nickel

                c)   Kunststoffe

                d)   Andere

            2)   Andere Materialien im Mundraum

                a)   Zahnpasten/-gele

                b)   Mundspüllösungen

                c)   Zusätze in Kaugummi

                d)   Nahrungsmittel/-zusätze

            3)   Sonstiges

    6.   Traumatische Läsionen (unbeabsichtigt, iatrogen, unfallbedingt)

        a   Chemisch

        b   Mechanisch

        c   Thermisch

    7.   Fremdkörperreaktion

    8.   Anderweitig, nicht spezifiziert

Tab. 7.1: Fortsetzung

II	**Chronische Parodontitis**

A Lokalisiert

B Generalisiert

III	**Aggressive Parodontitis**

A Lokalisiert

B Generalisiert

IV	**Parodontitis als Manifestation systemischer Erkrankungen**

A Hämatologische Erkrankungen
1. Erworbene Neutropenie
2. Leukämien
3. Andere

B Genetische Erkrankungen
1. Hereditäre und zyklische Neutropenie
2. Down-Syndrom
3. Leukocyte adhesion deficiency syndrome
4. Papillon-Lefèvre-Syndrom
5. Chediak-Higashi-Syndrom
6. Histiozytosen
7. Glykogenspeicherkrankheit
8. Infantile genetische Agranulozytose
9. Cohen-Syndrom
10. Ehlers-Danlos-Syndrom (Typ IV u. VIII)
11. Hypophosphatasie
12. Andere

C Anderweitig, nicht spezifiziert

V	**Nekrotisierende parodontale Erkrankungen**

A Nekrotisierende ulzerative Gingivitis

B Nekrotisierende ulzerative Parodontitis

VI	**Abszesse des Parodonts**

A Gingivaler Abszess

B Parodontaler Abszess

C Perikoronaler Abszess

VII	**Parodontitis in Zusammenhang mit endodontalen Läsionen**

A Kombinierte parodontal-endodontale Läsion

VIII	**Entwicklungsbedingte oder erworbene Deformitäten und Zustände**

A Lokalisierte, zahnbezogene Faktoren, die plaqueinduzierte
Gingivopathien/Parodontitis modifizieren oder fördern
1. Zahnanatomie
2. Zahnärztliche Restaurationen, Geräte
3. Wurzelfrakturen
4. Zervikale Wurzelresorption und zervikaler Zementabriss

7

Tab. 7.1: Fortsetzung

VIII Entwicklungsbedingte oder erworbene Deformitäten und Zustände

B   Mukogingivale Deformitäten und Zustände im Bereich von Zähnen
1.   Weichgewebs-/gingivale Rezession
    a   Fazial oder lingual
    b   Interproximal (papillär)
2.   Fehlen von keratinisierter Gingiva
3.   Verminderte Tiefe des Vestibulum oris
4.   Fehlansetzende Lippen-/Wangenbändchen, Muskelzüge
5.   Gingivaüberschuss
    a   Pseudotaschen
    b   Unregelmäßiger Gingivarand
    c   Exzessiver gingivaler Effekt
    d   Gingivavergrößerung
6.   Abnorme Farbe

C   Mukogingivale Deformitäten und Zustände am zahnlosen Alveolarkamm
1.   Vertikaler und/oder horizontaler Verlust des Alveolarknochens
2.   Fehlen von Gingiva/keratinisiertem Gewebe
3.   Gingiva-/Weichgewebsvergrößerung
4.   Fehlansetzende Lippen-/Wangenbändchen, Muskelzüge
5.   Verminderte Tiefe des Vestibulum oris
6.   Abnorme Farbe

D   Okklusale Traumen
1.   Primäres okklusales Trauma
2.   Sekundäres okklusales Trauma

7.2 Entzündliche Erkrankungen der Gingiva und des Parodonts

> Die Entstehung und der Verlauf von entzündlichen Parodontaler-
> krankungen sind in erster Linie von den Mikroorganismen der
> Zahnplaque abhängig.

Sekundäre Faktoren

Abbildung 7.1 verdeutlicht den Zusammenhang zwischen der Mundhygiene und dem Auftreten von Entzündungserscheinungen an der Gingiva. Sekundäre Faktoren wie offene kariöse Läsionen, mangelhaft kon-
turierte Kronen- und Füllungsränder, Putztraumata, endogene und systemische Störungen, hormonelle und medikamentös bedingte
Einflüsse, Ernährungsverhalten, und kaufunktionelle Probleme beeinflussen den Verlauf der Erkrankung. Anfangs ging man davon aus, dass
die Vermehrung der Plaquebakterien und deren schädigender Stoffwechselprodukte in ihrer Gesamtheit zu einer entzündlichen Parodontalerkrankung führen (**unspezifische Plaquehypothese**).

Unspezifische Plaquehypothese

    Man erkannte jedoch rasch, dass die Entzündungsreaktion und der
Schweregrad der parodontalen Destruktion stark von der Abwehrmög-
lichkeit und -fähigkeit des Wirtsorganismus abhängen.

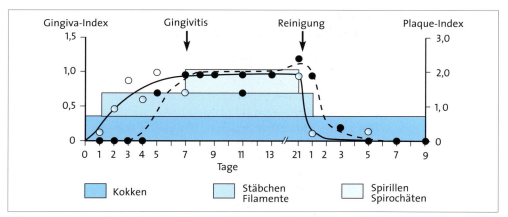

Abb. 7.1: Experimentelle Gingivitis, nach [Loe et al.]. Mit zunehmender Dauer der Plaqueanhäufung (——) nimmt die Gingivitis (- - - -) zu. Nach professioneller Plaqueentfernung und Wiederaufnahme der Mundhygienemaßnahmen geht die Gingivitis zurück. Die Gingiva wird wieder gesund. Mit Beginn der Plaqueakkumulation etablieren sich Kokken, später erscheinen Stäbchen und Filamente, schließlich Spirillen und Spirochäten.

Eine rasche und effektive **Immunabwehr** kann die Zahl und die Pathogenität der eindringenden Mikroorganismen begrenzen. Wird diese individuelle Resistenzschwelle überschritten, können Mikroorganismen in den Sulcus eindringen und die entstehende parodontale Tasche besiedeln. Eine unzureichende Immunabwehr, die genetisch oder idiopathisch bedingt sein kann, erleichtert diese pathologischen Vorgänge. Mikroorganismen können jedoch das Immunsystem auch zu einer Überreaktion verleiten, welche Krankheitssymptome hervorruft.

Immunabwehr

Bestimmte Krankheitsbilder des Parodonts scheinen allerdings mit der Anwesenheit spezieller Mikroorganismen und ihrer pathogenen Eigenschaften eng zu korrelieren **(spezifische Plaquehypothese)**. Wie schon oben angedeutet, spielen Wirtsfaktoren eine erhebliche Rolle bei der Entstehung der Parodontalerkrankungen. Lokale Milieuveränderungen können für bestimmte Mikroorganismen günstige Wachstumsbedingungen erzeugen, sie somit erst pathogen wirksam werden lassen und damit die Entstehung von Parodontopathien fördern **(opportunistische Plaquehypothese)**.

Spezifische Plaquehypothese

Opportunistische Plaquehypothese

Enzyme, Toxine und Metaboliten der Bakterien schädigen das parodontale Gewebe selbst, oder sie üben Einfluss auf die Wirtszellen und andere Bakterien aus, sodass die dabei entstehenden Substanzen das Gewebe zerstören. Nachfolgend werden die verschiedenen entzündlichen Parodontalerkrankungen charakterisiert. Dabei werden hier mikrobiologische Erkenntnisse, die pathohistologischen Vorgänge und das klinische Erscheinungsbild für die einzelnen Formen vereinfacht dargestellt.

7.2.1 Gingivopathien

> Die Gingivopathien sind in der Mehrzahl der Fälle plaquebedingte akute oder chronische Erkrankungen der Gingiva (Abb. 7.2).

Plaque   In einer mehrere Wochen alten etablierten supragingivalen Plaque sind neben einer großen Anzahl grampositiver, aerober Kokken und Stäbchen auch gramnegative, anaerobe und aerobe Stäbchen und Filamente vorhanden.

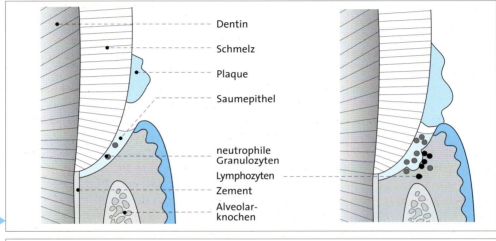

Dentin
Schmelz
Plaque
Saumepithel

neutrophile Granulozyten
Lymphozyten
Zement
Alveolar-knochen

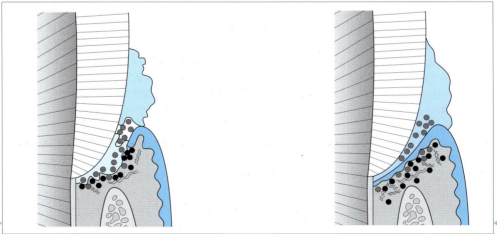

Abb. 7.2: Verschiedene Phasen der Entstehung einer Gingivitis, nach [Page, Schroeder; Plagman]. **a) Klinisch normale Gingiva:** supragingivale Plaque, Austritt weniger polymorphkerniger neutrophiler Granulozyten durch das Saumepithel. **b) Initialläsion:** Plaque im koronalen Sulkusbereich, vermehrter Austritt von neutrophilen Granulozyten, erste Auflockerungserscheinungen des Saumepithels, erhöhte Gefäßpermeabilität, Auftreten von Lymphozyten, initiale Kollagendestruktion im Bindegewebe. **c) Frühläsion:** Einrisse im Saumepithelbereich, Vermehrung der Gefäße, Zunahme des entzündlichen Infiltrats (Lymphozyten), deutliche Kollagendestruktion, Erhöhung der Gefäßdurchlässigkeit. **d) Etablierte Läsion:** Ausgeprägte Taschenbildung mit Taschenepithel, weitere Zerstörungen des Bindegewebes, massiver Ausstrom von neutrophilen Granulozyten, weitere Gefäßveränderungen.

Eine Zunahme der Anaerobier scheint mit der Entstehung einer **initialen gingivalen Läsion** einherzugehen. Bakterielle Produkte erzeugen eine verstärkte Ansammlung von neutrophilen Granulozyten im parodontalen Bindegewebe. Es kommt zu ersten entzündlichen Reaktionen (z.B. Exsudatbildung durch Erhöhung der Gefäßpermeabilität). Mikroorganismen dringen zwischen Zahn und Epithel in den subgingivalen Bereich vor (gingivale Tasche). Ein Teil der subgingivalen Plaque vermehrt sich auf der Wurzeloberfläche **(adhärente Plaque)**. Zum Weichgewebe hin nehmen die gramnegativen Anaerobier weiter zu **(schwimmende Plaque)**. Die Infiltratbildung im parodontalen Bindegewebe ist erhöht, zahlreiche Lymphozyten und neutrophile Granulozyten sind zu beobachten. Mehr als die Hälfte der gingivalen Kollagenfasern ist zerstört, und das Saumepithel proliferiert nach lateral. Man bezeichnet diesen Zustand als **frühe Läsion**.

Die adhärente Plaque kann supragingival und subgingival zu **Zahnstein und Konkrementen** „verkalken". Nimmt die Plaque weiter zu, verstärken sich die Entzündungszeichen. Es bildet sich eine Gingivatasche, in der sich das Saumepithel zum Taschenepithel umgewandelt hat. Das Bindegewebe ist reich an Gefäßen und arm an kollagenen Fasern **(etablierte Läsion)**. Klinisch kann man zwischen den verschiedenen Stadien der Läsion kaum unterscheiden. Die akute initiale Läsion imponiert durch Rötung, Schwellung, Blutungsneigung nach Sondierung und Exsudation. Sie geht nach kurzer Dauer (wenige Tage) in die chronische Form über, die verschiedene Entzündungszeichen aufweist. Eine **Gingivitis** kann bereits bei Kindern und Jugendlichen und nahezu bei jedem Erwachsenen diagnostiziert werden. Sie kann eine sehr lange Zeit bestehen bleiben, ohne in eine Parodontitis überzugehen.

> Eine Gingivitis unterscheidet sich von einer Parodontitis dadurch, dass die Entzündung sich auf die marginale Gingiva oberhalb des Alveolarknochens beschränkt und die bindegewebige Anhaftung der befestigten Gingiva noch intakt ist (kein Attachmentverlust).

Als Sonderform gibt es die **nekrotisierende ulzerative Gingivitis**. Diese Erkrankung der Gingiva beginnt schlagartig mit lokalisierten Nekrosen im papillären Bereich und geht mit Ulzerationen einher. Sie kann von Mundgeruch, fauligem Geschmack, Fieber und Lymphknotenschwellungen begleitet sein. Sie ist durch einen schubweisen Verlauf charakterisiert. Nach Abheilung verbleiben oft interdentale Nischen und Krater. Diese Form der Gingivitis kann auf ein Immundefizit wie z.B. bei einer HIV-Infektion hindeuten.

Neben den unspezifischen Formen kann eine Gingivopathie auch durch **spezifische Erreger** bei bestimmten Erkrankungen (Lues, Candida-Infektion, Tuberkulose, spezifische Infektionen mit β-hämolysierenden Streptokokken), spezifische Infektionen mit anderen Bakterien (z.B. mykobakterielle Infektionen) oder viral (Herpes-simplex-, Vari-

Marginalia:

Initiale gingivale Läsion

Adhärente Plaque

Schwimmende Plaque

Frühe Läsion

7

Konkrement-bildung

Taschenepithel

Etablierte Läsion

Gingivitis

Nekrotisierende ulzerative Gingivitis

Gingivopathie durch spezifische Erreger

cella-Zoster-, Zytomegalie-, Epstein-Barr-Virus) hervorgerufen werden. Es gibt auch nicht-plaquebedingte Gingivopathien. Diese beruhen in erster Linie auf einer allergischen oder einer dermatologischen Grunderkrankung (z.B. Lichen oralis, Pemphigoid, Lupus erythematodes bzw. Erythema exsudativum multiforme). Daneben können Gingivopathien auch durch traumatische Läsionen und Fremdkörperreaktionen entstehen.

7.2.2 Chronische Parodontitis

> Eine Parodontitis ist eine entzündliche, durch Zahnplaque verursachte Erkrankung aller Teile des marginalen Zahnhalteapparates mit fortschreitendem Verlust des Stützgewebes (Attachmentverlust).

Einer Parodontitis geht meistens eine Gingivitis voraus. Letztere muss sich aber nicht zwangsläufig zu einer Parodontitis entwickeln, sondern kann sehr lange bestehen bleiben, ohne dass es zu Destruktionen des tiefer liegenden Zahnhalteapparates kommt. Die Art und der Schweregrad der parodontalen Destruktion sind abhängig vom Individuum. Aber auch innerhalb einer Mundhöhle sind die Zerstörungen lokal sehr unterschiedlich. Man geht heute davon aus, dass es sich bei der Parodontitis um einen zyklischen Prozess handelt. Dabei wechseln sich **aktive und inaktive Phasen** ab. In der aktiven parodontalen Tasche beherrscht das akute Entzündungsgeschehen das Bild. Die gramnegativen beweglichen Mikroorganismen in der Plaque nehmen zu und dringen in das parodontale Gewebe ein. Dabei scheinen spezielle Bakterienarten für bestimmte Erkrankungsformen spezifisch zu sein.

Aktive und inaktive Phasen

Das parodontale Gewebe reagiert mit einer akuten Abwehrreaktion, wobei die Entzündungszellen (z.B. Plasmazellen, B-Lymphozyten, polymorphkernige neutrophile Granulozyten) massiv zunehmen. Die entzündlichen Vorgänge provozieren den Verlust von parodontalem Gewebe und damit den Attachmentverlust. Eine besondere Rolle scheinen dabei die polymorphkernigen neutrophilen Granulozyten zu spielen. Störungen der Zellfunktion (Chemotaxis, Phagozytose, intrazelluläre Lyse der phagozytierten Mikroorganismen) und Variationen in der Zahl dieser Abwehrzellen korrelieren mit ausgeprägten parodontalen Destruktionen. Klinisch äußert sich die akute Phase in Blutung, Exsudat- und Eiterbildung **(Parodontalabszess).** Bleibt die Erkrankung über längere Zeit bestehen, kommt es zu erhöhter Zahnbeweglichkeit, Zahnwanderungen und Retraktion der Gingiva.

Parodontalabszess

Zahnfleischtasche

> Ein wichtiges Symptom der Parodontitis ist die Ausbildung einer echten Zahnfleischtasche mit Tiefenproliferation des Saumepithels und dessen Umwandlung in ein Taschenepithel.

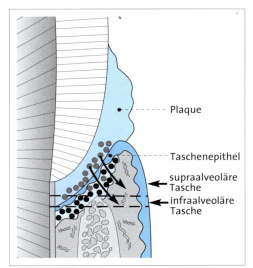

Abb. 7.3: Schematische Darstellung einer etablierten parodontalen Läsion (Parodontitis), nach [Rateitschak]. Die Mikroorganismen der Plaque dringen teilweise in das parodontale Gewebe ein. Zusätzlich zu den ausgeprägten Erscheinungen der etablierten gingivalen Läsion kommt es zur Tiefenproliferation des Taschenepithels und zu einem fortschreitenden Verlust des bindegewebigen Attachments. Bei vorwiegend horizontalem Knochenabbau entsteht eine supraalveoläre Tasche. Ist der Knochenabbau von vertikalen Einbrüchen begleitet, entsteht eine infraalveoläre Tasche.

Man unterscheidet **supraalveoläre Taschen** von **infraalveolären Taschen** (Abb. 7.3). Bei mehrwurzeligen Zähnen ist der Knochenbau auch interradikulär möglich **(Furkationsbefall)**.

    Bei der chronischen Parodontitis kann man lokalisierte Formen von generalisierten Formen, bei denen mehr als 30% der Zahnflächen betroffen sind, unterscheiden. Bei einer leichten Parodontitis beträgt der Attachmentverlust 1–2 mm, bei einer mäßig schweren, chronischen Parodontitis 3–4 mm und bei einer schweren, chronischen Parodontitis mehr als 5 mm.

Supraalveoläre Taschen
Infraalveoläre Taschen
Furkationsbefall

7.2.3 Aggressive Parodontitis

Es handelt sich bei dieser Form der Parodontitis um eine eher seltene Erkrankung. Man unterscheidet die lokalisierte aggressive Parodontitis von der generalisierten aggressiven Parodontitis.

    Bei der **lokalisierten aggressiven Parodontitis**, die während der Pubertät beginnt, sind zunächst die mittleren Schneidezähne und die ersten Molaren betroffen. Bei der **generalisierten aggressiven Parodontitis**, die meist vor dem 30. Lebensjahr, manchmal aber auch später beginnt, handelt es sich um einen generalisierten approximalen Attachmentverlust, bei dem mehr Zähne betroffen sind. Grundsätzlich kommt es bei der Erkrankung zu einem raschen, vorwiegend **vertikalen Abbau des alveolären Knochens**.

Lokalisierte aggressive Parodontitis
Generalisierte aggressive Parodontitis

> **!** Die aggressiven Parodontitiden sind mit dem Vorkommen von speziellen **gramnegativen Mikroorganismen** assoziiert (z.B. Aggregatibacter actinomycetem comitans, Prevotella intermedia, Capnocytophaga species und Eikenella corrodens).

Ätiologie

Eine familiäre Häufung wird beschrieben. Defekte der polymorphkernigen neutrophilen Granulozyten und genetische Faktoren scheinen bei der Entstehung dieser Parodontalerkrankungen eine entscheidende Rolle zu spielen. Die Patienten sind aber allgemeinmedizinisch gesund.

Obwohl die aggressiven Parodontitiden sehr seltene Erkrankungen des Zahnhalteapparates sind, stehen sie oft im Mittelpunkt der Forschung, da sie aufgrund ihres raschen und destruktiven Verlaufs sehr schwer zu therapieren sind.

Weitere Formen Klinisch lassen sich neben den bereits erwähnten Parodontitisformen noch nekrotisierende und ulzerative Parodontitiden und Abszesse des Parodonts bzw. Parodontitiden in Zusammenhang mit endodontalen Läsionen unterscheiden. Die Erstgenannte entwickelt sich meist aus einer nekrotisierenden, ulzerativen Gingivitis, speziell dann, wenn systemische Infektionserkrankungen wie HIV, Leukämie usw. vorliegen. **Abszesse** im Bereich der Gingiva und des Parodonts können immer dann entstehen, wenn sich die Erkrankungen in einer akuten Phase befinden. Bei kombinierten **parodontal-endodontalen Läsionen** können sich Infektionen zum einen im periapikalen Bereich eines pulpatoten Zahnes entwickeln und dann von dort aus das Parodont schädigen. Umgekehrt können jedoch auch parodontale Infektionen zu einer periapikalen Infektion und zu einer retrograden Pulpitis führen.

7.3 Weitere Formen der Parodontalerkrankungen

Die bisher beschriebenen entzündlichen Erkrankungen des Zahnhalteapparates sind ausnahmslos plaquebedingt. Es gibt jedoch auch andere Ursachen für Veränderungen des Parodontiums, obgleich es auch hier sekundär durch mangelhafte oder unzureichende Mundhygiene zu einer entzündlichen Veränderung kommen kann.

Systemische Erkrankungen So zeigen eine Reihe von **systemischen Erkrankungen** auch gingivo-parodontale Manifestationen (s. Tab. 7.1). Daneben kann es medikamentös oder erblich bedingt zu Gingivaergrößerungen (Gingivahyperplasien) mit Ausbildung von Pseudotaschen kommen.

Mechanische, chemische, thermische Verletzungen **Mechanische, chemische oder thermische Verletzungen** der Gingiva und desmodontale Traumata (okklusale Überbelastung) können die Progression einer bestehenden Parodontitis beschleunigen.

Mukogingivale Deformitäten Daneben gibt es **mukogingivale Deformitäten** und Zustände im Bereich von Zähnen, die nicht primär entzündlich bedingt sind. Zu ihnen zählen Weichgewebs- bzw. gingivale Rezessionen, das Fehlen der keratinisierten Gingiva, eine verminderte Tiefe des Vestibulum oris, Veränderungen im Bereich des zahnlosen Alveolarkamms (z.B. Alveolarkammatrophie) und andere Veränderungen.

Rezessionen **Rezessionen** kommen relativ häufig vor. Dabei beobachtet man oral oder fazial freiliegende Wurzeloberflächen einzelner Zähne. Es ist keine Taschenbildung vorhanden. Die Gingiva zeigt häufig keine Entzündungszeichen, die Zahnbeweglichkeit ist nicht erhöht. Die interdentale Gingiva und die Alveolarsepten sind weitgehend erhalten.

> ! Die Ätiologie der Rezession ist bisher nicht vollständig geklärt. Man geht jedoch davon aus, dass insbesondere morphologisch-anatomische Gründe die Hauptursachen für die Entstehung von Rezessionen sind.

So werden die Wurzeln fazial häufig nur von einem sehr dünnen Knochen oder überhaupt nicht von Knochen bedeckt. Insbesondere Stellungsanomalien und Bruxismus werden als Ursachen beschrieben. Trotz fehlenden Knochens kann die Gingiva zunächst auf normaler Höhe verlaufen. Falsches Zähneputzen, chronische Entzündungen der Gingiva bzw. der Zug einstrahlender Bänder sowie kieferorthopädische Behandlungen und häufiges parodontales Scaling können dann sekundär zur Rezession führen. Eine Rezession kann als schmaler vertikal verlaufender Spalt **(Stillman-Cleft)** beginnen. Eine manifeste Rezession zeigt häufig deutliche Verdickungen der Gingiva **(McCall-Girlanden)**.

Stillman-Cleft
McCall-Girlanden

Daneben gibt es einen altersbedingten Rückgang des gesamten Parodonts, der durch chronische Entzündungen bzw. nach Behandlung einer Parodontitis entstehen kann.

7

8 Prophylaxe der Erkrankungen der Zahnhartsubstanz und des Zahnhalteapparates

Unter Prophylaxe bzw. Prävention versteht man vorbeugende Maßnahmen, die der Krankheitsverhinderung dienen.

Man unterscheidet dabei drei Präventionsebenen:

◢ Die **primäre Prävention** vermindert das Auftreten neuer Krankheitsfälle durch allgemeine Gesundheitsförderung oder spezifische protektive Maßnahmen (z.B. Trinkwasserfluoridierung oder Vermeidung zuckerhaltiger Nahrungsmittel zur Kariesprävention). — **Primäre Prävention**

◢ Die **sekundäre Prävention** erfolgt durch frühe Diagnose existierender Krankheitsfälle und bedingt dadurch eine Begrenzung der Krankheitsausbreitung. — **Sekundäre Prävention**

◢ Die **tertiäre Prävention** erfolgt während der Behandlung bestehender Erkrankungen, indem sie Komplikationen, die durch die Behandlungsmaßnahmen entstehen können, vorbeugt (z.B. Vermeidung überstehender Füllungsränder). — **Tertiäre Prävention**

8

Prophylaxe kann sich auf große Bevölkerungskreise **(kollektive Prophylaxe)**, auf begrenzte Gruppen wie z.B. Schulkinder **(semikollektive Prophylaxe)** oder auf Einzelpersonen **(Individualprophylaxe)** beziehen. Während **basisprophylaktische Maßnahmen** möglichst eine Vielzahl von Personen berücksichtigen sollen, ist **Intensivprophylaxe** auf Personen mit erhöhtem Erkrankungsrisiko ausgerichtet.

Eine gemeinsame Ursache für die Entstehung der meisten Parodontalerkrankungen und der Karies ist die Plaque mit ihren Stoffwechselprodukten. Das gemeinsame Ziel der primären Karies- und Parodontalprophylaxe ist daher die Schaffung einer weitgehend plaque- und zahnsteinfreien Mundhöhle durch geeignete **Mundhygienemaßnahmen**. Die Kariesprophylaxe basiert zusätzlich auf **Ernährungsberatung und -lenkung**, **Fluoridapplikation** und **Versiegelung tiefer Fissuren**. Eine sinnvolle Prophylaxe ist immer von regelmäßigen Zahnarztbesuchen begleitet. Prophylaxe muss über die gesamte Lebensspanne eines Menschen betrieben werden. Die einzelnen Maßnahmen variieren dabei je nach Alter, Lebensumständen und den Gegebenheiten der Mundhöhle. — **Mundhygienemaßnahmen**

8.1 Mundhygiene

> Das Ziel von Mundhygienemaßnahmen ist die Schaffung einer möglichst plaquefreien Zahnoberfläche.

8.1.1 Mechanische Plaqueentfernung

Die Schaffung von relativ plaquefreien Zahnoberflächen ist nur durch das Zusammenwirken von Zahnarzt und Patient zu erreichen. Der Patient muss über die Ursachen von Parodontalerkrankungen und Karies **Motivation** informiert werden (**Motivation**). Er muss vom Zahnarzt zur regelrech- **Instruktion** ten Mundhygiene angeleitet werden (**Instruktion**). Eine Kontrolle der Mundhygienegewohnheiten und Remotivation bzw. erneute Instruktio- **Recall** nen erfolgen in regelmäßigen Abständen (**Recall**).

> Eine optimale Mundhygiene dient der Vorbeugung gingivaler und parodontaler Erkrankungen. Gleichzeitig wird das Risiko einer Kariesentstehung reduziert.

Eine gute Mundhygiene ist zudem eine wesentliche Grundvorausset- zung für den langfristigen Erfolg bereits durchgeführter zahnärztlicher Restaurationsmaßnahmen. Es sollte mindestens einmal am Tag (am bes- ten vor dem Zubettgehen) eine gründliche, systematische Plaqueentfer- nung erfolgen. Je nach Fähigkeit und Möglichkeit der Patienten, selbst die Plaque von den Zähnen zu entfernen, muss eventuell zusätzlich in **Professionelle** individuell zu bestimmenden Zeitabständen (Recall) eine **professio- **Zahnreinigung** nelle Zahnreinigung** durch den Zahnarzt oder sein Hilfspersonal erfol- gen. Zusätzlich müssen natürlich nach jeder Mahlzeit die Zähne mit Zahnbürste und Zahnpasta geputzt werden. Bei Kleinkindern sollten die Zähne von den Eltern „nachgeputzt" werden.

Zahnbürste Die **Zahnbürste** ist das bekannteste und am weitesten verbreitete Hilfsmittel für die mechanische Entfernung der Plaque. Empfehlenswert sind sogenannte „multitufted" Bürsten mit mittelharten, abgerundeten Kunststoffborsten. Bei diesen Bürsten sind je 20–40 Borsten in Bündeln angeordnet. Kopf und Griff der Zahnbürste sollten so gestaltet sein, dass alle Zähne mühelos gesäubert werden können (Länge des Bürstenkopfes maximal 30–35 mm). Es gibt spezielle **Kinderzahnbürsten.**

Auch mit elektrischen Zahnbürsten lässt sich der dentale Biofilm sehr gut entfernen. Sie sind besonders für Patienten geeignet, die auf- grund einer Behinderung oder anderer Gründe die erforderlichen Mundhygienemaßnahmen nicht mit einer üblichen Zahnbürste durch- führen können. Gute Plaqueentfernung wird auch mit Schall- und Ul- traschallbürsten erreicht. Die Lebensdauer einer Zahnbürste beträgt ca. 8 Wochen. Sie sollte jedoch spätestens dann gegen eine neue Zahn- bürste ausgetauscht werden, wenn sich die Borsten umbiegen.

Zum Zähneputzen wird meistens nicht allein die Zahnbürste, sondern auch eine **Zahnpasta** verwendet. Durch ihren Gehalt an Poliermitteln verbessert sie die Entfernung der Plaque. Die Poliermittel sollen bei gutem Reinigungseffekt eine geringe Abrasionswirkung auf die Zahnhartsubstanzen besitzen und die zugesetzten Wirkstoffe nicht inaktivieren. Die gebräuchlichsten Putzkörper sind Calciumpyrophosphat, Calciumhydrogenphosphat, Natriummetaphosphat und Siliciumdioxid in feinster Partikelgröße. Zahnpasten enthalten außerdem Aromastoffe, Feuchthalte- und Bindemittel, Konservierungsstoffe, Farbstoffe, oberflächenaktive Substanzen (Tenside) und therapeutische Wirkstoffe (z.B. Fluoride). Auf weitere medikamentöse Zusätze wird in Kapitel 8.1.2 eingegangen.

Zahnpasta

Die **Zahnputztechnik** richtet sich in erster Linie nach Geschick, Alter und parodontalem Zustand des Patienten. Bei Patienten mit gesundem Parodont, Gingivitis oder Parodontitis hat sich die **modifizierte Bass-Technik** bewährt. Die Borsten der Zahnbürste werden auf Zahn und Gingiva gleichzeitig in einem Winkel von 45 aufgesetzt (Abb. 8.1). Unter gleichmäßigem Druck werden dabei kurze, vibrierende Bewegungen der Borsten durchgeführt. Dabei dringen die Borsten in den Approximalraum und in den Sulcus ein und lösen die Plaque vom Zahn. Mit einer Drehbewegung der Borsten nach koronal wird die gelöste Plaque ausgewischt. Dieser Vorgang wird an derselben Stelle mehrmals wiederholt. Die Putztechnik wird dem Patienten an einem Modell demonstriert, danach übt der Patient diese Technik unter Aufsicht in der zahnärztlichen Praxis.

Zahnputztechnik

Es ist selbstverständlich, dass ein systematisches Vorgehen beim Zähneputzen unerlässlich ist, wenn alle zugänglichen Zahnflächen erreicht werden sollen. Bei Kleinkindern ist die sogenannte **Schrubbtechnik** indiziert, da andere Techniken noch nicht beherrscht werden. Dabei wird die Zahnbürste in horizontaler Richtung hin und her bewegt.

Patienten mit Rezessionen verzichten auf die Rüttelbewegung der Bass-Technik und reinigen die Zähne mit einer reinen Rotationsbewe-

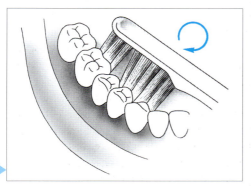 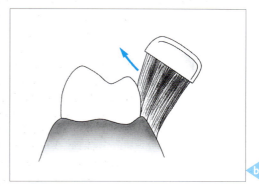

Abb. 8.1: Die ideale Zahnputztechnik für Patienten mit entzündlichen Parodontalerkrankungen ist die modifizierte Bass-Technik. Die Zahnbürste wird in einem Winkel von 45° auf Zahnfleisch und Zähne aufgesetzt, und es werden Rüttelbewegungen ausgeführt (**a**). Anschließend wird die Zahnbürste mit einer Drehbewegung nach koronal geführt (**b**).

gung von rot nach weiß, wobei die Zahnbürste primär wie bei der Bass-Technik im 45°-Winkel auf der Gingiva aufliegt (**Stillman-Technik**).

Da beim Zähneputzen nur die oralen, vestibulären und okklusalen Flächen der Zähne gereinigt werden, sind zur Plaqueentfernung im Approximalraum zusätzliche Hilfsmittel notwendig. Diese müssen jedoch auch demonstriert und ihre Anwendung muss unter Aufsicht geübt werden, sonst sind Verletzungen des Parodonts nicht auszuschließen. Empfehlenswert sind **Zahnseide**, **Interdentalraumbürstchen** und **Zahnhölzchen**. Während Zahnseide hauptsächlich bei parodontal gesunden Patienten Verwendung findet, ist bei Patienten mit weiten Approximalräumen (nach erfolgter Parodontalbehandlung, ältere Patienten) die Anwendung der Interdentalbürste zu empfehlen (Abb. 8.2). **Mundduschen** ersetzen die mechanische Zahnreinigung nicht. Sie helfen zwar, Nahrungsmittelreste zu lockern und wegzuspülen, entfernen jedoch nicht die Plaque. Bei bestimmten prothetischen Versorgungen können weitere Hilfsmittel wie z.B. spezielle Zahnseide oder besonders geformte Zahnhölzchen indiziert sein.

Mit **Plaquerevelatoren** können Erfolge bei der Plaqueentfernung verdeutlicht werden, indem die Plaque angefärbt und damit für den Patienten sichtbar gemacht wird. Bewährt haben sich Erythrosin oder bestimmte Lebensmittelfarbstoffe in Tablettenform oder als Lösung.

In neuester Zeit wird **Kaugummi** als zusätzliches kariesprophylaktisches Mittel empfohlen. Es soll nach dem Essen mindestens 20 Minuten gekaut werden. Dabei kommt es zur **Stimulation der Speichelsekretion**. Bei entsprechender Speichelpufferkapazität wirkt der Speichel dem Absinken des pH-Wertes in der Plaque entgegen. Das Kauen von Kaugummi ersetzt aber keinesfalls das Zähneputzen.

8.1.2 Chemische Plaquekontrolle

Mit bestimmten Wirkstoffen in Spüllösungen, Gels und Zahnpasten kann die Plaquebildung bzw. die Produktion von Stoffwechselprodukten der Plaque gehemmt werden. Es wird auch versucht, bereits bestehende Plaqueansammlungen chemisch aufzulösen oder zu entfernen.

Mit **Chlorhexidindigluconat** in 0,1–0,2%iger wässriger Lösung kann eine Keimreduktion in der Mundhöhle erreicht werden, da es konzentrationsabhängig bakterizid und bakteriostatisch wirkt. Chlorhexidin ist gegen grampositive und gramnegative anaerobe und aerobe Keime wirksam. Bei Langzeitanwendung können sich allerdings Zähne, Füllungen und Zungenoberfläche bräunlich verfärben, es kommt zudem zu Geschmacksirritationen. Indiziert ist die Anwendung bei der Behandlung akuter Parodontopathien, vor und nach chirurgischen Eingriffen in der Mundhöhle, als Beitrag zur Mundhygiene bei behinderten Patienten und als unterstützende Maßnahme während der Initialbehandlung von Parodontalerkrankungen.

Marginal notes:
Zahnseide
Interdentalraumbürstchen
Zahnhölzchen

Plaquerevelatoren

Kaugummi

Chlorhexidindigluconat

Nebenwirkungen

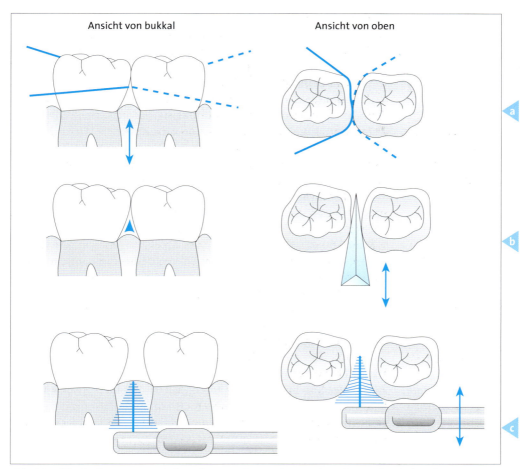

Abb. 8.2: Hilfsmittel zur systematischen Plaqueentfernung im Interdentalraum. **a)** Bei schmalen, engen Interdentalräumen wird Zahnseide verwendet, die sich um die Approximalflächen der Zähne legt und durch Auf- und Abbewegungen unterhalb des Kontaktpunktes die Plaque abstreift. **b)** Zahnhölzchen eignen sich zur Plaqueentfernung in leicht geöffneten Approximalräumen. Die Basis des Hölzchens zeigt zur Gingiva. Das Hölzchen wird horizontal im Approximalraum bewegt. Bei unsachgemäßer Anwendung besteht die Gefahr der Gingivatraumatisierung. **c)** Für weit geöffnete Approximalräume und bestimmte prothetische Versorgungen ist die Interdentalbürste ein geeignetes Mittel zur Mundhygiene. Nach Einführung in den Zahnzwischenraum erfolgt die Reinigung der approximalen Zahnflächen durch horizontale Bewegungen.

 Empfohlen wird täglich eine zweimalige Spülung für etwa 30 Sekunden. Es gibt neuerdings auch Lösungen in noch niedrigeren Konzentrationen (0,06%), die für eine Langzeitanwendung empfohlen werden. Chlorhexidin-Lacke und -Gele werden im Rahmen der Kariesprävention zur Keimreduktion in den Fissuren durchbrechender Zähne bzw. auf freiliegenden Wurzeloberflächen eingesetzt.

 Eine Kombination von **Aminfluorid mit Zinnfluorid** als Lösung oder in Gelform (Fluoridgehalt 0,025%) scheint eine ähnlich plaquereduzierende bzw. plaquehemmende Wirkung zu besitzen wie Chlorhexidin. Dabei scheinen die oben genannten Nebenwirkungen nicht aufzutreten. Durch die Substanzen wird die Stoffwechseltätigkeit vieler Bakte-

Aminfluorid mit Zinnfluorid

rien der Mundflora gehemmt und damit eine plaquereduzierende Wirkung erzielt.

Enzyme

Der Versuch, beim Menschen **Enzyme** zur Hemmung der Plaquebildung einzusetzen, war bisher wenig erfolgreich.

Sanguinarin

Sanguinarin, ein Alkaloid aus der Blutwurz (Sanguinaria canadensis), wird als Zusatz in Zahnpasten und Spüllösungen eingesetzt. Es greift in die Nukleinsäuresynthese und die enzymatische Aktivität der Plaquebakterien ein und erzielt so eine antimikrobielle Wirkung.

Zahnstein-inhibitoren

Einigen Zahnpasten und Mundspüllösungen sind sogenannte **Zahnsteininhibitoren** zugesetzt (Pyrophosphate, Polyphosphonate, Phosphonate, Zinkcitrat), welche die Ausfällung von Calciumsalzen aus dem Speichel auf der Zahnoberfläche hemmen sollen. Ihre Wirksamkeit ist allerdings bisher nicht eindeutig belegt.

> **Plaque-** und **zahnsteinhemmende** Spüllösungen mit derartigen oder anderen Wirkstoffen ersetzen nicht die mechanische Plaqueentfernung. Das gilt auch für tensidhaltige Spüllösungen.

Tenside

Tenside werden Zahnpasten oder Spüllösungen zugesetzt, da sie sich aufgrund ihrer chemischen Struktur an Oberflächen anlagern können und so auf Plaquebakterien eine desorbierende Wirkung ausüben. Sie bilden einen Schaum, in dem sie die abgelösten Plaque- und Speisereste festhalten und damit deren Ausspülen begünstigen. Als Zusätze in Zahnpflegemitteln werden unterschiedliche Tenside verwendet. Wei-

Weitere Substanzen

tere Substanzen, welche Zahnpasten und Mundspüllösungen zugesetzt werden, sind quaternäre Ammoniumverbindungen, Phenole, Hexitidin u.a. Ihre Wirksamkeit ist oft nicht exakt belegt. Sie eignen sich daher nicht als alleiniges Mittel zur Entfernung der Plaque.

8.2 Ernährungsberatung und Ernährungslenkung

> **!** Ziel der Ernährungsberatung ist es, die Patienten zu einer Ernährungsumstellung zu bewegen.

Dabei steht für den Zahnarzt natürlich neben einer allgemeinen Ernährungsberatung die Umstellung auf eine zahngesunde Ernährung im Vordergrund. Da besonders die niedermolekularen Kohlenhydrate (speziell Saccharose) als kariogen gelten, richtet sich das Hauptaugenmerk auf die Vermeidung des Zuckerkonsums. Zucker ist auch in Form von Honig, Traubenzucker und Fruchtzucker kariogen. Ernährungsberatung und -lenkung setzen voraus, dass der Zahnarzt weiß, wie das Ernährungsverhalten des Patienten zu beurteilen ist.

Ernährungs-fragebogen

Im Rahmen der **Individualprophylaxe** muss daher zunächst die Erhebung des Ernährungsstatus mit einem Ernährungsfragebogen erfolgen. Dieser sollte mindestens 3 Tage geführt werden. In einem beraten-

Tab. 8.1: Zuckergehalt (Saccharose, Glukose und Fruktose) einiger Nahrungsmittel, die als Zwischenmahlzeiten ungeeignet sind, modifiziert nach [Schraitle, Siebert].

Lebensmittel	Zuckergehalt [g/100 g]
Süßwaren	
• Bonbons	90
• Schokolade	60
• Eiscreme	20
• Butterkekse	20
Brotaufstriche	
• Honig	75
• Marmelade	60
• Nuss-Nougat-Creme	50–60
Obstkonserven	16–44
Fruchtsäfte	
• Gesüßt	10–20
Frischobst	
• Bananen	18
Trockenfrüchte	40–64
Cola-Getränke	8–11
Tomatenketchup	28–30

8

den Gespräch wird dem Patienten aufgezeigt, wann und wo er zu häufig Zucker zu sich nimmt.

Besonders durch „versteckte" Kohlenhydrate (Tab. 8.1), z.B. in gesüßten Getränken, Ketchup oder Konserven, kommt es im Tagesverlauf zu einer ständigen Zuckeraufnahme. Der Patient sollte möglichst auf süße Zwischenmahlzeiten und süße Getränke verzichten, da es gerade bei kontinuierlicher Zufuhr von niedermolekularen Kohlenhydraten zu einem anhaltend kariogenen Milieu in der Plaque kommt (Abb. 8.3).

> Es geht nicht darum, den Zuckerkonsum vollständig zu unterbinden, sondern Zucker als Genussmittel und nicht als Nahrungsmittel in das Ernährungsverhalten zu integrieren.

Da Ernährungsgewohnheiten meistens von den Eltern angenommen werden, ist eine Ernährungsberatung während der Schwangerschaft ein wichtiger Faktor zahnärztlicher Prophylaxe.

Zwei klassische Ernährungsstudien (Abb. 8.4) konnten zeigen, dass es durch Ernährungslenkung bzw. Reduktion der Kariogenität der Nahrung zu einer Verminderung der Kariesinzidenz kommt. So wurde der Kariesbefall von Kindern, die in einem Heim wohnten, mit dem von

Ernährungsstudien

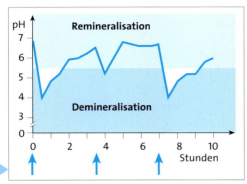
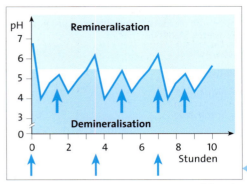

Abb. 8.3: Verlauf des Plaque-pH-Wertes nach Einnahme von drei zuckerhaltigen Hauptmahlzeiten (**a**) und zusätzlichen zuckerhaltigen Zwischenmahlzeiten (**b**). Während der pH-Wert der Plaque nach alleiniger Einnahme der Hauptmahlzeiten den kritischen Bereich wieder verlässt und eine Remineralisation durch den Speichel zulässt, bleibt er nach Einnahme zusätzlicher zuckerhaltiger Zwischenmahlzeiten fast über den gesamten Zeitraum unterhalb des kritischen pH-Wertes, und es kommt zu einem ständigen Mineralverlust aus dem Zahnschmelz.

gleichaltrigen Kindern aus der gleichen Stadt verglichen. Die Heimkinder erhielten hauptsächlich eine vegetarische Ernährung, die kaum raffiniertes Mehl oder raffinierten Zucker enthielt. Sie wiesen nach einer 10-jährigen Untersuchungsperiode etwa 90% weniger kariöse Läsionen auf als die Kinder mit sogenannter normaler Ernährung. In einer zweiten Studie nahm eine Gruppe normale Nahrung zu sich, in der zweiten Gruppe waren die meisten süßen Nahrungsmittel mit einem Süßstoff (Xylitol) gesüßt. Nach 2 Jahren wurde der Karieszuwachs in beiden Gruppen bestimmt. Die Kinder mit der niedrig kariogenen Kost hatten 85% weniger kariöse Zähne als die Kontrollgruppe. Es konnte zudem ge-

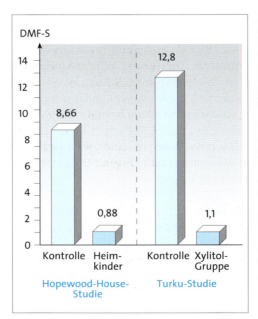

Abb. 8.4: Kariesreduktion durch Verringerung der täglichen Zuckeraufnahme, nach [Nikiforuk]. In der Hopewood-House-Studie wurden Heimkinder, die eine vegetarische Kost mit äußerst geringem Zuckergehalt erhielten, mit Kindern aus staatlichen Schulen und mit „normaler" Ernährung verglichen. In der Turku-Studie wurden Personen, die den Süßstoff Xylitol zum Süßen fast aller Nahrungsmittel verwendeten, mit einer Kontrollgruppe verglichen, die eine „normale" zuckerhaltige Ernährung erhielt. (**DMF-S:** decayed, missing, filled surfaces. Kariesindex, der die durchschnittliche Anzahl zerstörter, fehlender und gefüllter Zahnflächen einer Person oder Personengruppe angibt.)

Abb. 8.5: Karieszunahme bei einer Versuchsgruppe (48 Männer) der Vipeholm-Studie. Die Männer nahmen im Jahr **A** die übliche zuckerhaltige Ernährung zu sich. Im Jahr **B** bekamen sie zusätzlich 24 Toffees in Form von Zwischenmahlzeiten (nach [Nikiforuk]).

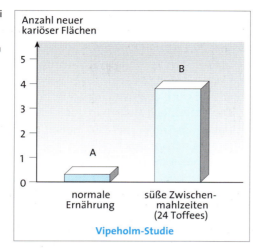

zeigt werden, dass die häufige Zufuhr zuckerhaltiger Zwischenmahlzeiten zu einem erhöhten Kariesbefall führt (Abb. 8.5).

> Die Resultate der **Vipeholm-Studie** verdeutlichen auch, dass nicht die Gesamtmenge an Zucker pro Tag, sondern die Häufigkeit des Zuckerkonsums und die Einwirkdauer des Zuckers entscheidende Faktoren für die Kariesentstehung sind.

Durch die Verwendung von anderen Süßungsmitteln (z.B. Light-Produkte) können süße, jedoch gleichzeitig zahnschonende und kalorienreduzierte Nahrungsmittel produziert werden. Man unterscheidet kalorische von nicht kalorischen Süßstoffen. Zu den **kalorischen Süßstoffen** gehören die Polyalkohole wie z.B. Sorbitol, Xylitol und Stärkehydrolysate wie z.B. Lycasin®. Diese Süßstoffe können von Plaquebakterien metabolisiert werden. Die Säurebildung ist dabei jedoch wesentlich geringer als nach Saccharosezufuhr. Die **niedrig kalorischen Süßstoffe** sind meistens süßer als Zucker. Zu ihnen zählen Aspartam, Saccharin, Cyclamat und pflanzliche Süßstoffe.

Kalorische Süßstoffe

Niedrig kalorische Süßstoffe

Obwohl eine zuckerarme Ernährung das Plaquevolumen vermindert und den Stoffwechsel der Bakterien reduziert, wirkt sie sich nur sehr begrenzt auf die parodontale Gesundheit aus, da parodontalpathogene Keime Speichelproteine und Bestandteile der Sulcusflüssigkeit als Nahrungsquellen nutzen können.

8.3 Kariesprophylaxe mit Fluoriden

> Die Applikation von Fluoriden ist eine zentrale kariesprophylaktische Maßnahme.

Da eine primäre Kariesprophylaxe durch Ernährungslenkung sich als außerordentlich schwierig und wenig breitenwirksam erwiesen hat, nehmen Fluoride eine zentrale Rolle ein. Nur wenige Maßnahmen der öffentlichen Gesundheitsfürsorge wurden so intensiv, über einen so langen Zeitraum und unter derartig verschiedenen wissenschaftlichen Gesichtspunkten untersucht wie die Anwendung der Fluoride bei der Kariesprävention.

Fluoridaufnahme

Der erwachsene Mensch, der in Gebieten mit niedriger Fluoridkonzentration im Trinkwasser lebt, nimmt mit der normalen täglichen Ernährung durchschnittlich ca. 0,5 mg Fluorid auf. Etwa 60–80% des Nahrungsfluorids werden im Magen-Darm-Trakt resorbiert. Fluorid hat eine spezielle Affinität zu Knochen und wird daher im Verlauf des Lebens in den Knochen eingebaut. Während der Wachstumsphase weist der menschliche Körper meist eine **positive Fluoridbilanz** auf, d.h., er scheidet weniger Fluorid aus, als er aufnimmt. Beim Erwachsenen ist üblicherweise eine **ausgeglichene Fluoridbilanz** festzustellen (Fluoridausscheidung = Fluoridaufnahme). Nach längerer Zufuhr von Fluorid kommt es nach Herabsetzung der Fluoriddosis zu einer **negativen Fluoridbilanz** (Fluoridausscheidung > Fluoridaufnahme), um wieder in einer ausgeglichenen Fluoridbilanz zu enden. Hauptausscheidungsorgan ist die Niere.

Toxizität
Fluorose

In der Literatur wird für Fluorid als **mögliche akute toxische Dosis** 5 mg pro kg Körpergewicht angegeben. Ab Einnahme einer solchen Menge müssen bei Kindern sofortige Notfallmaßnahmen eingeleitet werden. Der niedrigste Wert für die **sicher akut toxische Dosis** beträgt 30–60 mg Fluorid pro kg Körpergewicht. Die **chronische Gefährdung** ist nur während der Wachstumsphase bei jahrelanger relativer Überdosierung von Bedeutung. Sie beginnt ab einer Fluoriddosis von 0,05 mg pro kg Körpergewicht pro Tag und äußert sich in sichtbaren Veränderungen im Zahnschmelz der bleibenden Zähne, die von leichten weißlichen Verfärbungen bis zu braunen Verfärbungen mit Schmelzschäden reichen können (**Fluorose, „mottling"**). Nach dem 8. Lebensjahr sind mit Ausnahme der Weisheitszähne die Kronen aller bleibenden Zähne mineralisiert. Dann können sich derartige Fluoriddosen nicht mehr negativ auswirken. Beim Erwachsenen treten Symptome einer chronischen Intoxikation (Knochenveränderungen) erst auf, wenn über einen sehr langen Zeitraum (10 Jahre und mehr) Fluoridmengen von 20–80 mg pro Tag eingenommen werden.

> Der heutige Wissensstand über Fluoridmetabolismus und -toxizität belegt eindeutig, dass Fluorid in kariesprophylaktisch wirksamen Dosen unbedenklich für die Gesundheit ist.

Fluorid-
anreicherung

Aufgrund seiner Affinität zu Zahnhartgeweben reichert sich Fluorid während der präeruptiven Reifemineralisation im Zahnschmelz an. Bei gerade durchgebrochenen Zähnen findet man an der Schmelzoberfläche die höchste Fluoridkonzentration. Sie nimmt zum Schmelzinneren hin kontinuierlich ab, um an der Schmelz-Dentin-Grenze wieder etwas

Abb. 8.6: Fluoridkonzentration in verschiedenen Schmelztiefen bei Zähnen von Erwachsenen, die in einem Gebiet mit niedrigem Trinkwasserfluoridgehalt leben. Die Fluoridkonzentration ist an der Schmelzoberfläche am höchsten und nimmt im Schmelzinneren ab, um an der Schmelz-Dentin-Grenze wieder anzusteigen. Nach [Weatherell et al.]

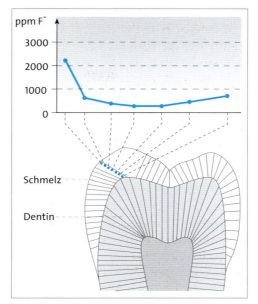

anzusteigen (Abb. 8.6). Die während der Schmelzbildung eingebaute Fluoridmenge allein ist nicht ausreichend kariesprotektiv wirksam.

Erst durch lokale Fluoridierungsmaßnahmen nach Durchbruch der Zähne wird eine für die Kariesprophylaxe notwendige Fluoridanreicherung im Zahnschmelz erzielt. Dabei werden verschiedene Fluoridverbindungen angewendet:

◢ **Anorganische Fluoride** wie NaF, SnF_2 oder Na_2FPO_3

◢ **„Organische" Fluoridverbindungen** aus einer organischen Komponente, an die ionisierbares Fluorid gebunden ist, wie Aminfluorid oder Silanfluorid

Für die Reaktion von Fluorid mit Zahnschmelz oder Plaque sind Fluoridkonzentration, Kontaktzeit, Art des Applikationsmediums und pH-Wert der applizierten Substanz entscheidend. Abhängig von den Applikationsbedingungen entstehen hauptsächlich Calciumfluorid und fluoridierter Hydroxylapatit als Reaktionsprodukte auf dem bzw. im Zahnschmelz.

Fluoridprophylaxe kann als kollektiv-, gruppen- und individualprophylaktische Maßnahme Anwendung finden. Kollektive kariesprophylaktische Maßnahmen sind z.B. Trinkwasserfluoridierung und Salzfluoridierung. Fluoridtabletten, fluoridhaltige Spüllösungen, Gele, Touchierungsmittel und Zahnpasten werden zur Gruppen- und Individualprophylaxe verwendet. Die Fluoridkonzentrationen und damit auch die applizierte Fluoridmenge sind je nach verwendeter Fluoridierungsmethode unterschiedlich.

Formen der Fluoridprophylaxe

Die Hauptwirkung der lokal applizierten Fluoride besteht in der Förderung von **Remineralisationsvorgängen** bei kariösen Initialläsionen, d.h. in der Einlagerung von Mineralien aus dem Speichel in vorher de-

Wirkung lokal applizierter Fluoride

Tab. 8.2: Durchschnittliche Kariesreduktionen bei kontrollierter regelmäßiger Anwendung unterschiedlicher Fluoridierungsmaßnahmen

Art der Fluoridapplikation	Kariesreduktion [%]
Trinkwasserfluoridierung	40–60
Speisesalzfluoridierung	50
Fluoridtabletten	35–50
Fluoridhaltige Zahnpasten	20–30
Fluoridlack-Touchierung	30–40
Fluoridgele	20–30
Fluoridhaltige Mundspüllösungen	20–30

mineralisierte Zahnhartsubstanz. Fluoride behindern jedoch auch die Demineralisation gesunder Zahnhartsubstanzen und die Bakterienadhäsion an den Zahnoberflächen.

Sie hemmen den Glukosetransport in den Bakterienzellen und behindern die bakteriellen Stoffwechselleistungen der Plaque durch Enzyminhibition (z.B. anaerobe Glykolyse, Bildung intra- und extrazellulärer Polysaccharide). Diese Wirkung ist jedoch in der menschlichen Mundhöhle nur von untergeordneter Bedeutung. Die verschiedenen Fluoridierungsmaßnahmen führen zu unterschiedlichen Kariesreduktionsraten (Tab. 8.2).

> Aufgrund aktueller, wissenschaftlicher Erkenntnisse ist beim Einsatz von Fluoriden der lokalen Applikation der Vorrang gegenüber der systemischen Zufuhr einzuräumen.

In zahlreichen Untersuchungen wurde in den letzten Jahren festgestellt, dass Fluoride in erster Linie durch **direkten Kontakt mit Zahnhartsubstanzen** (lokal) karieshemmend wirken. Diese Erkenntnisse sowie der deutliche Kariesrückgang insbesondere bei Kindern und Jugendlichen und die insgesamt höhere Verfügbarkeit von Fluorid sind Grundlage der Empfehlungen zur Kariesprophylaxe mit Fluoriden der Deutschen Gesellschaft für Zahn-, Mund- und Kieferheilkunde (DGZMK).

Empfehlungen der DGZMK zur Kariesprophylaxe mit Fluoriden

Demnach sind **vor dem 6. Lebensmonat** aus zahnärztlicher Sicht keine Fluoridierungsmaßnahmen erforderlich. Mit dem **Durchbruch der ersten Milchzähne** sollten diese von den Eltern einmal am Tag mit einer höchstens erbsengroßen Menge fluoridhaltiger Kinderzahnpasta (maximal 500 ppm Fluorid) gereinigt werden. Dabei wird von der Anwendung von Zahnpasten mit Frucht- oder Bonbongeschmack abgeraten, um keinen Anreiz zum Herunterschlucken zu geben.

Ab dem **2. Geburtstag** sollten die Milchzähne auf diese Weise zweimal täglich geputzt werden. Neben einem karies- und gingivitisprophylaktischen Effekt wird damit auch eine frühzeitige Gewöhnung der Kinder an die tägliche Mundhygiene erreicht. Zusätzlich zum Zähneputzen

Tab. 8.3: Altersabhängige Dosierung von Fluoridtabletten (s. Text)

Alter [Jahre]	Fluoridkonzentration im Trinkwasser/Mineralwasser [mg/l]		
	< 0,3	0,3–0,7	> 0,7
	Zusätzliche Fluoridgabe/Tag [mg]		
0,5–3	0,25	–	–
3–6	0,5	0,25	–
> 6	1,0	0,5	–

mit fluoridhaltiger Kinderzahnpasta wird die Verwendung fluoridhaltigen Speisesalzes empfohlen. Weitere Fluoridsupplemente (z.B. Tabletten) sind im Regelfall nicht nötig.

Ab dem **3. Geburtstag** sollte vom Zahnarzt generell das zweimal tägliche Zähneputzen mit einer erbsengroßen Menge fluoridhaltiger Kinderzahnpasta in Verbindung mit der Verwendung von fluoridhaltigem Speisesalz empfohlen werden. Eltern müssen dabei das Zähneputzen der Kleinkinder überwachen und bis in das Schulalter hinein die Zähne ihrer Kinder nachputzen.

Wird die Zahnpflege nicht mit fluoridhaltiger Zahnpasta durchgeführt und auch kein fluoridhaltiges Speisesalz verwendet, kann eine Fluoridsupplementierung mit **Fluoridtabletten** entsprechend dem in Tabelle 8.3 angegebenen Dosierungsschema erfolgen. Dabei muss gewährleistet sein, dass die empfohlene Tagesdosis nicht überschritten wird. Insbesondere ist dabei zu berücksichtigen, dass auch Sojanahrung, hypoallergene Nahrungsmittel, bilanzierte Diäten, Mineralwässer zur Herstellung von Säuglingsnahrung und eventuell auch andere fluoridhaltige Nahrungsmittel zur täglichen Fluoridaufnahme beitragen. Vor der Verordnung von Fluoridtabletten durch den Kinderarzt bzw. den Zahnarzt ist daher eine **individuelle Fluoridanamnese** zu erheben. Der Fluoridgehalt des lokalen Trinkwassers ist vom zuständigen Wasserwerk oder Gesundheitsamt zu erfahren.

Ab dem **Schuleintritt** sollten die Zähne mit einer Zahnpasta mit einem Fluoridgehalt von 1000–1500 ppm geputzt werden. Fluoridhaltiges Speisesalz sollte weiterhin regelmäßig verwendet werden.

Die **lokale Anwendung von höher dosierten Fluoridlacken, -lösungen oder -gelen** sollte erst vom Schulalter an und nur nach zahnärztlicher Anweisung und unter zahnärztlicher Kontrolle erfolgen. Sie ist bei Kindern mit erhöhtem Kariesrisiko indiziert. Im Rahmen der Gruppenprophylaxe werden fluoridhaltige Lacke und Gele bei Kindergartenkindern mit erhöhtem Kariesrisiko verwendet.

Neben den klassischen Maßnahmen wird die Anwendung zusätzlicher calciumhaltiger Präparate zur Remineralisation beginnender Kariesläsionen propagiert. Während für ein Präparat (Kaseinphosphopeptid/amorphes Calciumphosphat) eine begrenzte Wirksamkeit dokumentiert ist, stehen für andere Verbindungen klinische Belege für eine Karies reduzierende Wirkung aus.

8

Zur Prävention von erosiv bedingten Demineralisationen wird auch die Verwendung hochkonzentrierter Fluoridverbindungen empfohlen. Zusätzlich wirken Zinnchlorid-Verbindungen erosionshemmend. Eine regelrechte Remineralisation erosiv erweichter Zahnhartsubstanzen ist allerdings nur sehr begrenzt möglich. Um die Entstehung von Erosionen zu verhindern, sollte die Aufnahmefrequenz saurer Nahrungs- und Genussmittel reduziert bzw. die Behandlung einer zugrunde liegenden Erkrankung angestrebt werden, wenn die Erosionen intrinsisch bedingt sind (s. Kap. 6).

8.4 Fissurenversiegelung

> ❗ Bei Kindern im Schulalter nehmen die meisten kariösen Läsionen in den Fissuren und Grübchen der Seitenzähne ihren Ausgang.

Eine Reinigung der Fissuren mit der Zahnbürste ist aufgrund ihrer Morphologie (s. Abb. 3.16) oft unmöglich. Daher sammeln sich Plaquebakterien und Nahrungsreste an, und es kann sich schon kurz nach dem Zahndurchbruch eine **Fissurenkaries** entwickeln, die rasch fortschreitet. Lokale Fluoridierungsmaßnahmen erzielen zudem im Fissurenbereich eine geringere kariesprophylaktische Wirkung als an den Glattflächen der Zähne. Mit der Fissurenversiegelung ist es möglich, die Entstehung einer Fissurenkaries vollständig zu verhindern.

Indikationen   Die Indikation für diese Maßnahme ist jedoch oft nicht klar zu stellen, da die Diagnose einer beginnenden oder bereits vorhandenen Fissurenkaries außerordentlich schwierig ist. Neben einer klinischen Diagnose steht heute mit einem speziellen Laserfluoreszenzverfahren (Diagnodent) ein weiteres Diagnoseverfahren zur Verfügung, mit dem man eine invasiv zu therapierende Fissurenkaries sehr gut erkennen kann. Eine Fissurenversiegelung ist indiziert, wenn die **Fissurenmorphologie** die Entstehung einer Karies erwarten lässt (s. Abb. 3.16). Hinweise auf eine behandlungsbedürftige Fissurenkaries sind weißlich opake Fissureneingänge. Bei einer derartigen Diagnose sollten füllungstherapeutische Maßnahmen eingeleitet werden.

> Manifeste Fissurenkaries, die bis in das Dentin reicht, muldenförmige Fissurensysteme, die einer Zahnreinigung zugänglich sind und Fissuren, die über Jahre kariesfrei geblieben sind, werden nicht versiegelt.

Eine behandlungsbedürftige Approximalkaries am gleichen Zahn ist eine Kontraindikation für eine alleinige Fissurenversiegelung. Hier kann nach einer Versorgung der approximalen Läsion mit einer Kompositfüllung anschließend das restliche Fissurensystem versiegelt werden. Im Einzelfall kann auch bei Milchmolaren bei stark zerklüftetem Fissurenrelief eine Versiegelung vorgenommen werden. Prämolaren und Molaren werden versiegelt, wenn die Okklusalflächen vollständig durchgebrochen sind, möglichst in den ersten 6 Monaten nach Zahndurchbruch.

> Grundvoraussetzung für die Fissurenversiegelung ist das Beherrschen der Adhäsivtechnik (s. Kap. 11.2).

Die Fissuren werden zunächst mit **fluoridfreier Reinigungspaste** und **Bürstchen** mechanisch gereinigt und dann mit Natriumhypochlorit (2%) zusätzlich chemisch gesäubert. Nach **Trockenlegung des Arbeitsfeldes** (möglichst absolute Trockenlegung mit **Kofferdam**) wird der entsprechende Zahn getrocknet. Es folgt üblicherweise die **Konditionierung mittels 37,5%iger Phosphorsäure**. Dabei wird entlang der Fissuren ein Bereich von ca. 1 mm Breite mit Säure behandelt. Die Säure wirkt mindestens 30 Sekunden ein und wird anschließend mindestens 30 Sekunden **mit Wasser abgespült**. Erscheinen nach Trocknung mit dem Luftbläser die konditionierten Bereiche kreidig verfärbt, wird ein dünn fließendes **Komposit** mit einem Pinsel aufgebracht und ausgehärtet. Die Aushärtung erfolgt je nach Materialwahl chemisch oder durch Bestrahlung mit Halogenlicht. Die Fissurenversiegelung kann auch mit modernen Schmelz-Dentin-Adhäsivkombinationspräparaten durchgeführt werden. Dabei erfolgt die Konditionierung mit einem selbstätzenden Präparat, das nicht abgesprüht werden muss. Anschließend wird ein niedrig visköses Komposit aufgebracht.

Adhäsivtechnik

Dann wird überprüft, ob die Fissurenversiegelung beim Zusammenbeißen stört **(Okklusionskontrolle)**. Falls nötig, wird mit entsprechenden Diamantfinierern eine Okklusionskorrektur durchgeführt. Die Versiegelung muss in einem Abstand von 6 Monaten vom Zahnarzt kontrolliert werden. Bei Verlust des Versieglers wird dieser erneuert.

> **!** Die Fissurenversiegelung bewirkt einen dichten und dauerhaften Verschluss der Fissuren, sodass Bakterien keinen Zugang mehr finden oder so eingeschlossen sind, dass sie zugrunde gehen (Abb. 8.7).

Kariesverdächtige Fissuren werden mit einem kleinen kugelförmigen oder einem spitzen Diamantschleifer schonend eröffnet. Minimal kariös veränderte Schmelz- und Dentinbereiche werden entfernt. Die Kavität wird anschließend mit einer Kompositfüllung versorgt und die restlichen Fissuren zusammen mit der Füllung versiegelt **(erweiterte Fissurenversiegelung)**.

Erweiterte Fissurenversiegelung

8.5 Kariesinfiltration

Eine besondere Form der Versiegelung ist die Kariesinfiltration. Dabei werden initiale Kariesläsionen, bei denen eine Progression zu erwarten

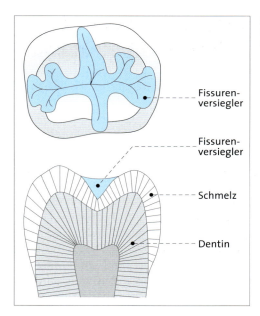

Abb. 8.7: Ausdehnung der Fissurenversiegelung bei einem unteren Molar.

Fissuren-
versiegler

Fissuren-
versiegler

Schmelz

Dentin

ist, in einem frühen Stadium mikroinvasiv behandelt. Die Oberfläche dieser Läsionen darf allerdings nicht eingebrochen sein (vorsichtige, drucklose Kontrolle mit der Sonde), und approximale Läsionen sollten das äußere Dentindrittel nicht überschritten haben (Röntgenbild). Im Glattflächenbereich sind kariöse Initialläsionen als sogenannte White spots klinisch einfach zu erkennen.

Das Prinzip der Kariesinfiltration besteht darin, die Poren innerhalb des sogenannten Läsionskörpers mit einem niedrig viskösen, lichthärtenden Kunststoff (Infiltrant) zu penetrieren, der nach seiner Aushärtung eine Diffussionsbarriere für Säuren darstellt. Auf diese Weise wird die Kariesprogression stark verlangsamt bzw. vollständig aufgehoben. Das Verfahren ist zahnschonend, schmerzarm und relativ rasch durchführbar.

Zur Durchführung einer Infiltration ist das Legen von Kofferdam unabdingbar. Zuvor muss die zu behandelnde Zahnoberfläche gereinigt werden. Anschließend wird Salzsäuregel (15% HCl) für 2 Minuten appliziert. Nach sorgfältigem Absprühen des Säuregels wird unter Zuhilfenahme von 99%igem Ethanol gut getrocknet und der Infiltrant zunächst für 3 Minuten und dann noch einmal für eine Minute aufgetragen. Salzsäuregel und Infiltrant werden mit speziellen Applikationshilfen aufgebracht, die bei einer approximalen Läsion den Nachbarzahn gegen die Säure oder den lichthärtenden Kunststoff isolieren. Nach Entfernung von Überschüssen des Infiltranten erfolgt dessen Lichthärtung und Kontrolle. In gewissen Zeitabständen sollte anschließend überprüft werden, ob die Karies mit dieser Maßnahme arretiert werden konnte.

Therapie der Erkrankungen des Zahnhalteapparates, der Zahnhartsubstanzen und der Pulpa

9 Therapie des erkrankten Parodonts

> **!** In Anlehnung an die Einteilung der Parodontalerkrankungen (s. Kap. 7) kann man zwischen der Therapie entzündlicher Parodontalerkrankungen (Gingivitis, Parodontitis) und nicht entzündlichen Formen unterscheiden.

Da das Parodont meistens nicht bei allen Zähnen gleichmäßig und gleich schwer erkrankt ist, muss bei der Diagnose sowie bei der Planung und Durchführung der Behandlung und für die Prognose das Parodont jedes Zahnes einzeln beurteilt werden. Da die Mehrzahl der Parodontalerkrankungen entzündlicher Genese ist, richtet sich das Hauptaugenmerk einer Parodontalbehandlung auf die Therapie dieser Erkrankungsformen. Entzündliche Parodontalerkrankungen entstehen durch Einwirkung parodontalpathogener Mikroorganismen. Primäres Ziel einer Parodontitistherapie ist daher die Herstellung optimaler Mundhygieneverhältnisse (**Initialphase, kausale Therapie**). In der zweiten, der **korrektiven Behandlungsphase** wird eine Wiederherstellung der Funktion und des Erscheinungsbildes des Parodonts angestrebt.

Diagnose

**Initialphase
Kausale Therapie**

Bei akut entzündlichen Prozessen erfolgt eine Soforttherapie (Schmerzbehandlung, Notfallbehandlung). Die Soforttherapie kann die Extraktion extrem gelockerter, nicht erhaltungswürdiger Zähne, die Eröffnung von Parodontalabszessen und die Behandlung eiternder Taschen umfassen. Bei der nekrotisierenden ulzerativen Gingivitis kann sie auch in der medikamentösen Behandlung dieser schmerzhaften Erkrankung bestehen. Nach Abklingen des akuten Geschehens wird mit der **systematischen Parodontalbehandlung** begonnen. Im Rahmen der **unterstützenden Nachsorge** soll der Behandlungserfolg durch regelmäßige Kontrollsitzungen gesichert und Rezidiven vorgebeugt werden.

Soforttherapie

**Systematische Parodontalbehandlung
Unterstützende Nachsorge**

9.1 Therapie entzündlicher Parodontalerkrankungen

9.1.1 Diagnostik und Initialtherapie

> **!** Vor der Behandlung der Parodontalerkrankungen müssen eine gründliche Anamnese, ein extra- und intraoraler Befund und ein spezieller Parodontalbefund erhoben werden.

Diagnostik Parodontal- befund

Der **Parodontalbefund** enthält die Bestimmung der Sondierungstiefe der Zahnfleischtaschen und des klinischen **Attachment-Levels** (Distanz zwischen der Schmelz-Zement-Grenze und dem klinisch sondierbaren Boden der parodontalen Tasche). Dabei wird die bei der Sondierung aufgetretene Blutung pro Zahnfläche dokumentiert (Bleeding on probing). Weiterhin werden parodontale **Rezessionen**, **freiliegende Furkationen** und die **Lockerungsgrade** der Zähne aufgenommen sowie **Röntgenaufnahmen** angefertigt. Der Parodontalbefund kann zusätzlich mikrobiologische, immunologische und molekularbiologische (genetische) Tests enthalten. Erst nach genauer **Diagnostik** und Behandlungsplanung wird mit der Therapie begonnen. Am Anfang steht die sogenannte Initialtherapie.

Initialtherapie

Die **Initialtherapie** ist ursachenbezogen und damit unverzichtbare Grundlage jeder systematischen Parodontalbehandlung. Sie enthält als

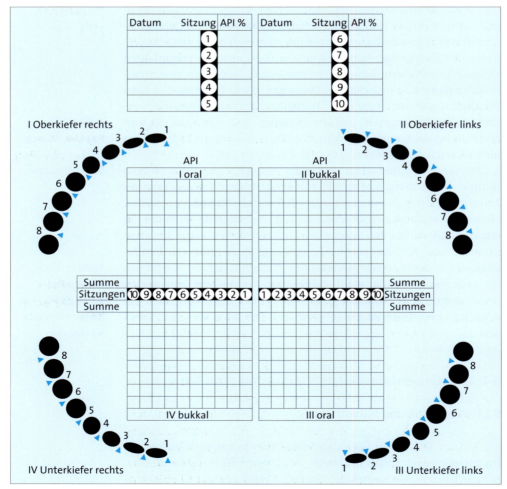

Abb. 9.1: Schema zur Erhebung und Auswertung des Approximalraum-Plaque-Index (API)

wichtigste Maßnahme die **Motivation und Instruktion** des Patienten zur richtigen Mundhygiene und die Kontrolle des Übungserfolges.

Die Initialbehandlung setzt den Willen der Patienten zur Mitarbeit voraus. Damit sie zum Erfolg führt, müssen die Patienten über die Erkrankung informiert werden und die Notwendigkeit der Behandlung einsehen. Sie müssen in die Lage versetzt werden, selbst eine optimale Plaquekontrolle zu betreiben. Dabei hat sich die Anfärbung der Plaque mit sogenannten **Plaquerevelatoren** (Färbemittel) bewährt. Mit ihnen kann dem Patienten im Verlauf der Behandlung demonstriert werden, in welchen Bereichen der Mundhöhle die Mundhygiene noch verbessert werden muss. Plaquerevelatoren dienen zudem zur Kontrolle der häuslichen Mundhygiene.

Der Plaquebefall kann quantitativ mit **Plaque-Indizes** erfasst werden. Diese ermöglichen es, die Reinigungsmuster eines Patienten zu beurteilen und gezielt zu verbessern. Ein gängiger Index ist der **Approximalraum-Plaque-Index** (API). Nach Anfärben der Plaque wird beurteilt, ob im Approximalraum noch Plaque vorhanden ist. Die Beurteilung erfolgt in einem Quadranten nur bukkal oder oral (Abb. 9.1). Der Index gibt den Plaquebefall in Relation zur Gesamtzahl der beurteilten Messpunkte in Prozent an.

Zur Beurteilung des Entzündungsgrades der Gingiva werden Gingiva-Indizes verwendet. Sie gehen davon aus, dass die Blutung der Gingiva nach Sondierung des Sulcus mit geeigneten Instrumenten mit dem Entzündungsgrad der Gingiva korreliert. Ein geeigneter Index ist der **Papillen-Blutungs-Index** (PBI), der vier Schweregrade (Blutungszahl) beurteilt (Abb. 9.2). Auch hier wird abwechselnd je ein Quadrant von bukkal bzw. oral untersucht. Der Index errechnet sich aus der Summe der Blutungszahlen in Relation zur Anzahl der untersuchten Messpunkte. Mithilfe dieser Indizes kann der Zahnarzt die Mitarbeit des Patienten und die Reaktion des Parodonts auf die Initialtherapie beurteilen. Dem Patienten kann mithilfe des Blutungsindex auch die Abnahme der Entzündungszeichen demonstriert werden.

Weite Verbreitung findet auch der **Parodontale Screening-Index** (PSI), mit dem sich in wenigen Minuten der Parodontalzustand eines Patienten und sein individueller Behandlungsbedarf erfassen lassen. Er beruht auf einer Weiterentwicklung des Community Periodontal Index of Treatment Needs (CPITN). Im Rahmen der parodontalen Grunduntersuchung wird das Gebiss in Sextanten unterteilt, die jeweils getrennt voneinander bewertet werden. Es erfolgt die Sondierung des Sulcus eines jeden Zahnes mittels einer speziellen Sonde an mindestens sechs Stellen. Daraus ergibt sich für jeden Sextanten der jeweils höchste **Codewert**. Zusätzlich sollte der entsprechenden Codezahl ein Sternchen hinzugefügt werden, falls weitere klinische Abweichungen wie etwa freiliegende Furkationen, erhöhte Zahnlockerung, mukogingivale Probleme oder Rezessionen festgestellt werden. In Tabelle 9.1 werden in der Übersicht sowohl der Erkrankungsgrad, als auch die adäquate Therapie dargestellt.

Motivation und Instruktion

Approximalraum-Plaque-Index (API)

9

Papillen-Blutungs-Index (PBI)

Parodontaler Screening-Index (PSI)

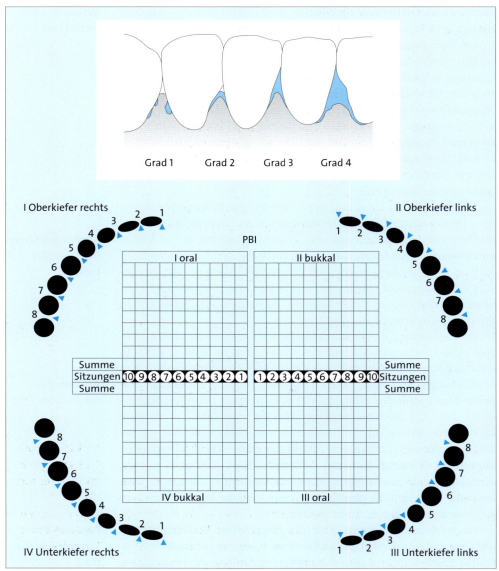

Abb. 9.2: Schema zur Erhebung des Papillen-Blutungs-Index. Bei der Bewertung werden folgende Grade unterschieden:
Grad 0: Keine Blutung nach Sondierung
Grad 1: Auftreten isolierter Blutungspunkte oder kurzer Blutlinien
Grad 2: Auftreten längerer Blutlinien oder eines interdentalen Blutflecks
Grad 3: Ausfüllen des interdentalen Dreiecks mit Blut
Grad 4: Starke Blutung beim Sondieren. Blut fließt über den Zahn oder die Gingiva.

Tab. 9.1: Parodontaler Screening-Index

PSI-Code 0	Sondierungstiefe am tiefsten Punkt des Sextanten < 3,5 mm Kein Zahnstein/defekter Restaurationsrand, gesunde Gingiva Blutung auf Sondierung –	Keine therapeutische Intervention notwendig
PSI-Code 1	Sondierungstiefe am tiefsten Punkt des Sextanten < 3,5 mm Kein Zahnstein/defekter Restaurationsrand Blutung auf Sondierung +	Keine zusätzlichen diagnostischen Maßnahmen Reinigung/Motivation + Instruktion zur Mundhygiene, Recall
PSI-Code 2	Sondierungstiefe am tiefsten Punkt des Sextanten < 3,5 mm Supra- oder subgingivale Beläge oder defekte Restaurationsränder	Wie Code 1 Zusätzlich subgingivale Reinigung und ggf. Rekonstruierung
PSI-Code 3	Sondierungstiefe am tiefsten Punkt des Sextanten > 3,5 mm, < 5,5 mm Vorliegen einer mittelschweren bis schweren Parodontitis	Verbesserung der Mundhygiene Ergänzende diagnostische und therapeutische Maßnahmen (Systematische PAR-Behandlung)
PSI-Code 4	Sondierungstiefe am tiefsten Punkt des Sextanten > 5,5 mm Vorliegen einer mittelschweren bis schweren Parodontitis	Verbesserung der Mundhygiene Ergänzende diagnostische und therapeutische Maßnahmen (Systematische PAR-Behandlung

9

Damit der Patient eine optimale Mundhygiene durchführen kann, müssen vom Zahnarzt bestimmte Voraussetzungen geschaffen werden. Eventuell vorhandene **Retentionsstellen** für Plaque wie z.B. überstehende Füllungs- und Kronenränder müssen beseitigt werden. Supragingivale und subgingivale Plaque und Zahnstein bzw. Konkremente werden sorgfältig entfernt (**Scaling** mit **Wurzelglättung**). Dies kann von einer Behandlung mit plaquereduzierenden Spüllösungen begleitet sein. Offene kariöse Kavitäten werden exkaviert und provisorisch oder definitiv verschlossen. Falls nötig erfolgt eine **funktionelle Vorbehandlung** (z.B. Einschleiftherapie), um Überbelastungen der parodontal geschädigten Zähne auszuschließen. Stark gelockerte, aber erhaltungswürdige Zähne werden geschient.

Bei Gingivitis und bei langsam verlaufender chronischer Parodontitis mit Taschentiefen von 4–6 mm kann mit der Initialtherapie eine Entzündungsfreiheit des Parodonts erreicht werden. Auf geglätteten Wurzeloberflächen ist eine erneute bakterielle Besiedlung erschwert. Es kann zu einer Regeneration epithelialer und bindegewebiger Anteile des Parodontalgewebes kommen (**New attachment**). Bei schweren, schnell verlaufenden Parodontopathien (**aggressive Parodontitis**) und schwe-

Initialtherapie Entfernung von Plaqueretentionsstellen Entfernung weicher und harter Zahnbeläge

New attachment

ren chronischen Parodontopathien kann es notwendig sein, eine unterstützende Antibiotikatherapie durchzuführen. In solchen Fällen ist die
Initialbehandlung umfangreicher und die Anzahl der Kontrolltermine
größer. Die Anzahl der Sitzungen im Rahmen der Initialtherapie variiert
nach Zustand des Parodonts und Mitarbeit des Patienten.

> Im Mittelpunkt stehen dabei die Instruktion und Motivation zur
> Mundhygiene, die professionelle Zahnreinigung und die Erhebung
> von Mundhygiene- und Blutungsindizes zur Verlaufskontrolle.

Bei fehlender Motivation und persistierender mangelhafter Mundhygiene sind umfangreiche therapeutische Maßnahmen wenig Erfolg ver-
sprechend. Die zahnärztlichen Maßnahmen sollten sich hier auf halb-
jährliche Kontrollen mit Entfernung der weichen und harten Zahnbeläge beschränken, auf aufwändige, konservierende und prothetische
Maßnahmen sollte verzichtet werden.

9.1.2 Korrektive Therapie

Bei schweren Parodontalerkrankungen mit Zahnfleischtaschen von
über 6 mm Tiefe, freiliegenden Furkationen oder alveolaren Knochentaschen wird nach der Initialtherapie eine korrektive Maßnahme erforderlich, eine gute Mitarbeit des Patienten vorausgesetzt. Das Scaling mit
Glätten der subgingivalen Wurzelbereiche erfolgt dann unter Sicht. Es
wird mittels verschiedener Operationstechniken durch Ablösung der
marginalen Gingiva vom Zahnfleischrand aus erzielt (sog. Lappenope-
ration). Der parodontalchirurgische Eingriff wird durch Readaption der
abgelösten Gingiva und deren Fixierung durch Nähte abgeschlossen.

> Eine parodontalchirurgische Therapie ist nur bei motivierten Pa-
> tienten mit optimaler Mundhygiene indiziert.

Gesteuerte Gewebe-regeneration

Das Ziel parodontalchirurgischer Maßnahmen ist neben der Beseitigung
der Entzündung und der Entfernung subgingivaler Konkremente auch
die Behandlung von alveolären Knochentaschen und die Förderung der
Ausbildung von zahnhalteapparatähnlichen Strukturen (**Regeneration**). Zum Auffüllen von parodontalen Knochentaschen werden sowohl körpereigener Knochen als auch unterschiedliche Knochenersatz-
materialien (alloplastische und xenogene Materialien) verwendet. Für
die gesteuerte Geweberegeneration können resorbierbare Membranen
sowie bioaktive Materialien eingesetzt werden. Diese sollen während der
Wundheilung das Gingivabindegewebe und vor allem das Gingivaepithel von der Wurzeloberfläche für einen Zeitraum von 4–6 Wochen fern-
halten. Dabei sollen Zellen des Zements, des Desmodonts und des Alveolarknochens neue, zahnhalteapparatähnliche Strukturen ausbilden.

9.1.3 Unterstützende Nachsorge

Die unterstützende Nachsorge sichert den Erfolg der Parodontalbehandlung und hilft den Patienten, nicht in alte Verhaltensmuster zurückzufallen. Dabei werden die Patienten in regelmäßigen Abständen zu Kontrollterminen einbestellt. Die Anzahl der **Recall-Sitzungen** richtet sich nach dem Schweregrad der Parodontalerkrankung, vorhandenen Risikofaktoren, dem manuellen Geschick und dem Motivationsgrad des Patienten. In jeder Recall-Sitzung wird erneut ein Mundhygienestatus erhoben, mit **Remotivation** und **Instruktion zur Mundhygiene**. Eventuell sind eine erneute Zahnreinigung sowie eine Nachbehandlung mit Scaling und Wurzelglättung einzelner Zähne erforderlich.

9.2 Behandlung nicht entzündlicher Parodontalerkrankungen

> ! Die Behandlung nicht entzündlicher Parodontalerkrankungen konzentriert sich vornehmlich auf zwei wichtige Bereiche, die Beseitigung von Hyperplasien der Gingiva und die Behandlung von Rezessionen.

Gingivahyperplasien, also Verdickungen der marginalen Gingiva, führen zu sogenannten Pseudotaschen. Diese stellen Retentionsstellen für Plaque dar und sollten beseitigt werden. Durch das parodontalchirurgische Abtragen des überschüssigen Gewebes (**Gingivektomie**) mit anschließender Modellation der Gingiva (**Gingivoplastik**) werden die Zahnfleischtaschen eliminiert, und die Möglichkeit zur Plaquekontrolle wird verbessert. Oft sind kurze Recall-Intervalle notwendig, um den langfristigen Erfolg der Maßnahmen zu sichern. Bei medikamentös bedingten Hyperplasien kann eine wiederholte Gingivektomie notwendig werden.

Gingivahyperplasien

Beim Vorliegen von **Rezessionen** sollte primär ihre Weiterentwicklung verhindert werden, was in der Regel durch Plaquekontrolle und entsprechende Putztechnik (Stillman-Technik) ohne chirurgische Eingriffe erreicht werden kann. Schreiten Rezessionen dennoch weiter fort oder werden sie durch einstrahlende Bänder, die am Gingivalsaum „ziehen", verursacht, sind zur Rezessionsdeckung spezielle Verfahren der **mukogingivalen Chirurgie** angezeigt.

Rezessionen

10 Kariestherapie

> Ziel der Kariestherapie ist die Beseitigung der kariösen Zahnhart-
> substanz und der Verschluss des resultierenden Defekts mit einer
> möglichst randdichten Füllung.

Dabei werden heute die Kariesaktivität, die Motivierbarkeit und das Ernährungsverhalten des Patienten berücksichtigt. So werden bei Patienten mit geringer Kariesaktivität und entsprechendem kariesprophylakti-
schem Verhalten initiale Kariesläsionen nicht immer mit einer Füllung
versorgt, da sie remineralisieren oder in ihrer Progression aufgehalten
werden können. Eine manifeste Karies muss jedoch vollständig entfernt
werden, und die resultierende Kavität wird gefüllt. **Black** teilte bereits
1889 die Kavitäten in folgende **Klassen** ein: **Black-Klassen**

- **Klasse I:** Zentrale Kavitäten im Bereich der Fissuren und Grübchen
- **Klasse II:** Approximale Kavitäten an Prämolaren und Molaren
- **Klasse III:** Approximale Kavitäten an Frontzähnen ohne Einbezie-
  hung der Schneidekanten
- **Klasse IV:** Kavitäten der Frontzähne unter Einbeziehung der Schnei-
  dekante
- **Klasse V:** Zahnhalskavitäten.

Für die Primärpräparation dieser Kavitäten formulierte er **Präparations-** **Präparations-**
regeln. Jede Kavität besitzt eine **Retentionsform, Umrissform, Wider-** **regeln**
standsform und Extensionsform. Diese Regeln wurden jedoch ab-
hängig vom Restaurationstyp modifiziert, sodass auf Details bei der
Ausführung dieser Präparationsgrundsätze bei den einzelnen Füllungsmaterialien eingegangen wird. In einem zweiten Schritt (**sekundäre** **Sekundäre**
Präparation) wird die kariöse Zahnhartsubstanz entfernt (**Exkavation**), **Präparation**
die Kavitätenränder werden geglättet (**Finieren**) und die Kavität wird
gesäubert. Zur Kavitätengestaltung und zum Exkavieren werden maschinell getriebene Werkzeuge (Fräser, Schleifer), sonoerosive, oszillie-
rende und Handinstrumente verwendet.

10.1 Trockenlegung des Arbeitsfeldes

> Bei einer Reihe von zahnärztlichen Maßnahmen ist ein trockenes
> Arbeitsfeld unabdingbare Voraussetzung.

Feuchtigkeit verändert das Abbindeverhalten und die Eigenschaften zahlreicher Füllungsmaterialien, behindert die Retention der Materialien und erschwert die Sicht beim Behandeln. Man unterscheidet relative von absoluter Trockenlegung.

Relative Trockenlegung

Zur **relativen Trockenlegung** dienen **Watterollen** zum Aufsaugen des Speichels, die im Unterkiefer unter die Zunge und im Ober- und Unterkiefer in das Vestibulum gelegt werden. **Zum Absaugen des Speichels dienen Speichelsauger**. Die Watterollen müssen je nach Speichelfluss und durchgeführter Maßnahme während der Behandlung erneuert werden.

> **Absolute Trockenlegung** ist bei allen endodontischen Behandlungsmaßnahmen obligat.

Absolute Trockenlegung

Eine absolute Trockenlegung wird immer dann empfohlen, wenn die Gefahr besteht, dass Speichel, Sekret oder Blut die Kavität kontaminieren können. Dies gilt besonders bei der Anfertigung adhäsiver Restaurationen. Aber auch bei der Herstellung anderer Restaurationen hilft eine absolute Trockenlegung, exakter zu arbeiten. Man versteht unter absoluter Trockenlegung das Anlegen eines Spanngummis **(Kofferdam)**. Dabei wird ein dünnes Gummituch mit entsprechend gestanzten Löchern über die Zahnkronen geschoben, sodass diese aus der Mundhöhle herausragen (Abb. 10.1). Diese Zähne werden während der Behandlung vor Speichel, Atemfeuchtigkeit, Sulcussekret und Blutung geschützt. Das Gummi wird mit speziellen Klammern bzw. Zahnseide an den Zähnen befestigt und auf einen Rahmen aufgespannt, sodass es beim Behandeln nicht stört. Kofferdam bietet ein übersichtliches, relativ keimfreies Arbeitsfeld, schützt den Patienten vor Aspiration und Verschlucken von Spülflüssigkeiten, Materialien und Kleininstrumenten und führt zu einer Retraktion der Gingiva während der Behandlung. Koffer-

Kofferdam

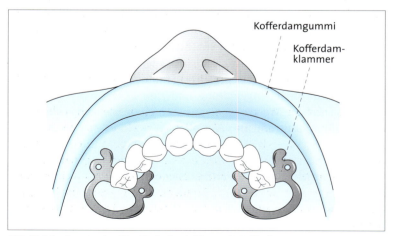

Abb. 10.1: Isolierung der Oberkieferfrontzähne mit Kofferdam

dam verbessert bei der Füllungstherapie oder bei endodontischen Maßnahmen die Behandlungseffizienz deutlich.

10.2 Exkavieren der Karies und Behandlung der Dentinwunde

> **!** Primäres Ziel der zahnärztlich restaurativen Maßnahmen sind Kariesentfernung, Schutz vor weiterer Karies und Erhaltung der gesunden Pulpa.

Die **Exkavation** der kariösen Zahnhartsubstanzen erfolgt mit langsam laufenden **Bohrern** oder in Pulpanähe mit speziellen **Handinstrumenten**. Dabei ist mindestens die relative Trockenlegung erforderlich. Wurde jedoch z.B. auf einer diagnostischen Röntgenaufnahme eine tiefe Dentinkaries festgestellt, die bis in die Nähe der Pulpa reicht, ist primär die absolute Trockenlegung vorzuziehen. Kommt es bei der Entfernung der Karies zu einer artifiziellen Eröffnung der Pulpa, ist dieselbe in diesem Fall nicht dem infektiösen Milieu der Mundhöhle ausgesetzt. Die Karies soll vollständig entfernt werden. Reicht erweichtes Dentin bis zur Pulpa, so ist die Pulpa bereits bakteriell-toxisch geschädigt. Erweichtes Dentin darf daher nicht belassen werden. Die Beurteilung, ob die Kariesentfernung erfolgreich war, ist jedoch außerordentlich problematisch.

Exkavation

> Klinisch gilt eine Exkavation als abgeschlossen, wenn eine spitze zahnärztliche Sonde auf dem verbleibenden harten Dentin ein klirrendes Geräusch verursacht.

Oft ist das verbleibende Dentin verfärbt, und es kann durchaus noch mit kariogenen Mikroorganismen infiziert sein. Es sollte jedoch belassen werden, um die Vitalität der Pulpa nicht zu gefährden. Als zusätzliches Hilfsmittel zur Kariesentfernung dient eine **Färbelösung** (Kariesdetektor), die nur infiziertes kariöses Dentin mit zerstörter Kollagenstruktur anfärbt. Das nicht kariöse Dentin wird nicht angefärbt. Es muss dann so lange exkaviert werden, bis sich die Zahnhartsubstanz nicht mehr färbt.

Nach der Exkavation wird die Kavität mit Wasser, physiologischer Kochsalzlösung oder Chlorhexidingluconat gereinigt und anschließend getrocknet. Ist Karies bis weit in das Dentin eingedrungen, verbleibt nach der Exkavation oft nur noch eine dünne Dentinschicht über der Pulpa. Durch Aufbringen geeigneter Therapeutika (z.B. Calciumhydroxid) kann versucht werden, eine Reizdentinbildung zu induzieren, um die Dentinbarriere über der Pulpa zu verstärken (**indirekte Überkappung**).

Indirekte Überkappung

Zweizeitige Kariesexkavation

Bei einem symptomlosen (schmerzfreien) Zahn kann während der Kariesentfernung eine Eröffnung der Pulpa auch mit einem zweizeitigen Vorgehen vermieden werden. Dabei wird die Karies bis auf einen minimalen Rest direkt über der Pulpa entfernt. Anschließend wird ein Calciumhydroxidpräparat aufgebracht und die Kavität mit einer Restauration dicht verschlossen. Nach 2–3 Monaten wird eine Sensibilitätsprobe durchgeführt und die Restauration wieder entfernt. Wegen der inzwischen erfolgten Tertiärdentinbildung gelingt es nun, die Restkaries ohne eine Pulpaeröffnung zu entfernen. Der Zahn wird anschließend mit einer definitiven Restauration versorgt.

Direkte Überkappung

Eine **direkte Überkappung** wird durchgeführt, wenn die Pulpa artifiziell (z.B. beim Präparieren) oder durch ein Trauma punktförmig eröffnet wird und klinisch keine Anzeichen einer Entzündung der Pulpa (**Pulpitis**) vorliegen. Erfolgte die Eröffnung der Pulpa beim Exkavieren einer profunden Karies, ist der Erfolg einer direkten Überkappung fraglich, da wahrscheinlich Bakterien in die Pulpa eingedrungen sind und zu entzündlichen oder degenerativen Veränderungen geführt haben. Die direkte Überkappung ist eine endodontische Behandlung und wird unter absoluter Trockenlegung durchgeführt. Auch bei der direkten Überkappung soll durch Applikation von Calciumhydroxid die Bildung einer Reizdentindecke im Bereich der eröffneten Pulpa induziert werden, um den Zahn vital zu erhalten. Eine direkte Überkappung mit Dentinhaftmitteln wird zwar beschrieben, die klinischen Erfolgsaussichten lassen sich aber heute noch nicht abschließend beurteilen.

> Sowohl bei der direkten als auch bei der indirekten Überkappung wird nach vollständiger Kariesentfernung die Kavität mit einem Füllungsmaterial definitiv verschlossen.

Schutz der Dentinwunde

Nach der Präparation und Exkavation resultiert eine **Dentinwunde**, die mit einem geeigneten Dentinwundverband abgedeckt werden muss. Dieser hat die Aufgabe, die Pulpa vor chemischen, thermischen und bakteriellen Reizen zu schützen. Zusätzlich soll er den Ausstrom von Dentinliquor aus den Dentinkanälchen unterbinden. Bei sehr tiefen Kavitäten und zum Ausblocken von unter sich gehenden Stellen bei Einlagefüllungen kann als Dentinwundverband eine **Unterfüllung** verwendet werden. In allen anderen Fällen kann der Schutz der Dentinwunde durch ein Dentinhaftmittel (lichthärtendes Adhäsiv) erfolgen.

> Der Dentinwundverband muss das gesamte Dentin bedecken.

11 Restauration von Zähnen mit plastischen Füllungsmaterialien

> **!** Füllungen werden entweder im direkten Verfahren aus plastischen Materialien oder indirekt über die Abformung der Kavität und die Herstellung eines Modells als Einlagefüllungen (Inlays) hergestellt (Tab. 11.1).

Bei den Füllungen aus plastischen Füllungsmaterialien unterscheidet man die **provisorische Füllung** zum temporären Verschluss einer Kavität von der **definitiven Füllung**. Die Nomenklatur der Füllungen bezieht sich auf das Herstellungsverfahren (direkte – indirekte Füllung), auf das Füllungsmaterial (z.B. Amalgamfüllung – Kompositfüllung), auf die Zahnfläche, die wiederhergestellt wird (z.B. bukkale Füllung – okklusale Füllung) und auf die Zahl der wiederhergestellten Zahnflächen. So ist eine okklusale Füllung **einflächig**, eine okklusal-mesiale Füllung **zweiflächig** und eine mesial-okklusal-distale Füllung (MOD-Füllung) **dreiflächig** bzw. mehrflächig.

Nomenklatur

Die Arbeitsschritte bei der Anfertigung von **Restaurationen mit plastischen Füllungsmaterialien** sind grundsätzlich gleich. Es erfolgt eine **Kavitätenpräparation** mit Exkavation der Karies und Versorgung der Dentinwunde (**Unterfüllung, Dentinhaftmittel**). Um die äußere Form des Zahnes bei mehrflächigen Kavitäten wiederherzustellen, ist die Verwendung von Formgebungshilfen (**Matrizen**) meistens unumgänglich.

Arbeitsschritte

11

Matrizen sind dünne Bänder aus Stahl oder reißfestem Kunststoff, die um den zu füllenden Zahn gespannt werden. Sie dienen der Formgebung approximaler Füllungsanteile. Sie sollen im Approximalraum verkeilt werden, um ein Überstopfen der Füllung in den gingivalen Sulcus zu vermeiden. Das jeweilige Füllungsmaterial wird vorbereitet und im plastischen Zustand blasenfrei in die Kavität eingebracht. Nach **Insertion** des Füllungsmaterials wird die Restaurationsoberfläche mit entsprechenden Instrumenten anatomisch gestaltet. Dabei wird darauf geachtet, dass keine Störungen der statischen und dynamischen Okklusion vorhanden sind. Nach Aushärten des Füllungsmaterials wird die Füllung, falls noch erforderlich, ausgearbeitet und konturiert, dann folgt die **Politur** der Oberfläche.

Matrizen

Tab. 11.1: Klassifizierung plastischer Füllungsmaterialien

Material		Härtung	Komponenten	Haftung	Handling	Physikalische Eigenschaften
Komposite						
Zahnfarben	• Hybridkomposite • Makrofüllerkomposite • Mikrofüllerkomposite • Nanofüllerkomposite • Niedrig viskose („flowable") Komposite • Ormocere • Kompomere • Fließfähige Kompomere • Silorankomposite	Lichthärtung (selten chemische Härtung o. Dualhärtung)	Ein-Komponenten-Materialien (Ausnahme chemische o. dualhärtende Materialien: 2 Komponenten zum Anmischen)	Mikromechanisch, Haftvermittler erforderlich	Techniksensitiv (Kofferdam) Schichttechnik Feuchtigkeitsempfindlichkeit	Hohe thermische Expansion Polymerisationsschrumpfung
Glasionomerzemente (GIZ)						
	• Konventionelle GIZ • Hochviskose GIZ	Chemische Härtung Säure-Base-Reaktion	2 Komponenten zum Anmischen	Chemisch (= adhäsiv) u. mikromechanisch	Initiale Feuchtigkeitsempfindlichkeit	Thermische Expansion/Kontraktion, ähnlich Zahnhartsubstanzen
	Hybridionomere (resinmodifizierte GIZ)	Lichthärtung u. chemische Härtung	2 Komponenten zum Anmischen	chemisch (= adhäsiv) u. mikromechanisch	Verringerte Feuchtigkeitsempfindlichkeit	Hohe thermische Expansion/Kontraktion Polymerisationsschrumpfung
Metallfarben	Amalgam	Chemisch	2 Komponenten zum Anmischen	Makromechanisch	Wenig feuchtigkeitsempfindlich	
	Metallverstärkte GIZ (Cermet-Zemente)	S. GIZ	S. GIZ	S. GIZ	S. GIZ	S. GIZ

11.1 Die Amalgamfüllung

> **!** Amalgam war bisher das Routinefüllungsmaterial für Kavitäten, die im okklusionstragenden Seitenzahnbereich liegen (Klasse-I- und Klasse-II-Kavitäten). Es fand auch zum Aufbau von Höckern Verwendung. Für Frontzahnfüllungen ist Amalgam aus ästhetischen Gründen ungeeignet.

Quecksilberabgabe Amalgam entsteht durch Mischung **einer pulverförmigen Metalllegierung** (Feilung) mit **Quecksilber**. Ausgehärtete Amalgamfüllungen setzen permanent geringste Spuren von Quecksilber frei. Diese **Quecksil-**

berabgabe ist bei hochglanzpolierten Füllungen kleiner als bei unpolierten Füllungen, auch deshalb ist eine sorgfältige Politur der ausgehärteten Füllung wichtig. Die Quecksilberabgabe nimmt wenige Tage nach dem Legen der Füllung stark ab. Die perorale Aufnahme von Quecksilber aus Füllungen liegt bei zahlreichen und großen Amalgamrestaurationen in der Größenordnung des täglich mit der Nahrung aufgenommenen Quecksilbers.

Kontraindikationen

Quecksilber ist plazentagängig, daher darf Amalgam bei Schwangeren nicht verwendet werden. Auch bei Patienten mit Funktionsstörungen der Niere darf es nicht angewendet werden. Zudem ist Amalgam im direkten Kontakt zu Metallinlays oder -kronen kontraindiziert, da durch elektrogalvanische Korrosion eine erhöhte Quecksilberfreisetzung möglich ist. Bei Kindern sollte aus Gründen des vorbeugenden Gesundheitsschutzes sorgfältig geprüft werden, ob eine Füllungstherapie mit Amalgam erforderlich ist. Amalgamfüllungen sind zudem bei Personen kontraindiziert, die auf Amalgam oder seine Bestandteile allergisch reagieren.

Präparationsregeln nach Black

Die **Präparationsregeln, welche Black 1889** ursprünglich für Goldhämmerfüllungen entwickelte, finden bei Amalgamfüllungen nach wie vor Anwendung, jedoch in modifizierter Form. Black forderte, alle Kavitätenränder in Bereiche der natürlichen Selbstreinigung (**habituell saubere Zonen**) zu legen, um sie vor Sekundärkaries zu schützen (**Extensionsform**). Diese Forderung wird heute zugunsten einer schadensgerechten, zahnsubstanzschonenden Präparation verlassen.

Extensionsform

> Die Kavitätenränder sollen nach heutiger Vorstellung in Bereichen liegen, die der mechanischen Zahnreinigung zugänglich sind.

11

Bei großen kariösen Läsionen und hoher Kariesaktivität gilt jedoch nach wie vor das Blacksche Prinzip der „Extension for prevention".

Seitenzähne Isthmus

Kavitäten der Klasse I und der Klasse V werden heute nicht mehr mit Amalgam, sondern in der Regel mit Komposit versorgt. Eine **approximale Karies** lässt sich bei Seitenzähnen, die in einer geschlossenen Zahnreihe stehen, meist nur von okklusal entfernen. Nur bei frei stehenden Zähnen lässt sich eine rein approximale Kavität präparieren. Mit neuen oszillierenden Instrumenten lässt sich in Ausnahmefällen auch eine approximale Kavität von bukkal oder lingual gestalten.

> Das bedeutet, dass für eine Amalgamfüllung bei approximaler Karies an Seitenzähnen in der Regel eine mehrflächige Kavität präpariert wird, welche eine okklusale Kavität einschließt.

Okklusaler Anteil der Kavität

Da die Fissurenkaries punktförmig in den Fissuren beginnt und dann unterminierend entlang der Schmelz-Dentin-Grenze verläuft, werden in den okklusalen Abschnitt der Kavität die Hauptfissuren und Querfissuren einbezogen, d.h., der Kavitätenrand verläuft um die Dreieckswülste herum und endet bei einer zweiflächigen Kavität parallel zur Randleiste.

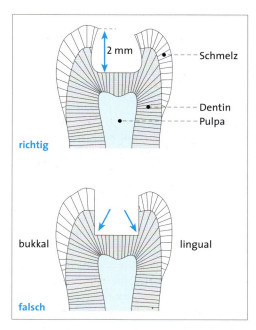

Abb. 11.1: Bei einer Kavitätenpräparation für Amalgamfüllungen wird durch leicht unter sich gehende Kavitätenwände eine Retentionsform erzielt. Die Winkel zwischen den Kavitätenwänden und dem Kavitätenboden sind abgerundet, um Kerbspannungen zu vermeiden, die zu Infrakturen des Zahnes führen können.

Der Übergang zwischen den Kavitätenwänden und dem Kavitätenboden ist leicht abgerundet, damit bei der Belastung der Restauration keine Spannungen in diesem Bereich entstehen, die zur Höckerfraktur führen (Abb. 11.1). Die Kavität muss eine **Mindesttiefe von 2 Millimetern** besitzen, und sie ist leicht unter sich gehend (**Retentionsform**).

Im Bereich der Randleiste darf nicht unter sich gehend präpariert werden, da diese sonst zu stark geschwächt würde. Es dürfen nach der Kariesentfernung keine Schmelzbereiche verbleiben, die nicht von Dentin unterstützt sind. Andernfalls frakturieren bei einer Amalgamfüllung die überhängenden Schmelzpartien unter Kaudruck. Bei **unteren Prämolaren** muss beachtet werden, dass aufgrund der Kronenflucht die okklusale Kavität zwar parallel zur Kronenachse, aber nicht parallel zur Zahnachse präpariert werden muss (Abb. 11.2). Bei **Oberkiefermolaren** ist die **Crista transversa** eine anatomische Struktur, die den Unterkiefer bei Schließbewegungen vor retralem Gleiten schützt. Es ist daher nicht sinnvoll, sie durch zahnärztliche Präparationsmaßnahmen zu verletzen, wenn sie nicht von Karies unterminiert ist.

Approximaler Anteil der Kavität

Der approximale Abschnitt der Kavität wird als Kasten mit abgerundeten Übergängen präpariert (Abb. 11.3). Er besitzt eine eigenständige Retentionsform, d.h., er ist leicht unter sich gehend. Der Übergang der okklusalen Kavität in die approximale Kavität, der sogenannte Isthmus, wird unter Schonung der gesunden Zahnhartsubstanz möglichst zierlich präpariert. Der approximale Kavitätenrand wird aus parodontalprophylaktischen Gründen supragingival gelegt, wenn es die Ausdehnung der Karies zulässt. Der Kontakt zum Nachbarzahn muss aber auf jeden Fall aufgehoben werden. Die approximal-zervikale Stufe ist senkrecht

Abb. 11.2: Aufgrund der Kronenflucht erfolgt bei den unteren Prämolaren die Präparation in Richtung der Kronenachse und nicht der Zahnachse.

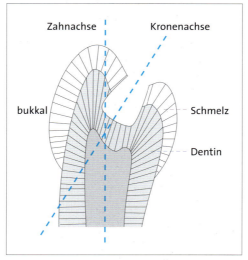

zur Kronenachse ausgerichtet und plan oder leicht von außen nach innen abfallend gestaltet.

Die approximal-bukkale und die approximal-orale Kavitätenwand werden im Idealfall so weit extendiert, dass ein Spalt von ca. 0,5 mm zum Nachbarzahn verbleibt (Abb. 11.4).

> Alle Übergänge zwischen den horizontalen und vertikalen Flächen der Kavität werden abgerundet.

Ist die Kavität fertig präpariert, werden abschließend alle Kavitätenränder finiert, da es durch die Präparation zu Gefügeauflockerungen und Ausbrüchen im Zahnschmelz kommt, die eine genügende Randadaptation der Füllung unmöglich machen. Dabei ergibt sich an der **approximal-zervikalen Stufe** eine leichte Abschrägung von ca. 10°. Bei einer Amalgamfüllung müssen Schmelzbereiche, die nicht genügend von Dentin unterstützt sind, entfernt werden, da sie frakturgefährdet sind.

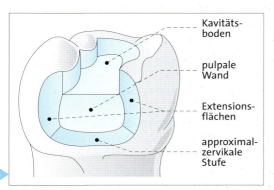
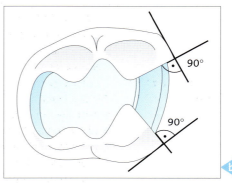

Abb. 11.3: Kavitätengestaltung für eine zweiflächige Amalgamfüllung (Klasse-II-Kavität). **a)** Die Winkel zwischen allen Flächen der Kavität sind abgerundet. Der approximale Kasten weist eine eigenständige Retentionsform auf. **b)** Die Extensionsflächen laufen in einem Winkel von 90° auf die Zahnoberfläche zu.

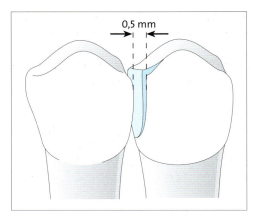

Abb. 11.4: Die approximale Extension beträgt bei einer Klasse-II-Kavität für eine Amalgamfüllung ca. 0,5 mm. Der Füllungsrand liegt dann in einem für die Mundhygienemaßnahmen zugänglichen Bereich.

Das frisch angemischte, plastische Amalgam wird in der Kavität mit geeigneten Stopfern kondensiert. Die Okklusalfläche der frisch gelegten Füllung wird mit geeigneten Instrumenten konturiert und die ausgehärtete Füllung wird, möglichst ohne Erzeugung von Hitze, auf Hochglanz poliert.

> Korrekt hergestellte Amalgamfüllungen können eine hohe Lebensdauer besitzen. Sie geben während ihrer Funktion in der Mundhöhle geringe Mengen Quecksilber ab, die nach heutigem Wissensstand jedoch keine Gesundheitsschäden hervorrufen.

Amalgamaufbauten zur Versorgung großer Kavitäten vor Überkronung werden heute angesichts besserer Alternativen (adhäsiv befestigte Aufbauten aus Komposit) nicht mehr verwendet.

11.2 Die Kompositfüllung

Restaurationsmaterialien aus Komposit sind **zahnfarbene Kunststoffe**, die durch anorganische Füllkörper verstärkt sind. Sie werden im plastischen Zustand in die Kavität eingebracht und **härten chemisch oder nach Lichtbestrahlung** aus.

Komposite

> **Komposite** schrumpfen während der Aushärtung (Polymerisation) und haben einen hohen Wärmeausdehnungskoeffizienten.

Die Komposite wurden primär für Frontzahnrestaurationen entwickelt. Die Zusammensetzung der Kompositmaterialien hat sich im Prinzip seit ihrer Einführung in die Zahnheilkunde nicht wesentlich verändert. Durch kontinuierliche Materialverbesserungen finden Komposite heute

Indikation

auch im Seitenzahnbereich Anwendung. Sie sind indiziert bei Restaurationen der Frontzähne sowie bei kleinen und mittelgroßen Klasse-I- und -II-Kavitäten. Die Anwendung bei Klasse-II-Kavitäten ist eingeschränkt, wenn der approximal-zervikale Kavitätenrand schlecht erreichbar und damit eine Trockenlegung über den gesamten Behandlungszeitraum nicht gewährleistet ist.

Sie finden zudem ihren Indikationsbereich bei Klasse-V-Kavitäten und bei Patienten mit Allergien gegen Metalllegierungen.

> **!** Kompositfüllungen sind kontraindiziert, wenn bei Klasse-II-Kavitäten im zervikalen Bereich das sichere Anlegen einer Matrize nicht mehr gewährleistet ist und somit die Gefahr des Überstopfens von Füllungsmaterial gegeben ist und wenn mit der Füllung kein Approximalkontakt zum Nachbarzahn erzielt werden kann.

Kontraindikationen

Im Abrasionsgebiss ist die Anwendung von Komposit bei Klasse-I- und -II-Kavitäten in der Regel nicht indiziert, hier müssen, auch im Rahmen einer Bisshebung, nicht selten Teilkronen angefertigt werden. Außerdem sind Kompositfüllungen kontraindiziert bei Kavitäten, bei denen keine adäquate Feuchtigkeitskontrolle möglich ist. Gleiches gilt für Patienten mit einer Allergie gegen Kompositbestandteile.

Kompositfüllungen werden mithilfe verschiedener **Adhäsivtechniken** retentiv am Zahnschmelz verankert (s. Kap. 11.2.2). Die Präparationsregeln nach Black gelten nur noch eingeschränkt. Die Herstellung einer Retentions- und Widerstandsform entfällt. Bei der Verarbeitung von Kompositfüllungsmaterialien ist darauf zu achten, dass kein Blut, Speichel oder Sulcusflüssigkeit in die Kavität gelangen. Es wird daher empfohlen, Kofferdam zu legen. Unter Kompositfüllungen werden heute nur noch selten Unterfüllungen gelegt, selbst wenn die Karies bis nah an die Pulpa reicht. Man kann nämlich mit **Dentinhaftmitteln** (spezielle hydrophile Kunststoffe) das Dentin ausreichend abdichten und für einen Verbund mit dem Komposit konditionieren. Dentinhaftmittel (auch: Adhäsivsysteme, Dentin-Bonding-Systeme) werden nach entsprechender Vorbehandlung des Dentins mit Säuren oder Primern aufgetragen und meist mit Licht vorgehärtet (s. Kap. 11.2.2). Bei tiefen Kavitäten empfiehlt es sich jedoch weiterhin, eine Unterfüllung zu verwenden, weil dadurch weniger Kompositmaterial in die Kavität eingebracht werden muss und die Polymerisationsschrumpfung minimiert wird.

Verankerung Adhäsivtechnik

11

11.2.1 Seitenzahnrestaurationen

Klasse-I-Kavität

Die Kavität wird unter Schonung des gesunden Schmelzes möglichst kleinflächig präpariert. Kariöses Dentin und nicht mehr strukturierter, kreidig veränderter Schmelz werden entfernt. Unterminierte Schmelzbereiche bleiben erhalten (Abb. 11.5). Die Kavitätenwand wird im gesamten Kavitätenbereich leicht angeschrägt und konditioniert (s. Kap.

11.2.2). Ist die Kavität tiefer als 2 mm, wird das lichthärtende Kompositmaterial in **dünnen Schichten** in die Kavität eingebracht, und jede Schicht einzeln mit Licht ausgehärtet. Nach der Ausarbeitung und Politur erhält man eine primär randdichte und ästhetisch anspruchsvolle Restauration. Bei Prämolaren und Molaren genügt es bei alleinigem Kariesbefall der Grübchen, dieselben einzeln mit kleinen Füllungen zu versorgen. Kariesfreie Fissuren werden nicht aufgezogen (Abb. 11.6), ebenso wird an den oberen Molaren die Crista transversa erhalten (Abb. 11.7).

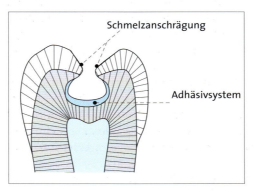

Abb. 11.5: Adhäsionspräparation für Klasse-I-Kavitäten bei Anwendung von Komposit

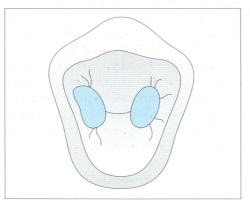

Abb. 11.6: An Prämolaren werden bei Karies in beiden Grübchen und kariesfreier Hauptfissur zwei Kavitäten präpariert.

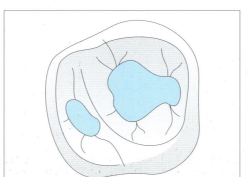

Abb. 11.7: Bei einem oberen Molar können unter Schonung der Crista transversa zwei Kavitäten präpariert werden.

Klasse-II-Kavität

Bei kleinen approximalen kariösen Läsionen wird wie bei Klasse-I-Kavitäten eine **Adhäsionspräparation** angestrebt. Durch den Einsatz der
Adhäsivtechnik ist es möglich, die Präparation bei approximalen Defekten unter größtmöglicher Schonung der gesunden Zahnhartsubstanz
nur auf den Zahnzwischenraum zu begrenzen (Slot-Präparation).

Bei **Primärversorgungen** lassen sich in diesem Fall Mikrorestaura-
tionen mit kleinster approximaler Ausdehnung (Tropfenform) durch
den Einsatz oszillierender, teildiamantierter Instrumente herstellen **(So-
noerosiv-Verfahren)**. Mit diesem Instrumentarium lassen sich auch
Randabschrägungen bewerkstelligen, ohne den Nachbarzahn zu schädigen, wie dies nicht selten beim Einsatz rotierender Instrumente geschieht. Nach adäquater Eröffnung der kariösen Läsion und Exkavation
werden die Kavitätenränder angeschrägt (Abb. 11.8). Die bukkalen und
lingualen Ränder liegen in Bereichen, die durch Mundhygienemaßnahmen zu erreichen sind. An der approximal-zervikalen Stufe sollte im
Idealfall eine Schmelzstärke von mindestens 1 mm verbleiben. Bei Se-
kundärversorgungen (Ersatz bereits vorhandener Restaurationen) liegt
der approximale Kavitätenrand nicht selten im Zahnzement bzw. im
Dentin.

Neuere klinische Studien deuten darauf hin, dass es auch dann
durch den Einsatz moderner Adhäsivsysteme möglich ist, klinisch ak-
zeptable Kompositrestaurationen herzustellen, wenn der Kavitätenrand
erreichbar und eine adäquate Trockenlegung möglich ist. Das Komposit
wird, wie oben beschrieben, in Schichttechnik eingebracht.

Als Matrizen eignen sich sowohl Metallmatrizen, wie sie für Amalgamfüllungen Verwendung finden, als auch anatomisch geformte, sehr
dünne Teilmatrizen. Daneben gibt es unterschiedliche Formen von
Kunststoffmatrizen für die Kompositrestauration im Seitenzahnbereich.
Da Komposite sich nicht wie Amalgam stopfen lassen, gilt es, mit Holz-
oder Kunststoffkeilchen die benachbarten Zähne so zu separieren, dass

**Primär-
versorgungen**

**Sekundär-
versorgungen**

11

Matrizensysteme

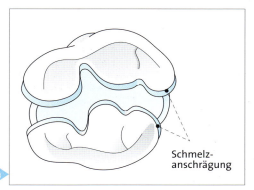
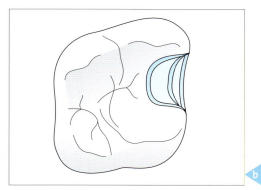

Schmelz-
anschrägung

a   b

Abb. 11.8: a) Adhäsionspräparation für Klasse-II-Kavitäten bei Anwendung von Komposit. Die Kavität ist von
einer zirkulären Schmelzanschrägung umgeben. **b)** Minimalinvasive Klasse-II-Kavitäten-Präparation unter
Schonung der gesunden Zahnhartsubstanz

durch Rückstellung der Zähne – nach Aushärtung der Füllung, Entfernung der Holzkeilchen und Abnahme der Matrize – ein ausreichender Approximalkontakt resultiert.

Klasse-V-Kavität

Bei kariösen Läsionen im zervikalen Glattflächenbereich lassen sich Füllungen aus Komposit immer dann unproblematisch durchführen, wenn nach Exkavation die Kavität allseitig von Zahnschmelz umgeben ist. Nach Exkavation ist eine Kavitätenpräparation in der Regel nicht mehr notwendig. Die Schmelzränder werden angeschrägt, und die Kompositfüllung wird nach Konditionierung der Schmelzränder bzw. des Dentins möglichst unter Kofferdam in die Kavität eingebracht (Abb. 11.9). Liegt der **zervikale Kavitätenrand** jedoch im Wurzelzement bzw. -dentin, kommt es aufgrund der Polymerisationsschrumpfung des Komposits zur **Randspaltbildung** zwischen Komposit und Zahnhartsubstanz.

Randspaltbildung

Diese Randspaltbildung ist Ausgangspunkt für die Entstehung einer **Sekundärkaries**. Durch die Verwendung von Adhäsivsystemen versucht man der Randspaltbildung entgegenzuwirken. Bei kastenförmigen Präparationen können jedoch bisher keine langfristig stabilen Randverhältnisse garantiert werden.

Schüsselförmige Defekte

Bei **schüsselförmigen Defekten** im Zahnhalsbereich (z.B. Erosionen) verspricht die Anwendung von Adhäsivsystemen mit Komposit-

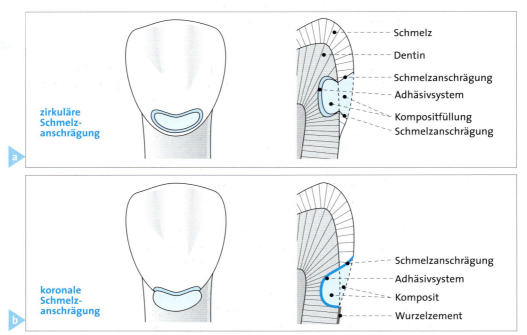

Abb. 11.9: Kavitätengestaltung für Klasse-V-Kavitäten bei Anwendung von Komposit. **a)** Bei einer rein schmelzbegrenzten Kavität erfolgt eine Adhäsionspräparation mit zirkulärer Schmelzanschrägung. **b)** Liegt der zervikale Kavitätenrand im Wurzelzement bzw. -dentin, wird nur der koronale Kavitätenrand angeschrägt.

materialien bzw. mit Kompomeren (s. Kap. 11.3) klinisch eine befriedigende Lebensdauer der Füllungen. Der koronale Kavitätenrand liegt bei derartigen Präparationen im Schmelz und wird wie üblich angeschrägt und konditioniert. Nach Dentinvorbehandlung wird das Komposit bzw. das Kompomer in üblicher Weise eingebracht. Derartige Füllungen stellen eine Kompromisslösung dar, wenn ästhetische Belange im Vordergrund stehen und andere Füllungsarten nicht infrage kommen.

11.2.2 Frontzahnrestaurationen

> **!** Für Frontzahnrestaurationen werden zahnfarbene Kompositmaterialien verwendet.

Die lichtpolymerisierenden Komposite sind den chemisch härtenden Materialien vorzuziehen, da sie die Anwendung der Schichttechnik ermöglichen, eine längere Verarbeitungszeit zur Verfügung steht und eine Modellation im plastischen Zustand möglich ist. Zudem entfällt der Anmischvorgang. Damit ist das Auftreten von Porositäten in der fertigen Restauration stark reduziert.

> Kompositrestaurationen werden mikromechanisch am Zahnschmelz und am Dentin verankert. Somit entfallen die klassischen Präparationsregeln, und es kann eine substanzschonende Präparation erfolgen.

11

Es gibt unterschiedliche Techniken, um eine adhäsive Verankerung zu erzielen. Bei der **selektiven Schmelzätzung** wird der Zahnschmelz des gesamten Kavitätenrandes vorbehandelt (konditioniert). Diese Vorbehandlung erfolgt immer, unabhängig von der Art und Größe der Kavität. Der Zahnschmelz muss mit einer **fluoridfreien Reinigungspaste** gesäubert werden. Die **Kavitätenränder** werden angeschrägt. Der Zahnschmelz wird im angeschrägten Randbereich und geringfügig darüber hinaus mit **Phosphorsäure angeätzt**. Die Phosphorsäure wird anschließend mit Wasserspray gründlich entfernt und der Zahnschmelz getrocknet.

Selektive Schmelzätzung

Es resultiert klinisch eine kreidige opake Veränderung, die sich mikroskopisch als retentives Ätzmuster darstellt. Dieses Retentionsmuster entsteht durch selektives Herauslösen peripherer Schmelzanteile (Abb. 11.10).

Der konditionierte Schmelzbereich zeichnet sich eine durch bessere Benetzbarkeit, Oberflächenvergrößerung und Mikroretentionen aus. Wird auf den vorbehandelten Schmelz ein niedrig visköser Kunststoff aufgebracht (Bonding, Schmelzversiegler), so durchdringt er das Ätzmuster. Nach Aushärtung resultiert eine innige mechanische Haftung, die eine primär randspaltfreie Restauration garantiert.

Abb. 11.10: a) Adhäsionspräparation für Klasse-III-Kavitäten. Der Kavitätenrand wird etwas über die Schmelzanschrägung hinaus angeätzt (konditioniert). Aufgrund der unterschiedlichen räumlichen Anordnung der Apatitkristalle in den Schmelzprismen und der zwischenprismatischen Substanz werden einzelne Schmelzbereiche selektiv herausgelöst. Es entsteht ein Mikrorelief (retentives Ätzmuster), in das ein niedrig visköses Kompositmaterial eindringen kann. Nach dem Aushärten des Komposits resultiert ein inniger mechanischer Verbund zwischen Zahnschmelz und Füllung. **b)** Bei der Anwendung von Adhäsivsystemen werden durch Vorbehandlung des Dentins, z.B. mit einer Säure, anorganische Bestandteile des Dentins herausgelöst und Kollagenfasern freigelegt. Das Adhäsivsystem diffundiert dann sowohl in die Dentinkanälchen als sogenannte Tags als auch in das freigelegte Kollagen und verbindet sich mit diesem zu einer Hybridschicht.

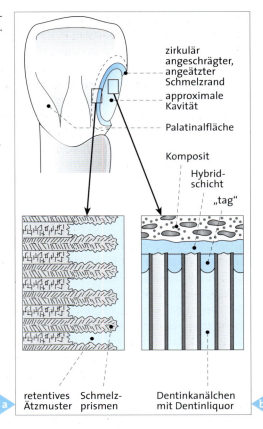

zirkulär angeschrägter, angeätzter Schmelzrand

approximale Kavität

Palatinalfläche

Komposit

Hybridschicht

„tag"

retentives Ätzmuster   Schmelzprismen

Dentinkanälchen mit Dentinliquor

Nach der Konditionierung des Schmelzes wird ein Dentinhaftmittel (hydrophile Kunststoffe) aufgebracht, um das Dentin zu versiegeln. Erst dann erfolgt die Applikation des Schmelzversieglers. Bei der sogenannten **Etch-and-rinse-Technik** (Total-etch-Technik) wird die gesamte Kavität (Dentin und angeschrägter Schmelzrand) nach entsprechender Reinigung mit einer Säure geätzt. Nach sorgfältiger Entfernung der Säure mit Wasserspray und Trocknung wird ein kombiniertes Schmelz-Dentin-Haftmittel aufgetragen. Durch diese Vorbehandlung werden anorganische Bestandteile des Dentins herausgelöst. Die aufgetragenen Dentinhaftmittel durchdringen freigelegtes Kollagen, mit dem sie nach Aushärtung eine sogenannte **Hybridschicht** bilden. Zusätzlich diffundieren die Dentinhaftmittel in die Dentinkanälchen und bilden dort retentive Zapfen **(Tags)**. Konditionierte Schmelz- bzw. Dentinoberflächen dürfen nicht mit Speichel oder Blut kontaminiert werden.

Etch-and-rinse-Technik

> Da auch die Kompositmaterialien nur unter Wahrung eines trockenen Arbeitsfeldes fehlerfrei verarbeitet werden können, sollte bei Restaurationen aus Komposit immer Kofferdam gelegt werden.

Heute gibt es Adhäsivsysteme, bei denen die Säure für das Konditionieren von Schmelz und Dentin dem Primer beigemischt ist und bei denen Primer und Dentinadhäsiv zusammen aufgebracht werden (selbstätzende/selbstprimende Adhäsivsysteme). Nach dem Auftragen muss bei diesen Systemen nicht mehr mit Wasser abgespült und getrocknet werden. Somit vereinfacht sich die Applikation. Für diese neuartigen Systeme werden jedoch geringere Haftwerte beschrieben als für die Mehrschrittsysteme, bei denen die Zahnhartsubstanzen vorher mit einer Säure konditioniert werden. Die unterschiedlichen Adhäsivtechniken finden auch bei der Anfertigung von Restaurationen aus Komposit im Seitenzahnbereich Anwendung.

Klasse-III-Kavität

Der **Zugang** zur kariösen Läsion gestaltet sich im Frontzahnbereich relativ unproblematisch. Er sollte jedoch wenn möglich immer von **palatinal bzw. lingual** gewählt werden. Es wird eine möglichst kleine, ovale Kavitätenöffnung präpariert, gerade ausreichend, um die kariöse Zahnhartsubstanz entfernen zu können. Der gesunde Schmelz bleibt erhalten. Eine Adhäsionspräparation zeichnet sich durch eine kleine Kavitätenoberfläche aus (Abb. 11.10). Nach der Farbauswahl wird der Frontzahnbereich in der Regel unter Kofferdam gelegt. Die Kavitätenränder werden in Abhängigkeit von der Kavitätengröße breitflächig angeschrägt (0,5–1 mm) und der Zahnschmelz bzw. das Dentin werden wie oben beschrieben vorbehandelt. Dann erst wird das Komposit in die Kavität eingebracht. Dabei ist die Verwendung von lichtdurchlässigen Matrizen üblich. Nach Aushärtung der Füllung, Ausarbeitung, Politur und Okklusionskontrolle wird der behandelte Zahn **fluoridiert**, um eine Remineralisation von angeätzten Schmelzbereichen, die nicht von Komposit bedeckt wurden, zu fördern.

Klasse-IV-Kavität

Durch Karies und Traumata kann es bei Front- und Eckzähnen zum **Verlust der Schneidekante** kommen. Für die Restauration dieser großflächigen Kavitäten mit Komposit gelten die gleichen Regeln wie für Klasse-III-Restaurationen. Auch hier werden die Restaurationen mithilfe der Adhäsivtechnik retentiv am Zahnschmelz befestigt. Es erübrigen sich dabei Makroretentionen wie z.B. die früher üblichen parapulpären Stifte. Die Schmelzanschrägung erfolgt allerdings großzügiger (1–2 mm), um breite Haftflächen am Zahnschmelz zu erzielen (Abb. 11.11). Um eine gute Durchhärtung des Komposits zu erzielen, sollte das Material schichtweise aufgetragen und ausgehärtet werden. Durch Verwendung unterschiedlich transparenter bzw. opaker Komposite lässt sich dann ein ästhetisch gutes Ergebnis erzielen.

Für Klasse-V-Kavitäten im Frontzahnbereich gilt die gleiche Vorgehensweise wie im Seitenzahnbereich.

Klasse-V-Kavitäten im Frontzahnbereich

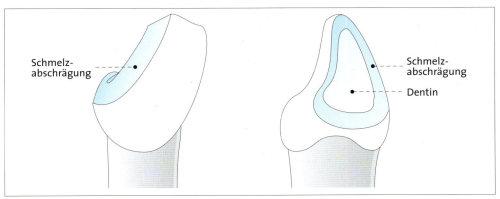

Abb. 11.11: Adhäsionspräparation für Klasse-IV-Kavitäten. Bei einem Ecken- bzw. Schneidekantenverlust der Front- und Eckzähne wird der verbleibende Schmelz breitflächig angeschrägt. Nach Konditionierung wird die verloren gegangene Zahnhartsubstanz durch Komposit ersetzt, ohne dass Makroretentionen erforderlich sind.

Ästhetische Korrekturen mit labialen Verblendungen

> **!** Ausgedehnte Frontzahnfüllungen, Verfärbungen und Struktur-anomalien des Schmelzes können zu erheblichen ästhetischen Einbußen führen, wenn diese Veränderungen speziell an oberen Frontzähnen die gesamte Fazialfläche betreffen.

Während früher derartige Zähne überkront wurden, ist es heute möglich, den ästhetischen Effekt durch Überdecken von Teilen oder der gesamten Fazialfläche mit einem zahnfarbenen Material zu verbessern (labiale Verblendung). Je nach Zahnveränderung wird dazu der faziale Schmelz bis in den Approximalraum hinein um ca. 0,5 mm abgetragen, ohne dabei die Zahnkrone vom Nachbarzahn zu separieren. Alternativ wird das Komposit direkt, ohne vorherige Präparation, nach Konditionierung der Zahnoberfläche aufgebracht. Durch die Präparation sollte möglichst kein Dentin freigelegt werden.

Direkte Verblendtechnik

Bei der **direkten Verblendtechnik** wird nach Konditionierung des Zahnschmelzes die gewünschte Korrektur mit speziellen Kompositmaterialien in einer Sitzung vorgenommen.

Indirekte Verblendtechnik

Bei der **indirekten Verblendtechnik** wird nach Abformung und Modellherstellung eine zahnfarbene **Verblendschale** (Veneer) aus Komposit oder heute überwiegend aus Keramik hergestellt. Die Befestigung der Schale im Mund des Patienten erfolgt mit einem speziellen Komposit nach Anätzen des Schmelzes mit Phosphorsäure unter Kofferdam (Abb. 11.12). Die Innenseite der Keramikschale wird vor dem Aufkleben mit **Flusssäure** angeätzt und mit einem **Silan** als Haftvermittler zum Komposit konditioniert. Mit Veneers ist es unter Schonung der Zahnhartsubstanz auch möglich, Zahnfehlstellungen, Formveränderungen (z.B. Zapfenzähne) und Diastemata zu korrigieren (vgl. Kap. 13.6).

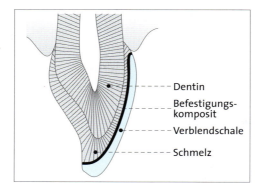

Abb. 11.12: Sagittalschnitt durch einen mittleren Frontzahn mit einer aufgeklebten Verblendschale (Veneer)

11.3 Füllungen aus Glasionomerzement

> **!** Für kleine Klasse-I- und -V-Kavitäten wird die Anwendung von Glasionomerzementen als Restaurationsmaterial diskutiert.

Glasionomerzemente gehen aufgrund ihrer chemischen Eigenschaften eine Haftung mit dem Dentin und dem Zahnschmelz ein. Mit ihnen lassen sich daher **randspaltfreie Restaurationen** erzielen. Sie sind allerdings nicht polierbar, und ihre Kantenfestigkeit ist schlecht.

> Glasionomerzemente sind sehr empfindlich gegenüber Austrocknung und Feuchtigkeit, sie sind sehr opak und nicht abrasionsfest.

Sie finden daher allenfalls bei Kavitäten im Milchgebiss, bei nicht schmelzbegrenzten Klasse-V-Kavitäten und bei Kavitäten im Wurzelzement und -dentin Anwendung. Glasionomerzemente werden auch als **Unterfüllung** und für **Aufbaufüllungen** vor Kronenpräparationen verwendet. Durch Modifikation wurde es möglich, eine Lichthärtung zu erzielen.

Bei den **lichthärtenden Glasionomerzementen** ist die klassische Abbindereaktion der Glasionomerzemente nach dem Anmischen von zwei Komponenten weiterhin erhalten. Sie weisen jedoch bessere physikalische Eigenschaften als die konventionellen Glasionomerzemente auf.

Im Gegensatz zu den Glasionomerzementen sind **Kompomere** Einkomponentensysteme. Es handelt sich dabei um modifizierte Kompositmaterialien, die in erster Linie genau wie die Komposite durch Licht ausgehärtet werden. Sie werden auch im Gegensatz zu Glasionomerzementen mit einem Adhäsivsystem in der Kavität befestigt. **Kompomere** weisen eine hohe Biegefestigkeit auf und sind daher speziell für die Füllung von Klasse-V-Kavitäten indiziert. Daneben wird die Versorgung von Milchzahnkavitäten als Indikationsgebiet angegeben.

Die lichthärtenden Glasionomerzemente werden in der neuen Literatur als kunststoffmodifizierte Glasionomerzemente bezeichnet. Die

Kompomere

Kompomere werden demgegenüber als Polyalkensäure-modifizierte Komposite definiert. Sowohl Glasionomerzemente als auch die beiden letztgenannten Materialien setzen für eine begrenzte Zeit Fluoridionen frei. Ihnen wird deshalb eine **kariesprotektive Wirkung** im Kavitätenrandbereich zugeschrieben.

11.4 Aufbaufüllungen

> Nach der Exkavation kariöser Zahnhartsubstanzdefekte und nach Entfernen alter Restaurationen resultieren oft mehr oder weniger große, häufig unter sich gehende Defekte. Diese Defekte werden vor der Präparation für die Aufnahme von Einlagefüllungen oder Kronen mit einer Aufbaufüllung versorgt.

Die Anfertigung einer Aufbaufüllung (Abb. 11.13) erfolgt aus folgenden Gründen:
- Die ideale Präparationsform (Inlay, Onlay, Krone) ist besser zu erzielen.
- Die Abformung wird erleichtert.
- Die Retention der definitiven Restauration (Inlay, Onlay, Krone) wird verbessert.

Materialien   Bei kleinen bukkalen, oralen oder okklusalen Defekten bei Erhalt des größten Teils der Zahnhartsubstanz können Phosphatzement, Glasionomerzement, Komposit und säuremodifizierte Komposite (Kompomere) zum „Ausblocken" verwendet werden. Bei großen okklusalen Defekten (z.B. nach Trepanation und Wurzelkanalbehandlung eines Zahnes) und mehrflächigen Kavitäten unter Einbeziehung der Approximalflächen lässt sich mit chemisch härtenden Kompositen unter Anwendung von Adhäsivsystemen ausreichende Retention und Stabilität garantieren. Bei devitalen Seitenzähnen sollte daher heute, wann immer es geht, auf einen Stiftaufbau verzichtet werden. Die Aufbaufüllungen werden, wie andere mehrflächige Restaurationen, im Seitenzahnbereich unter Anwendung einer verkeilten Matrize eingebracht. Chemisch härtende

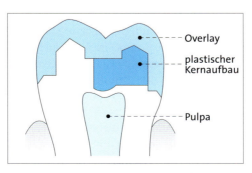

Abb. 11.13: Vorbereitung einer Overlay-Versorgung durch einen Aufbau aus plastischem, adhäsiv befestigtem Füllungsmaterial

Overlay

plastischer Kernaufbau

Pulpa

Komposite können kurz nach dem Aushärten bereits endgültig beschliffen werden.

> Alle Ränder einer definitiven Einlagefüllung aus Metall, Keramik oder Komposit, natürlich auch einer Krone, müssen auf jeden Fall im Bereich gesunder Zahnhartsubstanz liegen. Sie dürfen nicht im Aufbaumaterial enden.

11

12 Restauration von Zähnen mit Einlagefüllungen

> ! Gegossene Einlagefüllungen werden seit etwa 100 Jahren in der restaurativen Zahnheilkunde verwendet. Sie besitzen, wenn sie korrekt hergestellt werden, allgemein eine längere Lebensdauer als Restaurationen aus plastischen Füllungswerkstoffen.

Einlagefüllungen sind formstabiler als direkte Füllungen, ihre Herstellung ist allerdings aufwändiger und kostspieliger. Sie können indiziert sein, wenn Allergien gegen plastische Füllungsmaterialien bzw. deren Bestandteile vorhanden sind. Die weitere Indikation deckt sich weitgehend mit der für plastische Füllungsmaterialien. Da bei Präparationen für Einlagefüllungen jedoch oft mehr Zahnhartsubstanz geopfert werden muss, ist eine sorgfältige Abwägung der Vor- und Nachteile unabdingbar. Mit kauflächendeckenden Metall- und Keramikrestaurationen lassen sich funktionstherapeutische Maßnahmen durchführen. **Grundvoraussetzungen** für die Eingliederung von Einlagefüllungen sind allerdings eine optimale Mundhygiene des Patienten, geringe momentane Kariesaktivität und parodontal gesunde bzw. sanierte Verhältnisse.

Grundvoraussetzungen

Für die **Kavitätenpräparation** gelten im Wesentlichen auch die Präparationsregeln von Black. Alle Kavitätenwände werden jedoch **nach okklusal leicht divergierend** präpariert. Die Präparation der Extensionsform erfolgt mit den gleichen Einschränkungen, die schon bei der Kavitätenpräparation für plastische Füllungsmaterialien beschrieben wurden. Weitere Details werden bei der jeweiligen Restaurationsart beschrieben. Nach der Präparation werden bei tiefen Kavitäten die pulpalen Kavitätenwände mit einer **Unterfüllung** versorgt. Dabei werden auch kleine, unter sich gehende Stellen, die nach der Exkavation der kariösen Zahnhartsubstanz in der Kavität verbleiben, ausgeblockt.

Kavitätenpräparation

Alle Kavitätenwände und die Unterfüllung werden finiert. Erst dann wird die Einlagefüllung **direkt** in der Mundhöhle oder **indirekt** außerhalb der Mundhöhle vorbereitet und dann außerhalb der Mundhöhle fertiggestellt. Werden die Einlagefüllungen im zahntechnischen Labor hergestellt bzw. fertiggestellt, müssen die präparierten Zähne bei mehrflächigen Kavitäten mit einem **Kunststoffprovisorium** versorgt werden, damit die Bissverhältnisse stabil bleiben. Nach der Fertigstellung werden die Einlagefüllungen mit einem Zement oder adhäsiv mit einem speziellen Kleber in der Kavität befestigt. Nicht adhäsiv befestigte, also zementierte Einlagefüllungen erhalten ihre Retention durch Friktion an den Kavitätenwänden (Abb. 12.1).

12

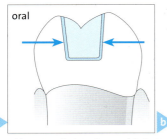
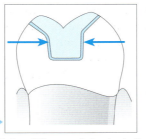
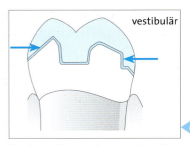

oral

vestibulär

a　　　　　b　　　　　c

Abb. 12.1: Rein intrakoronal fixierte Einlagefüllungen (Inlays) erhalten ihre Retention durch eine okklusale bzw. approximale Kastenverankerung (**a**). Ein Onlay bedeckt die gesamte Kaufläche, ist jedoch auch nur durch den okklusalen und approximalen Kasten verankert (**b**). Bei Overlays werden meist nur die okklusionstragenden Höcker gefasst; dabei hat sich die Stufe mit Abschrägung bewährt. Die nicht tragenden Höcker sind mit einem Außenschliff versehen, die retentive Verankerung erfolgt so zusätzlich durch eine perikoronale Verankerung (**c**).

> Einlagefüllungen können aus Metall, Keramik oder Komposit hergestellt werden. Sie sind bei Klasse-II-Kavitäten im Seitenzahnbereich indiziert.

Inlays, Onlays und Overlays

Unter dem Überbegriff Einlagefüllungen werden **Inlays**, **Onlays** und **Overlays** zusammengefasst (Abb. 12.1). Der Unterschied zwischen einem Overlay und einer Teilkrone ist fließend (s. Kap. 13). Ein Inlay ist eine rein intrakoronal fixierte Einlagefüllung. Sie bedeckt die Kaufläche des Zahnes nicht. Ein Onlay bedeckt die gesamte Kaufläche eines Zahnes. Ein Overlay bedeckt mindestens einen Höcker, meistens aber beide okklusionstragenden Höcker, wobei beide Approximalflächen in die Präparation mit einbezogen sind. Einlagefüllungen sind nicht mehr indiziert, wenn zusätzlich zu okklusalen und approximalen Läsionen große Defekte im Zahnhalsbereich vorhanden sind.

12.1 Einlagefüllungen aus metallischen Werkstoffen

Materialien

Für die Herstellung von Einlagefüllungen aus Metall werden üblicherweise Goldlegierungen verwendet. Andere Metalle und Metalllegierungen wie Titan, Nichtedelmetalllegierungen und Palladium-Legierungen finden vermehrt Anwendung. Die Präparationstechnik ist jedoch für alle Metalllegierungen ähnlich.

Vorgehen

Nach der **Präparation** erfolgt in der Regel eine **Abformung der Kavität einschließlich des gesamten Zahnbogens**. Zur Herstellung der Inlays werden **Modelle aus Superhartgips** hergestellt, die zusammen mit dem Modell des Gegenkiefers in einem Artikulator fixiert werden. Hier werden die Elemente **in Wachs modelliert** und anschließend **gegossen**. Dabei sind selbstverständlich kaufunktionelle Gesichtspunkte zu berücksichtigen. Früher wurden okklusale oder zervikale Inlays auch direkt im Mund des Patienten aus plastifiziertem Wachs modelliert, aus der Kavität entnommen und dann gegossen.

Die **Passgenauigkeit** der Gussfüllung wird nach dem Ausarbeiten und Polieren kontrolliert, und anschließend wird die Metallrestauration mit einem Zement **definitiv** in der Kavität **befestigt** (s. auch Kap. 17.1.5). Abweichend vom üblichen Verfahren können Metallrestaurationen auch computergesteuert aus kompakten Metallblöcken herausgearbeitet werden (s. Keramikinlays).

12.1.1 Klasse-II-Kavität

Klasse-I-Kavitäten werden heute nicht mehr mit einem Metallinlay, sondern mit direkten Kompositfüllungen versorgt. Bei der Präparation einer Klasse-II-Kavität für ein Inlay werden die Präparationsregeln für plastische Füllungsmaterialien in modifizierter Form berücksichtigt.

Bei der Präparation des okklusalen Anteils von Klasse-II-Kavitäten für ein Inlay aus Metall darf die Breite der Kavität nicht mehr als die Hälfte des bukko-lingualen Höckerabstandes betragen, da es sonst aufgrund der Keilwirkung des Inlays bzw. der Scherkraft beim Kauen zu Infrakturen oder Frakturen der Zahnhartsubstanz kommen kann (Abb. 12.2). Die Kavitätentiefe beträgt mindestens 1,5 mm. Der Kavitätenboden ist plan. Die Umrissform der Kavität umfasst die Hauptfissuren. Die Kavitätenwände sind bei flachen Kavitäten leicht divergierend (Abb. 12.3a), sie können bei tiefen Kavitäten jedoch im oberen Drittel stärker divergieren (Abb. 12.3b). Alle inneren Kanten der Kavität sind leicht abgerundet. Es dürfen keine unter sich gehenden Stellen vorhanden sein. Es wird empfohlen, den okklusalen Randbereich der Kavität abzuschrägen. Im **Abrasionsgebiss** ist diese Abschrägung breiter als bei steiler verlaufenden Höckern im jugendlichen Gebiss.

Die Abschrägung wurde früher unter anderem angelegt, um mit entsprechenden Instrumenten weiche Goldlegierungen anfinieren zu können. Nach heutigem Erkenntnisstand führt ein derartiger Finiervorgang

Kavitätenform

12

Abb. 12.2: Der okklusale Anteil der Kavität für ein Metallinlay darf maximal die Hälfte des transversalen Höckerabstandes betragen.

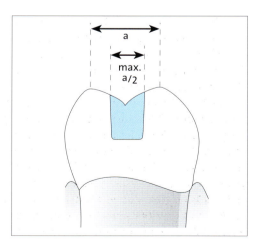

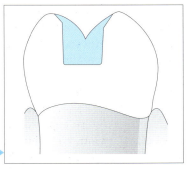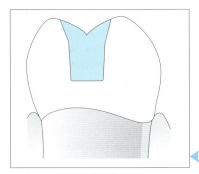

Abb. 12.3: Verschiedene Möglichkeiten der Randabschrägung bei der Präparation für Einlagefüllungen aus Metall. **a)** Bei flachen Kavitäten divergieren die Kavitätenwände leicht (ca. 10°). Die Randabschrägung ist bei Zähnen mit normalen und steilen Höckerabhängen kurz und beträgt ca. 20° zur Einschubrichtung. **b)** Bei tieferen Kavitäten wird das obere Drittel stärker divergierend präpariert. Der Rand wird dann nicht abgeschrägt.

jedoch klinisch nach einer gewissen Tragedauer zu schlechteren Randbedingungen, da die dünn auslaufenden Metallränder unter Kaubelastung abbrechen. Man verzichtet daher heute in der Regel auf den okklusalen Federrand, da dann der Rand der Metallfüllung nicht dünn und somit stabiler ist. Der **antagonistische Kontakt** darf auf keinen Fall in Bereichen von Restaurationen liegen, die einen dünn auslaufenden Rand aufweisen. Der Rand wird sonst durch die mechanische Belastung beschädigt. Antagonistische Kontakte müssen entweder vollständig auf dem Zahnschmelz oder auf der Metallfläche der Restauration liegen.

Antagonistischer Kontakt

Der approximale kariöse Defekt gibt die Ausdehnung des approximalen Kastens vor. Dieser wird so weit extendiert, dass die Kontakte zum Nachbarzahn ausreichend aufgehoben sind. Die Extensionsflächen divergieren leicht in okklusaler Richtung und laufen in einem Winkel von 40° auf die äußere Zahnwölbung aus. (Abb. 12.4). Die zervikal-approximale Stufe bleibt, wenn es die Ausdehnung der Karies erlaubt, supragingival. Die Divergenz der Kavitätenwände hängt von der Tiefe der Kavität ab. Um ausreichend Retention für die Einlagefüllung zu bieten, beträgt sie bei flachem approximalem Kasten ca. 10°. Bei langen Approximalflächen ist sie größer, um eine ausreichende Einschubmöglichkeit zu gewährleisten.

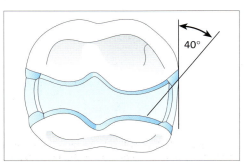

Abb. 12.4: Bei Klasse-II-Kavitäten für Einlagefüllungen aus Metall schließen die Extensionsflächen mit der Wölbung der Zahnoberfläche einen Winkel von ca. 40° ein.

Die Inlaybreite darf bei einem dreiflächigen Inlay (MOD) okklusal nicht mehr als ein Drittel des Höckerabstands betragen, da sonst kein ausreichender Schutz gegen eine Höckerfraktur vorhanden ist. Bei beiden approximalen Kästen muss eine einheitliche Einschubrichtung vorhanden sein.

Zur Randgestaltung des approximalen Kastens und der Extensionsflächen gibt es unterschiedliche Ansichten (vgl. Abb. 12.5). Es kann ein **Kasten mit Hohlschliff** angelegt werden, der sowohl die approximalzervikale Stufe als auch die Extensionsflächen einbezieht. Weiterhin ist die Präparation eines **Kastens mit approximal-zervikaler Abschrägung** möglich. Die Extensionsflächen werden dabei im Randbereich nicht angeschrägt. Ihre auslaufenden Kanten werden nur mit einem Handinstrument gebrochen. Die früher häufig propagierte **Scheibenschliffpräparation** hat sich nicht durchgesetzt, da bei dieser Präparationsform approximal zu weit extendiert wird.

Randgestaltung

Aus kariesprophylaktischer Sicht sollte ein möglichst kleiner Spalt zwischen Restauration und Zahnhartsubstanz angestrebt werden (< 50 µm). Das lässt sich sowohl mit der Hohlschliff- als auch mit der Stufenpräparation mit entsprechender Abschrägung erreichen. Abschrägungen oder Hohlschliffpräparationen müssen so angelegt werden, dass eine deutlich **erkennbare Präparationsgrenze** resultiert. Die Abschrägungen liegen, wie auch bei den Kronen beschrieben, zwischen 30 und 45°. So resultiert ein geringer Zementspalt und damit eine gute Passgenauigkeit im Randbereich (s. Kap. 13).

Während bei dreiflächigen Inlays in der Regel genügend Retention vorhanden ist, muss ein zweiflächiges Inlay durch eine **okklusale Schwalbenschwanzpräparation** oder durch **zusätzliche Retentionselemente** (z.B. Zapfenverankerung) gegen einwirkende Abzugs- oder Kippkräfte gesichert werden (Abb. 12.6).

12

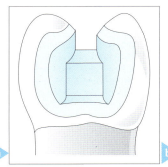 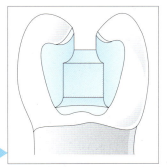 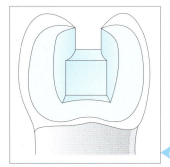

a   b   c

Abb. 12.5: Randgestaltung des approximalen Kastens bei mehrflächigen Einlagefüllungen aus Metall.
a) Kasten mit Hohlschliffpräparation, **b)** Kasten mit zervikaler Abschrägung, **c)** Kasten mit Scheibenschliff

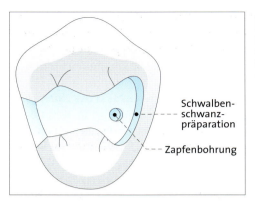

Abb. 12.6: Zweiflächige Einlagefüllungen werden durch eine Schwalbenschwanzpräparation oder eine zusätzliche Zapfenbohrung verankert.

12.1.2 Overlay- und Onlaypräparation

Da bei großen kariösen Defekten, die eine starke Unterminierung und Schwächung der Zahnhartsubstanz erzeugt haben, und bei Okklusionskorrekturen im Rahmen funktionsverbessernder Maßnahmen die Anwendung von plastischen Füllungsmaterialien und Inlays kontraindiziert ist, werden solche Zähne mit einem Overlay oder Onlay versorgt. Auch bei wurzelgefüllten Zähnen im Seitenzahnbereich ist dann eine kauflächendeckende Restauration erforderlich, wenn eine umfangreiche mehrflächige Restauration oder ein großer kariöser Defekt vorliegen.

Overlay   Eine Overlaypräparation erfolgt wie eine Inlaypräparation. Die zu überdeckenden okklusiontragenden Höcker werden in der Regel in Form einer **Stufenpräparation mit Abschrägung**, die zu überdeckenden nicht tragenden Höcker mit einem einfachen **Außenschliff** gefasst (Abb. 12.7). Die Präparationsgrenze liegt bei den tragenden Höckern meistens im Bereich des Zahnäquators. Die Stufe ist ca. 1 mm breit und wird abgeschrägt. Die Präparationsform hängt jedoch von den anatomischen Gegebenheiten, der Tiefe des okklusalen Defekts und der Lage der Karies ab. Wenn bei sehr tiefen okklusalen Kavitäten dünne, spitz auslaufende Kavitätenwände resultieren, werden auch die tragenden Höcker nur mit einem einfachen Außenschliff versehen. Der Übergang zur **Teilkrone** ist fließend.

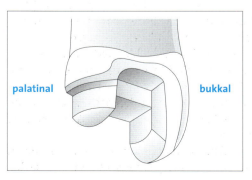

Abb. 12.7: Bei der Präparation für Overlays wird bei den okklusionstragenden Höckern eine Stufe mit Abschrägung präpariert, die Scherhöcker werden mit einem einfachen Außenschliff überkuppelt.

Beim Onlay wird die **gesamte Kaufläche** in die Präparation mit einbezogen. Dies erfordert eine Reduktion der Okklusalfläche um mindestens
1 mm. Ansonsten gelten die gleichen Präparationsregeln wie bei Overlays.

Onlay

12.2 Einlagefüllungen aus zahnfarbenen Werkstoffen

> **!** Aus toxikologischen, ökologischen und ästhetischen Gründen
> lehnen zahlreiche Patienten die Versorgung von Seitenzahnkavi-
> täten mit Amalgam ab.

Selbst wenn die ökologischen und toxikologischen Risiken entkräftet
werden können, bleibt der Wunsch nach ästhetisch anspruchsvollen,
d.h. zahnfarbenen Restaurationen. Neben direkten Restaurationen aus
Komposit kommen insbesondere für die Versorgung großer Defekte ästhetisch ansprechende **Einlagefüllungen** aus **Keramik** oder **Komposit**
infrage. Sie sind auch dann indiziert, wenn mit direkten Kompositfüllungen die Okklusion und der Approximalkontakt nur unzureichend
wiederhergestellt werden können.

Eine Sonderstellung nehmen die keramisch verblendete **Galvanoinlays** ein. Hier wird, nach üblicher Präparation für Einlagefüllungen aus
Metall, Abformung und Modellherstellung auf dem Modellstumpf, elek-
trogalvanisch eine dünne Goldschicht abgeschieden, auf die anschließend eine Keramikverblendung aufgebrannt wird. Da bei diesen Galvanoinlays nach der Verblendung weiterhin ein Goldrand zu sehen ist,
werden diese Einlagefüllungen von manchen Patienten als ästhetisch
störend empfunden. Dies ist neben der geringen Stabilität des galvani-
sierten Goldrandes ein Grund, warum Galvanoinlays nur noch selten
angewendet werden. Sie weisen aber primär eine **gute Passgenauigkeit**
auf und können im Gegensatz zu Einlagefüllungen aus Keramik oder
Komposit, die adhäsiv mit einem Kompositkleber im Zahn befestigt
werden, mit einem Zement (z.B. Phosphatzement) befestigt werden.

Galvanoinlays

Einlagefüllungen aus Komposit oder **Keramik** können **semidirekt
am Patienten** in einer Sitzung oder **indirekt im Labor** hergestellt werden.

**Herstellungs-
verfahren**

Voraussetzung für die Herstellung von zahnfarbenen Einlagefüllungen ist eine **optimale Mundhygiene** des Patienten. Es dürfen zudem
keine Funktionsstörungen und **kein Bruxismus** vorliegen.

Voraussetzung

Die Präparationen für adhäsiv befestigte Einlagefüllungen ähneln
den entsprechenden Präparationen für Metalleinlagefüllungen bis auf
wenige Besonderheiten. Sie sind für Einlagefüllungen aus Komposit
bzw. aus Keramik nahezu identisch. Daher werden nachfolgend die all-
gemeingültigen Regeln der Kavitätenpräparation für adhäsiv befestigte
Einlagefüllungen gemeinsam beschrieben.

**Kavitäten-
präparation**

Da zahnfarbene Einlagefüllungen adhäsiv befestigt werden, sollten
die Ränder der Kavitäten im Idealfall im gesamten Verlauf im anätzba-

12

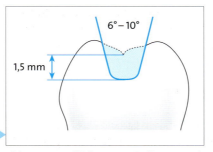
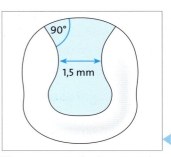

Abb. 12.8: Zweiflächige Kavität für eine Einlagefüllung aus Keramik oder Komposit. **a)** Schnitt durch den okklusalen Anteil der Kavität: Die okklusale Kavität soll mindestens 1,5 mm tief sein. Die Kavitätenränder werden nicht abgeschrägt, und die Kavitätenwände divergieren leicht nach okklusal. **b)** Aufsicht auf die Kavität: Die okklusale Kavität soll mindestens 1,5 mm breit sein. Die Extensionsflächen der approximalen Kavität sollen zur Approximalfläche einen Winkel von etwa 90° bilden.

ren Schmelz liegen. Für approximal zervikale Restaurationsränder im Wurzelzement bzw. -dentin gilt das Gleiche wie für direkte Kompositfüllungen. Wenn der Präparationsrand gut darstellbar ist und beim Einsetzen für eine adäquate Trockenlegung gesorgt werden kann, können im Einzelfall auch dann noch zahnfarbene Einlagerestaurationen zum Einsatz kommen. Der okklusale Anteil der Kavität muss mindestens eine Tiefe und eine Breite von 1,5 mm aufweisen (Abb. 12.8). Alle Kanten innerhalb der Kavität müssen abgerundet sein, und die Kavitätenwände divergieren nach okklusal (mind. 6–10°). Da dünn auslaufende Restaurationsränder bei Belastung leicht frakturieren, werden die Oberflächenwinkel am Übergang von der Kavität zur Zahnoberfläche in einem Winkel von ca. 90° präpariert. Spitze Winkel sollten grundsätzlich vermieden werden. Die Breite der Hartsubstanz sollte an verbleibenden Höckern mindestens 1,5–2 mm betragen, um Höckerfrakturen vorzubeugen. Ist dies nicht der Fall, sollten die entsprechenden Höcker wie bei der Präparation für ein Overlay gekürzt werden. Es sollte darauf geachtet werden, dass okklusal eine Mindestkeramikstärke von 1,5 mm für die Rekonstruktion des Höckers vorhanden ist. Die Kavitätenränder werden nicht angeschrägt, da die Restauration sonst mit dünn auslaufenden Rändern hergestellt werden müsste und dann wie bereits erwähnt bruchgefährdet wäre. Die approximalen Ränder liegen nach der Präparation nicht mehr im Kontaktbereich zum Nachbarzahn. Bei tiefen Kavitäten und leicht unter sich gehenden Bereichen kann die Anfertigung adhäsiver Aufbaufüllungen sinnvoll sein. Der Kavitätenrand muss aber nach der Präparation in gesunder Zahnhartsubstanz liegen. Die Kavitätenränder müssen für Mundhygienemaßnahmen gut zugänglich sein.

Unterfüllung   Als **Unterfüllung** wird üblicherweise Phosphatzement oder Glasionomerzement verwendet. Nach der Anwendung von Glasionomerzement wurde häufig eine lang andauernde Überempfindlichkeit des versorgten Zahnes beobachtet. Dies kann durch die Anwendung eines Dentinhaftmittels verringert werden. Unter Einlagefüllungen aus Keramik oder Komposit werden auch Kompomere oder fließfähige Komposite als Unterfüllungsmaterial empfohlen.

12.2.1 Einlagefüllungen aus Keramik

Bei der **indirekten Herstellung** im **Sinterverfahren** werden nach der Abformung zwei Modelle hergestellt, ein Sägemodell aus Gips und ein Duplikatmodell aus feuerfester Masse, auf dem die Restauration gebrannt wird. Die Keramikeinlagefüllung kann jedoch auch aus einer **gießbaren Keramik** (z.B. Glaskeramik) oder aus **Presskeramik** angefertigt werden. Dazu muss sie vorher auf dem Arbeitsmodell aus Wachs modelliert werden.

Indirekte Herstellung

Es ist heute möglich, Einlagefüllungen **semidirekt** durch **computergesteuerte Verfahren** zu fertigen. Dabei wird über spezielle bildgebende Verfahren ein „optischer Abdruck" der präparierten Kavität hergestellt. Dieser wird vom Computer dazu verwendet, eine Schleifeinheit so zu steuern, dass eine Einlagefüllung aus einem kompakten Keramik- oder Glaskeramikblock herausgeschliffen wird. Ein häufig verwendetes Verfahren ist das CEREC(Ceramic reconstruction)-Verfahren.

Computergesteuerte Verfahren

> ❗ Der Vorteil dieser Technik ist, dass der Patient in einer Sitzung mit einer Einlagefüllung versorgt werden kann und so die Anfertigung eines Provisoriums entfällt.

Eine weitere semidirekte Herstellung erfolgt mit einem analogen Schleifverfahren **(Celay).** Dabei wird die Restauration aus Kunststoff in der Kavität direkt modelliert. Das fertige Kunststoffinlay wird aus der Kavität entnommen und die Oberfläche wird mechanisch abgetastet. Über eine analog gesteuerte Schleifapparatur wird ein Duplikat aus einem Keramikblock herausgearbeitet (Tab. 12.1).

Analoge Schleifverfahren (Celay)

12

Einlagefüllungen aus Keramik werden **adhäsiv** am Zahnschmelz befestigt. Bei der Anprobe darf keine Okklusionskontrolle erfolgen, da die Inlays stark frakturgefährdet sind. Die Befestigung der Restauration erfolgt unter **Kofferdam.** Nach Entfernung des Provisoriums werden die Reste des provisorischen Zements mit einem Pulverstrahlgerät entfernt und die Kavitätenränder mit einer fluoridfreien Paste gereinigt. Anschließend wird die Kavität mit Phosphorsäure und einem Adhäsivsystem konditioniert. Die Unterfläche der Restauration wird mit **Flusssäure angeätzt**, **silanisiert** und nach Auftragen eines **Adhäsivsystems** mit einem niedrig viskösen Kunststoff **(Kompositzement)** eingeklebt (Abb. 12.9).

Befestigung

Die Beseitigung des überschüssigen Kompositzements ist schwierig, da er zahnfarben ist und dünne Pressfahnen, speziell im Approximalraum, nicht mehr sichtbar sind. Verbleiben hier Materialreste, so kann

Tab. 12.1: Herstellungsverfahren für Keramikinlays

A	**Inlay aus gesinterter Keramik** Sintern von Keramik auf Modellstumpf aus feuerfester Masse, in farblich individuell abgestimmten Schichten, auf einen Modellstumpf aus feuerfester Masse
B	**Inlay aus Presskeramik** 1. Modellation des Inlays; Herstellung einer feuerfesten Hohlform; Pressen zahnfarbener, thermisch plastifizierter Keramik in die Hohlform 2. Farbliche Individualisierung des Inlays mit aufgebrannten Keramikmalfarben möglich
C	**Computergestützt hergestelltes Inlay aus Keramik** 1. Entweder Modellation des Inlays aus Wachs oder aus Kunststoff und Kopierschleifen des Inlays aus Keramikblock oder optisches Abtasten der Kavität im Munde bzw. am Modell; Generierung eines virtuellen Modells und Konstruktion des Inlays am Computer 2. Computergestütztes Schleifen des Inlays aus Keramikblock 3. Farbliche Individualisierung der Inlays mit aufgebrannten Keramikmalfarben möglich

sich Plaque anlagern und nachfolgend zu einer Entzündung der Gingiva oder des Zahnhalteapparates führen.

> **!** Hochglanzpolierte Einlagefüllungen aus Keramik zeigen eine dem Schmelz ähnliche Abrasion. Sie können daher auch in Form von Overlays oder Onlays verwendet werden. Das Herstellungsverfahren und die adhäsive Eingliederung machen sie aber aufwändiger und damit teurer als gegossene Einlagefüllungen.

Mit Keramikrestaurationen lassen sich größere Defekte der Zahnhartsubstanz und auch Höcker ersetzen.

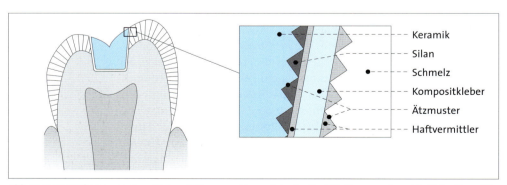

Abb. 12.9: Zur Befestigung einer Einlagefüllung aus Keramik in der Kavität dienen unterschiedliche Grenzflächen. Der Schmelz am Kavitätenrand und die zur Kavität zeigenden Seiten der Füllung werden angeätzt. Die Keramik-Einlagefüllung wird silanisiert. Der konditionierte Schmelz und das silanisierte Inlay werden mit Adhäsiv beschickt, und das Inlay wird mit einem Befestigungskomposit adhäsiv in der Kavität befestigt.

> Die Möglichkeit der adhäsiven Befestigung lässt eine große Varia-
> bilität der Präparationsformen zu. So kann die für metallische Ein-
> lagerestaurationen beschriebene Präparationsform für Overlays
> stark variiert werden.

Dies geht so weit, dass bei stark abradierten Zähnen das Aufkleben von
Facetten aus Keramik oder Hochleistungspolymeren zur Wiederherstellung der Okklusion möglich wird. Mit Keramikkörpern lassen sich auch
verloren gegangene Eckzahnspitzen im Sinne eines palatinalen Veneers
ersetzen.

12.2.2 Einlagefüllungen aus Komposit

Für Einlagefüllungen aus Komposit werden Materialien angewendet, die
einen hohen Anteil an anorganischen Füllern besitzen. Laborgefertigte
Einlagefüllungen aus Komposit sind optimal polymerisiert und weisen
im Gegensatz zu direkten Kompositfüllungen keine Polymerisationsschrumpfung auf. Ihre Wasseraufnahme ist verringert und ihre physikalischen Eigenschaften sind besser. Dennoch ist ihre Abrasionsbeständigkeit nicht so gut wie diejenige von Einlagefüllungen aus Keramik, welche daher favorisiert werden.

Auch Einlagefüllungen aus Komposit werden adhäsiv in der Kavität **Befestigung**
befestigt. Dazu werden sie allerdings an der Unterseite nicht angeätzt,
sondern angeraut.

12

13 Restauration von Zähnen durch Überkronung

> **!** Künstliche Kronen ersetzen Teile der natürlichen Zahnkrone oder die ganze Zahnkrone selbst. Sie überdecken oder ersetzen den entsprechend präparierten Zahnstumpf teilweise oder vollständig und sind angezeigt, wenn ein Zahn durch konservierende Maßnahmen wie etwa eine direkte oder indirekte Füllung nicht mehr restauriert werden kann.

Voraussetzungen

Grundsätzlich müssen vor einer Überkronung alle Defekte mit einer Aufbaufüllung verschlossen werden. Die Krone soll die Aufbaufüllung um mindestens 1 mm übergreifen können. Ist abzusehen, dass die Lage des Kronenrandes die biologische Breite reduziert, sollte diese vorrangig, z.B. durch eine parodontalchirurgische Maßnahme, hergestellt werden. Schlechte Mundhygiene stellt eine **Kontraindikation** für Überkronung eines Zahnes dar, da das mit Plaque besiedelte Gebiss für Karies und parodontale Erkrankungen gleichermaßen anfällig ist. Die Überkronung eines Zahnes sollte erst dann in Angriff genommen werden, wenn eine evtl. nötige parodontale Vorbehandlung erfolgt ist und der Patient in der Lage ist, weitere Karies bzw. Entzündungen des marginalen Parodonts durch eine suffiziente **Mundhygiene** weitestgehend zu vermeiden. Dazu benötigt der Patient eine eingehende **Motivation und Instruktion** durch den Zahnarzt.

Aufgaben

Kronen haben folgende **Aufgaben**:

- ◢ **Ersatzfunktion**: Ersatz der verloren gegangenen Hartsubstanz mit Rekonstruktion von Form und Funktion der natürlichen Zahnkrone
- ◢ **Schutzfunktion**: Schutz vor weiterer Karies, Abrasion oder Erosion und Schutz von freigelegtem Dentin
- ◢ **Befestigungsfunktion**: Ankerelement für Brücken oder Teilprothesen
- ◢ **Ästhetische Funktion**: Ausgleich von Zahnfehlstellungen (Stellungsanomalien) oder von angeborenen Defekten der Zahnhartsubstanz (Hypoplasie); Wiederherstellung einer natürlichen Zahnfarbe bei verfärbten kariösen, stark gefüllten oder marktoten Zähnen

13

Arbeitsgänge

Jede Überkronung setzt, wie die Füllung, als Vorbereitung die Präparation des Zahnes voraus. Der präparierte Zahnstumpf wird abgeformt und in ein Arbeitsmodell umgesetzt. Auf diesem naturgetreuen Modell des präparierten Zahnstumpfes kann dann im Artikulator die künstliche Zahnkrone hergestellt werden. Die fertige Krone wird mithilfe eines Befestigungszements auf dem Zahnstumpf zementiert oder adhäsiv befestigt. Dabei ist darauf zu achten, dass die künstliche Krone, nach Reinigung und Trocknung des Stumpfes, unter Fernhaltung von Speichel genau an den vorgesehenen Platz gebracht wird.

Eine Krone wird in denselben Arbeitsgängen hergestellt wie eine Einlagefüllung:

◢ Präparation des Zahnes
◢ Provisorische Versorgung des präparierten Zahnes
◢ Abformung des präparierten Zahnes und der gesamten Zahnreihe
◢ Abformung des Gegenkiefers
◢ Kieferrelationsbestimmung

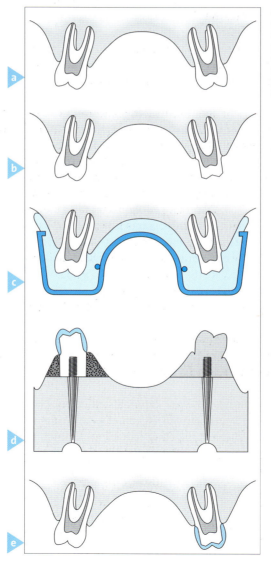

Abb. 13.1: Arbeitsschritte bei der Herstellung einer Krone. **a)** Ausgangszustand. **b)** Präparation. **c)** Abformung. **d)** Das Modell dient als Grundlage zur technischen Herstellung der Krone. **e)** Eingegliederte Krone

◢ Herstellung der Krone auf dem Modell im Artikulator
◢ Einprobe und Befestigung der Krone im Mund des Patienten (Abb. 13.1).

Auch Implantate können zur Aufnahme einer künstlichen Krone herangezogen werden.

13.1 Die Präparation

> ! Nach der Kariesentfernung und dem Verschluss von Kavitäten durch eine Aufbaufüllung muss der Zahn zur Aufnahme einer künstlichen Krone beschliffen werden.

Die Präparationsform für die einzelnen Kronenarten ist unterschiedlich. Der Kronenrand soll an der Präparationsgrenze enden und etwa vorhandene Hartsubstanzdefekte bzw. Aufbaufüllungen um mindestens 1 mm überdecken.

Präparationsgrenzen, die okklusalwärts bzw. inzisalwärts des Zahnfleischsaums verlaufen, sind anzustreben, sofern sie wegen der Ausdehnung des Defektes und aus ästhetischen Gründen möglich sind. Sie haben den Vorteil, dass sie mit Auge und Sonde leicht kontrollierbar sind. Zudem ist dann die Abformung des präparierten Zahnes unkompliziert. Supra- oder äquigingivale Präparationsgrenzen sind eine Voraussetzung für eine „optische Abformung" (s. Abschnitt 13.3.5). Aus parodontalhygienischer und kariesprophylaktischer Sicht ist der supragingival in der Suprawölbung des Zahnes gelegene Kronenrand optimal (Abb. 13.2), da sich in diesem Bereich am wenigsten Plaque ablagert (sog. habituell saubere Zone). Aber auch in der Infrawölbung des Zahnes gelegene, in Höhe des Zahnfleischsaumes endende oder knapp subgingival verlaufende Kronenränder sind akzeptabel, sofern sie exakt am Zahn abschließen (Tab. 13.1).

Lage der Präparationsgrenzen

Voraussetzung für einen supragingival endenden Kronenrand ist eine gesicherte Mundhygiene, die mit hoher Sicherheit Karies an den nicht von der Überkronung bedeckten Teilen der natürlichen Zahnkrone ausschließt.

Kronenrand und Mundhygiene

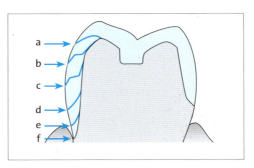

Abb. 13.2: Lage des Kronenrandes. **a** und **b** supragingival, okklusalwärts des anatomischen Äquators des Zahnes; **c** supragingival in Höhe des Äquators; **d** supragingival, zervikalwärts des Äquators; **e** äquigingival, in Höhe des Zahnfleischsaumes; **f** infra- bzw. subgingival

Tab. 13.1: Lage des Kronenrandes von einer optimalen bis zu einer ungünstigen Position

Supragingival (okklusal- bzw. inzisalwärts des Gingivalsaums)
- In der Suprawölbung (optimal)
- In der Infrawölbung des Zahnes

Äquigingival
- (In Höhe des Gingivalsaums)

Subgingival
- Bis zu 0,5 mm subgingival
- Mehr als 1 mm subgingival (ungünstig)

Subgingivaler Kronenrand

Muss ein Kronenrand z.B. wegen der Ausdehnung eines kariösen Defekts mehr als 1 mm subgingival gelegt werden, ist er nicht mehr exakt zu beurteilen. Es ist dann empfehlenswert, den Verlauf des Zahnfleischsaums und gegebenenfalls des marginalen Knochens durch eine parodontalchirurgische Maßnahme nach apikal zu verlagern.

> Zwischen zervikaler und okklusaler Präparation sollen sich keine unter sich gehenden Stellen befinden. Dies bedeutet, dass dort bei der Präparation alle durch die natürliche Zahnform bedingten Wölbungen entfernt werden müssen (Abb. 13.3).

Präparationstiefe

Aufgrund von Messungen der Zahnhartsubstanzdicke (s. Tab. 3.8) empfiehlt Marxkors die folgenden maximalen **Schnitttiefen:**
- Molaren, Prämolaren und Eckzähne: 1,3 mm
- Mittlere obere Schneidezähne: 1,0–1,3 mm
- Seitliche obere Schneidezähne und Unterkieferschneidezähne: 0,8–1,0 mm.

Diagnostisches Wax-up

Besteht eine stärkere Abweichung zwischen der Situation vor der Präparation und der angestrebten Versorgung, wie es z.B. bei Bisshebungen, Stellungskorrekturen und ästhetischen Veränderungen der Fall ist, sollte die geplante Versorgung in Form einer Wachsmodellation (diagnostisches Wax-up) auf den einartikulierten Situationsmodellen vorweggenommen werden. So kann man den notwendigen Substanzabtrag für die Präparation planen. Dies kann im Einzelfall auch bedeuten, dass zu präparierende Zähne sogar aufgebaut werden müssen. Das Wax-up kann auch mittels eines Silikonschlüssels in eine provisorische Versorgung überführt werden. Mittels eines so hergestellten Provisoriums kann die angestrebte Präparationstiefe optimal überprüft werden.

Widerstandsmessung

Elongiert, rotiert oder gekippt im Zahnbogen stehende Zähne erfordern bei der Präparation einen stärkeren Abtrag an Zahnhartsubstanz als regelrecht stehende Zähne. Durch die Bestimmung des elektrischen Widerstandes des Dentins mit einem geeigneten Gerät kann die Dicke des über der Pulpa verbliebenen Dentins ermittelt werden [Gente]. Auch

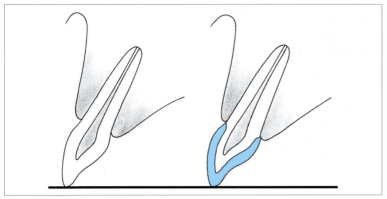

Abb. 13.3: Die Rekonstruktion einer Zahnkrone in ihrer ursprünglichen Form erfordert einen ausreichenden Abtrag der Zahnhartsubstanz, dessen Ausmaß sich nach dem verwendeten Kronensystem richtet. Dabei darf eine Mindestdicke des Dentins nicht unterschritten werden.

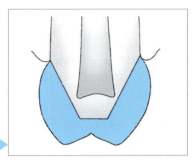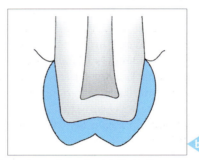

Abb. 13.4: Kronenpräparation. **a)** Bei stark konischer Präparation ist die Haftung der künstlichen Krone am Kronenstumpf vermindert und die Gefahr einer Pulpaverletzung erhöht. **b)** Leicht konischer Kronenstumpf

dort, wo für Verblendungen vermehrt Platz geschaffen werden soll, kann die Kontrolle der Präparationstiefe mittels **Widerstandsmessung** dazu beitragen, zu dünne Dentinschichten über der Pulpa oder die Eröffnung derselben zu vermeiden.

> Es sollte darauf geachtet werden, dass ein präparierter Kronenstumpf möglichst parallelwandig, d.h. nach okklusal hin nur leicht konisch verläuft (angestrebter Konvergenzwinkel der vertikalen Flächen zur Zahnachse 3–6°). Stark konisch präparierte Kronenstümpfe bieten eine schlechte mechanische Retention für die künstliche Krone. Außerdem besteht die Gefahr, die Pulpa zu eröffnen und damit ihre Vitalität zu gefährden (Abb. 13.4). Auch sollte für eine gute Retention eine Mindesthöhe der leicht konisch präparierten Wände von ca. 3 mm möglichst nicht unterschritten werden.

Auch die **Kaufläche** des zu überkronenden Zahnes wird um 1,5–2 mm abgetragen, um Platz für die Kaufläche der künstlichen Krone zu schaf-

Reduktion der Kaufläche

fen. Dabei sollen nicht nur die Höcker eingeebnet, sondern es muss auch Hartsubstanz im Bereich der Fissuren weggenommen werden. Dies führt zu einer Abtragung der Kauflächen, ihrem Relief entsprechend.

Wasserkühlung   Präpariert wird im Mund des Patienten mit diamantierten, ausreichend wassergekühlten Schleifkörpern, wobei Überhitzungen oder gar Verbrennungen der Zahnhartsubstanz sorgfältig zu vermeiden sind. Über einen Elektromotor angetriebene Schleif- und Bohreinsätze erreichen Umdrehungszahlen bis zu 200 000 U/min. Mit Dentalturbinen können noch höhere Umdrehungszahlen erreicht werden. Nach Wenz ist die Gefahr einer **Überhitzung der Zahnhartsubstanz** und damit die Gefahr einer Schädigung der Pulpa erhöht bei:

- ◢ zu geringer Menge des zur Kühlung des Schleifkörpers eingesetzten Mediums (Luft-Wasser-Spray oder Wasser),
- ◢ hoher Drehzahl des Schleifkörpers,
- ◢ hohem Anlagedruck des Schleifkörpers,
- ◢ großem Durchmesser des Schleifkörpers.

Pulpaschädigung   Je dünner die verbleibende Dentinschicht, umso größer wird die Gesamtfläche der angeschnittenen Dentinkanälchen und damit auch die Gefahr einer **Pulpaschädigung**. Die Dentinschicht über der Pulpa sollte nicht dünner präpariert werden als 0,7 mm, bei Jugendlichen mit weiten Dentinkanälchen doppelt so stark [Jüde et al.]. Die oben genannte Messung des elektrischen Widerstandes des Dentins ist hierbei hilfreich. Anhaltspunkte zu den die Hartsubstanzdicken der bleibenden Zähne können Tabelle 3.8 entnommen werden.

Temporäre Krone   Mit jeder Präparation, die bis in das Dentin reicht, werden Odonto-
Aufgaben   blastenfortsätze verletzt. Es entsteht eine **Dentinwunde**, die mit einer temporären Krone versorgt werden muss. Eine **temporäre Krone** deckt das bei der Präparation freigelegte Dentin ab und schützt den Zahn vor äußeren Reizen. Um Lageänderungen des präparierten Zahnes zu verhindern, muss sie über okklusale und approximale Kontakte abgestützt sein. Sie sollte exakt bis zur Präparationsgrenze reichen und die korrekte Kontur des Zahnes wiederherstellen, um keinen mechanischen Reiz für das marginale Parodont darzustellen. Ästhetische Aspekte stehen in der Regel bei der provisorischen Versorgung eines Zahnes nicht im Vordergrund, sollten aber bei temporären Frontzahnkronen nicht unbeachtet bleiben. Temporäre Kronen sind auch ein wichtiges Hilfsmittel zur Beurteilung der für die definitive Versorgung notwendigen Schichtstärken (s.a. diagnostisches Wax-up).

Herstellung   **Provisorische Kronen und Brücken** können auf verschiedenem Wege hergestellt werden. Häufig dienen dazu eine Abformung oder ein Silikonschlüssel, welche vor der Präparation gefertigt werden. Sie werden nach der Präparation mit einem selbsthärtenden, nicht pulpaschädlichen Kunststoff aufgefüllt und wieder über die Zahnreihe zurückgesetzt. So füllt der Kunststoff den Raum zwischen den präparierten Zähnen und der Abformung bzw. dem Silikonschlüssel auf. Das der Abformung entnommene, ausgearbeitete und polierte Provisorium wird meist mit einem provisorischen Zement eingesetzt. Steht kein Schlüssel zur Verfügung, kann bei Einzelkronen die Herstellung auch durch Anpassen und Unterfüttern einer konfektionierten Hülse aus Kunststoff an den beschliffenen Pfeiler erfolgen. Besonders hochwertige Provisorien werden über Abformung und Modell gefertigt. Hierbei wird vom Zahntechniker eine individuell angefertigte und farblich angepasste Hülse (Schalenprovisorium) angefertigt, die nach der Präparation im Mund mit Kunststoff an den beschliffenen Pfeiler angepasst wird. Langzeitprovisorien mit einem kompletten Metallgerüst gleichen bezüglich ihrer Herstellung und ihres Aufbaus mit Kunststoff verblendeten Kronen bzw. Brücken.

13.2 Präparationsform und Randschluss

Ziel der Präparation ist auch die Darstellung einer klar definierten Präparationsgrenze. Es sind verschiedene **Präparationsformen** bekannt (Abb. 13.5). Die Präparation mit zervikal **verlaufendem Rand** (Tangentialpräparation) ergibt nicht immer eine klar erkennbare Präparationsgrenze, führt aber zum geringsten Abtrag an Zahnhartsubstanz im Bereich der Präparationsgrenze. Sie hat somit ihre Indikation bei Zähnen, bei denen ein stärkerer Abtrag zu einer Schwächung des Stumpfes oder zu einer besonderen Gefährdung der Vitalität des Zahnes führen würde. Bei der Präparation mit **zervikaler Hohlkehle** ist die Präparationsgrenze deutlich markiert.

Auch bei der Präparation mit **Schulter** entsteht eine eindeutig markierte Präparationsgrenze. Dabei wird zervikal eine etwa rechtwinklige, innen gerundete Schulter von ca. 1 mm Breite angelegt, was aber einen entsprechenden Verlust an Zahnhartsubstanz nach sich zieht.

Nicht nur die Platzverhältnisse und die Dicke der Zahnhartsubstanz, sondern auch das Material der künstlichen Krone nehmen Einfluss auf die Präparationsform. So ist der Platzbedarf bei der Versorgung mit vollkeramischen oder metallkeramischen Restaurationen im Bereich der

**Präparations-
formen**

13

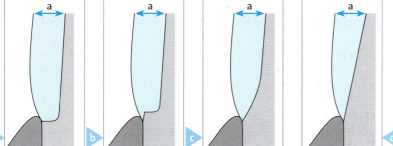

Abb. 13.5: Randgestaltung bei Kronen. **a)** Stufenförmiger Rand (Schulter), **b)** stufenförmiger Rand mit Abschrägung, **c)** ausgekehlter Rand (Hohlkehle), **d)** verlaufender Rand (Tangentialpräparation)

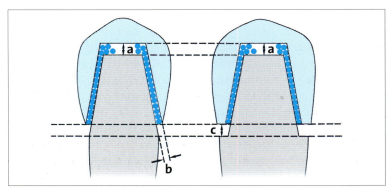

Abb. 13.6: Abhängigkeit der zervikalen Spaltbreite bei verlaufendem (**b**) und bei stufenförmigem Kronenrand (**c**), bei gleichem okklusal auftretendem Fehler (**a**)

Präparationsgrenze deutlich größer als bei rein metallischen Restaurationen. Die Einführung neuer Keramiken hat die Anforderungen an den Platzbedarf bei vollkeramischen Restaurationen inzwischen aber deutlich verringert. Wird für Kronen aus den klassischen Silikatkeramiken noch eine abgerundete zervikale Schulter von ca. 1,2 mm verlangt, ist für Kronen aus Lithiumdisilikatkeramik ein Hohlkehlpräparation von 0,8–1 mm Tiefe durchaus ausreichend. Ein noch geringer Platzbedarf ist für Oxidkeramiken (z.B. Zirkondioxid) notwendig, wenn diese nicht verblendet werden.

Eine abgeschrägte Schulter wird besonders bei metallischen Teilkronen im supragingivalen Bereich durchgeführt. Bei zu steiler Abschrägung ist die Präparationsgrenze wie bei der Tangentialpräparation nicht immer deutlich abgesetzt. Zervikal wird aufgrund des geringeren Zahnhartsubstanzverlustes und der einfacheren technischen Ausführung eine Hohlkehlpräparation bevorzugt.

Randschluss   Die Spaltbreite zwischen Kronenrand und Stumpf kann unter anderem auch von der **zervikalen Präparationsform** abhängig sein. Beim Zementieren muss zwischen der künstlichen Krone und dem präparierten Stumpf noch eine Zementschicht Platz finden. Ihre Dicke hängt von der Korngröße des verwendeten Befestigungszements ab. Diese ist bei den einzelnen Zementsorten unterschiedlich und liegt etwa zwischen 10 und 30 µm. Dies bedeutet, dass Kronenrand und Präparationsgrenze nicht absolut genau aneinander liegen können. Ein okklusal zwischen Krone und Stumpf vorhandener Spalt wirkt sich bei einer zervikalen Schulter anders auf den zervikalen Randspalt aus als ein verlaufender Kronenrand (Abb. 13.6).

13.3 Abformung und Modell

13.3.1 Abformung der Gegenzahnreihe

> **!** Eine Krone kann nur dann aufgebaut werden, wenn auch eine Abformung bzw. ein Modell der Gegenzahnreihe (sog. Gegenbiss) vorhanden ist.

Zur Abformung voll bezahnter oder teilbezahnter Gegenkiefer verwendet man konfektionierte Abformlöffel in Kombination mit einem geeigneten Abdruckmaterial (z.B. Alginat) (Abb. 13.7). Je nach Gebisssituation kann bei der Verwendung von Alginat die Abformgenauigkeit durch das Individualisieren des Abformlöffels mittels geeigneter Materialien verbessert werden. Durch das Ausgießen des Abdrucknegativs

Konfektionslöffel

Abb. 13.7: Situationsabformung. **a)** Perforierter, konfektionierter Abformlöffel aus Metall für den Oberkiefer, **b)** fertige Abformung. **c)** und **d)** Schnitt durch Abformung mit Rim-Lock-Löffel

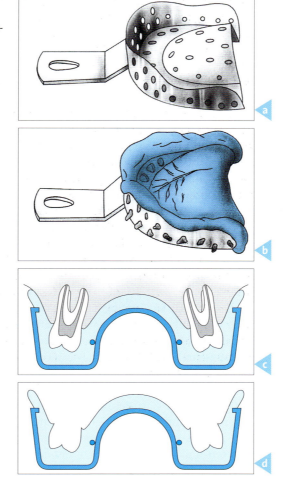

13

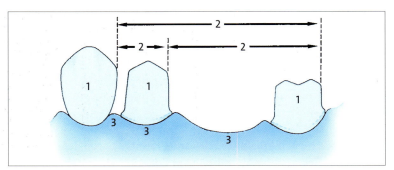

Abb. 13.8: Eine Abformung soll die Situation im Mund detail- und dimensionsgetreu wiedergeben, insbesondere die präparierten und unpräparierten Zähne (**1**), deren Abstand und Lage zueinander (**2**) sowie die Weichgewebe (**3**).

mit einem dimensionstreuen Modellmaterial (z.B. Spezialhartgips) erhält man ein naturgetreues Modell der Gegenzahnreihe.

> Auch vom präparierten Stumpf einschließlich des gesamten Zahnbogens muss eine Abformung vorgenommen werden (Abb. 13.8).

13.3.2 Ringabformung

Die Ringabformung ist historisch und wird heute nicht mehr angewendet. Dabei handelte es sich um die Abformung eines einzelnen präparierten Zahnstumpfes. Eine Kupferhülse, deren Durchmesser demjenigen des Zahnstumpfs entsprach, wurde der Präparationsgrenze und dem Verlauf des Zahnfleischsaums angepasst. Der Ring diente als Träger für das Abformmaterial. Die einzelnen über Ringabdrücke gewonnenen Abformungen bzw. Modellstümpfe mussten mittels einer Überabformung räumlich einander zugeordnet werden.

13.3.3 Korrekturabformung

Darstellung der Präparationsgrenze

Bei der Korrekturabformung handelt es sich um die **Gesamtabformung** einer Zahnreihe samt allen darin enthaltenen präparierten Zähnen. Nach der Präparation wird, falls erforderlich, zur Darstellung der Präparationsgrenzen zuerst der Gingivalsulcus der Pfeiler geöffnet. Dies geschieht durch Einlegen eines Baumwollfadens in den Sulcus. Der Faden ist mit blutstillenden (vasokonstringierenden oder adstringierenden) Mitteln getränkt (sog. **Retraktionsfaden**). Über die Zahnreihe wird bei liegenden Retraktionsfäden eine Situationsabformung mittels knetbarem, zähplastischem Silikon genommen. Durch Beschneiden der ausgehärteten und aus dem Munde entnommenen Erstabformung werden aus dieser alle unter sich gehenden Stellen beseitigt. Nach Entfernen der

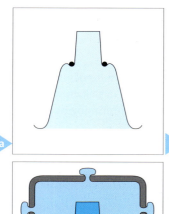

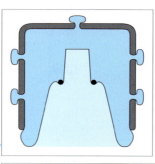

Abb. 13.9: Korrekturabformung. **a)** Der Gingivalsulkus wird mit einem Retraktionsfaden geöffnet, **b)** Situationsabformung mit zäh plastischem Silikon (über Stumpf und Retraktionsfaden), **c)** Einbringen von wenig dünn fließender Silikonmasse in die ausgehärtete und beschnittene Erstabformung, **d)** Korrektur der Erstabformung mit dünn fließendem Silikon nach Entfernung des Retraktionsfadens

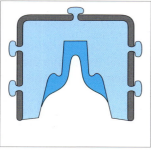

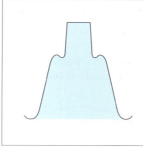

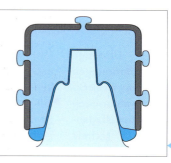

Retraktionsfäden wird die beschnittene Erstabformung mit wenig dünn fließender Silikonmasse beschickt. Diese wird beim erneuten Zurücksetzen der Abformung in den Mund zu einer dünnen Schicht ausgepresst (Abb. 13.9). Dabei wird auch die geöffnete Zahnfleischfurche abgeformt.

Zweizeitige Abformungen

Generell ist es bei dieser Abformtechnik möglich, dass das unter Druck ausfließende Korrekturmaterial die Erstabformung deformiert und so aushärtet. Nach Entnahme der Abformung aus dem Mund des Patienten stellt das zähere Material des Erstabdrucks zurück und verdrängt das nachgiebigere Korrekturmaterial entsprechend in das Abdrucklumen.

Fehlerquelle

Folge sind zu enge Abdrucklumina bzw. zu schmale Modellstümpfe. Dieser methodische Fehler kann nach Lehmann vermieden werden, wenn für das Korrekturmaterial Abflussmöglichkeiten geschaffen werden. Diesem Zweck dient auch das Ausschneiden der Erstabformung. Auch der vom Retraktionsfaden im Erstabdruck ausgesparte Platz dient als Abflussmöglichkeit für das Korrekturmaterial. Zusätzlich hat es sich bewährt, approximal in die Pfeilerlumina kleine **Abflussrillen** einzuschneiden.

Abfluss-möglichkeiten

Eine Abflussmöglichkeit und Platz für das Korrekturmaterial können auch dadurch geschaffen werden, dass die Erstabformung vor der Pfeilerpräparation, besser aber nach der Grobpräparation der Pfeiler erfolgt. Man spricht dann von einer **Doppelabformung**. Der Platz für das Korrekturmaterial kann auch durch eine elastische Folie hergestellt werden,

Doppel-abformung

13

die vor der Abformung auf dem mit Knetsilikon beschickten Löffel platziert wird und dann vor der Korrektur aus der ausgehärteten Erstabformung entfernt wird.

> Druck auf die Abformung während der gesamten Abbindephase des Korrekturmaterials kann bleibende Deformation derselben hervorrufen. Es ist daher richtig, die zu korrigierende Abformung nur kurz anzupressen, dann aber ohne Druck festzuhalten.

13.3.4 Doppelmischabformung

Einzeitige Abformungen Doppelmischabformung Doppelfadentechnik

Die **Doppelmischabformung** ist ebenso wie die Korrekturabformung eine vollelastische Gesamtabformung einer ganzen Zahnreihe. Im Gegensatz zu der Korrekturabformung, bei welcher zwei Arbeitsschritte aufeinander folgen, ist die Doppelmischabformung einzeitig.

Bei dieser Methode hat sich zur Öffnung des Gingivalsulcus die sogenannte **Doppelfadentechnik** bewährt. Dabei wird zuerst ein dünnerer Faden in den Sulcus gelegt, der während der Abformung dort verbleibt. Es ist sicherzustellen, dass der zuerst gelegte dünne Faden apikalwärts der Präparationsgrenze liegt. Der Gingivalsulcus wird zusätzlich durch einen dickeren Retraktionsfaden geöffnet, der vor der Abformung entfernt wird.

Abformspritze

Mit Hilfe einer **Abformspritze** wird dünn fließendes Abformmaterial sorgfältig in den Gingivalsulcus rund um den präparierten Pfeiler eingespritzt. Zur Vermeidung von Lufteinschlüssen kann das Abformmaterial vorsichtig mit dem Luftbläser auf dem Stumpf verblasen werden. So lange das Erstmaterial noch fließfähig ist, erfolgt darüber eine Situationsabformung mit zäh fließendem Zweitmaterial. Beide Materialkomponenten verbinden sich innig zu einer Abformung (Abb. 13.10). Wenn beide Materialkomponenten gleichzeitig in fließfähigem Zustand appliziert werden, sind elastische Materialdeformationen, wie sie bei der Korrekturabformung auftreten, nicht zu befürchten. Für diese Arbeitstechnik eignen sich Abformmaterialien auf Silikonbasis ebenso wie Polyether-Massen.

Einphasenabformung

Modifikationen der Doppelmischabformung sind die **Einphasenabformung** und die **Sandwichabformung**. Bei der **Einphasenabformung** wird mittels Abformspritze und Abformlöffel in einer Arbeitsphase nur ein mittelfließendes Elastomer appliziert.

Sandwichabformung

Bei der **Sandwichabformung** wird zäh- oder mittelfließendes Material im Abformlöffel mit dünn fließender Abformmasse überschichtet. Die Abformung muss erfolgen, solange beide Materialkomponenten noch fließfähig sind. Eine Abformspritze wird für die Sandwichabformung nicht benötigt. Sie eignet sich für supragingivale Präparationen, da das Abformmaterial weder über eine Abformspritze noch über eine Erstabformung in infragingivale Bereiche geführt wird.

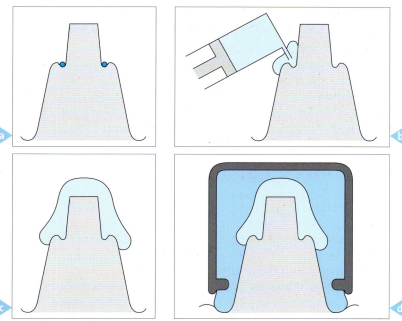

Abb. 13.10: Doppelmischabformung. **a)** Präparierter Stumpf mit in den Gingivalsulkus eingelegtem Retraktionsfaden, **b)** Ausfüllen des Gingivalsulkus (nach Entfernen des Retraktionsfadens) mittels Abformspritze mit dünn fließendem Abformmaterial, **c)** Der Stumpf kann vollständig umspritzt werden, **d)** Über das noch fließfähige vorgespritzte Material erfolgt eine Situationsabformung mit Abdruckmasse gleichen chemischen Aufbaus, mit gleicher oder etwas zäherer Konsistenz.

Bei der **Hydrokolloidabformung** benutzt man thermoreversibles Abformgel in mittel- und dünn fließender Konsistenz. Das Vorgehen bei der Abformung gleicht im Prinzip demjenigen bei der Doppelmischabformung. Ein Vorteil der Hydrokolloide wird in deren hydrophilen Eigenschaften gesehen, weshalb das Material auch an feuchte Zahnhartsubstanz gut anfließt. Als Nachteil gilt, dass Hydrokolloidabformungen im Gegensatz zu Abformungen aus elastomeren Massen aufgrund ihrer Gelstruktur austrocknen und dadurch ihre primär hohe Genauigkeit sehr schnell verlieren.

Die Abformverfahren können nach der Zahl der Arbeitsschritte und nach der Zahl der verwendeten Materialien unterschieden werden. Da bei der Korrekturabformung und bei der Doppelabformung zwei Arbeitsschritte aufeinander folgen (die Erstabformung und die Korrektur derselben) sind sie zweizeitig, die übrigen Abformverfahren sind einzeitig (Tab. 13.2). Bei sorgfältigem, materialgerechtem Vorgehen können nach den Untersuchungen von Lehmann sowie Wöstmann mit allen Abformverfahren gute Ergebnisse erzielt werden.

**Hydrokolloid-
abformung**

13

Tab. 13.2: Systematik der konventionellen Abformverfahren

	Einzeitig (ein Abformschritt)	Zweizeitig (zwei Abformschritte)
Einphasig (Ein Abformmaterial)	Ein Material wird in einem Abformschritt appliziert. → **Einphasenabformung**	
Zweiphasig (Zwei Abformmaterialien)	Zwei Materialien werden gleichzeitig → **Sandwichabformung** oder nacheinander in einem Abformschritt appliziert. → **Doppelmischabformung** → **Hydrokolloidabformung**	Zwei Materialien werden nacheinander in zwei aufeinander folgenden Abformschritten appliziert. → **Korrekturabformung** → **Doppelabformung**

13.3.5 Optische Abformung

Es ist auch möglich, über spezielle bildgebende Verfahren eine „optische Abformung" nicht nur des präparierten Stumpfes, sondern auch der gesamten Zahnreihen sowie der Kiefer in Okklusion herzustellen. Dazu werden mit speziellen Kameras entweder Einzelbilder aus verschiedenen Perspektiven aufgenommen, oder die darzustellenden Bereiche werden im Videomodus aufgenommen. Die so gewonnenen Bilddaten können im Computer dreidimensional dargestellt und bearbeitet werden und im CAD/CAM-Verfahren entweder direkt zur Herstellung von Restaurationen oder zur Herstellung von realen Modellen zur Anfertigung des Zahnersatzes verwendet werden. Für eine optische Abformung muss der dazustellende Bereich bisher mit einer dünnen Schicht von opakem Pulver bestäubt werden, da die Transluzenz der Zahnhartsubstanzen sonst zu Ungenauigkeiten der Abformung führen kann. Obwohl dieses Prinzip bereits seit vielen Jahren in der Zahnmedizin angewendet wird, gewinnt es erst derzeit zunehmend an Bedeutung, da nun die Möglichkeiten zur Verfügung stehen, die enormen Datenmengen einer 3-D-Darstellung auch im Videomodus zu bewältigen, und erste Systeme auch ohne das Einpudern der Präparationen eingesetzt werden können. Voraussetzung für eine optische Abformung sind einsehbare und klar abgesetzte Präparationsgrenzen.

13.3.6 Meistermodell

> **!** Die Abformung des Kronenstumpfes (Negativform) muss in eine Positivform, ein sogenanntes Meistermodell, umgesetzt werden (Ausnahme s. vorheriges Kapitel).

Modellmaterial Das Modell soll möglichst originaltreu und widerstandsfähig sein. Modelle aus Spezialhartgipsen eignen sich gut als Meistermodelle. **Spezial-**

hartgipse (Klasse-IV-Gips) sind einfach zu verarbeiten und vereinigen bei ausreichender Härte eine gute Detailwiedergabe mit gutem Dimensionsverhalten. Zur Anfertigung eines **Sägemodells** wird der Zahnkranz im Abdrucknegativ mit Spezialhartgips ausgegossen. Dort, wo sich präparierte Stümpfe befinden, werden in den Gips Modellstifte eingesetzt. Nach Isolieren der Gipsschicht wird der Sockel des Modells ebenfalls aus Hartgips gegossen. Nach dessen Aushärtung kann mesial und distal des Pfeilers ein Sägeschnitt bis zum Gipssockel geführt werden. Der auf diese Weise separierte Modellstumpf kann vom Modell abgehoben und vermittels der Modellstifte wieder sicher in das Modell reponiert werden (Abb. 13.11, 13.12).

Sägemodell

Für Meistermodelle werden neben den Sockeln aus Hartgips auch Sockel aus Kunststoffplatten verwendet, in die z.B. passgenaue Bohrungen für die Modellstifte eingebracht werden. So soll eine mögliche Deformation des Zahnkranzes durch das Expandieren des Sockelgipses verhindert werden.

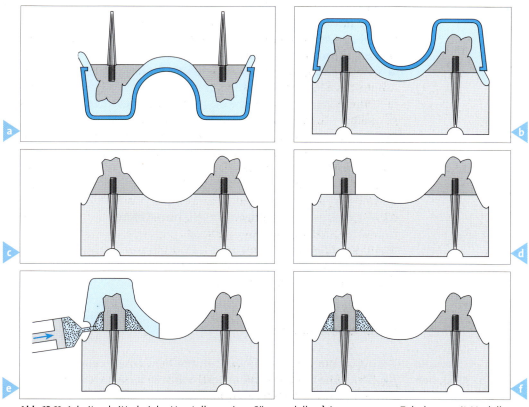

13

Abb. 13.11: Arbeitsschritte bei der Herstellung eines Sägemodells. **a)** Ausgegossener Zahnkranz mit Modellstiften, **b), c)** Nach der Isolierung gegen Gips wird der Zahnkranz mit Gips gesockelt, **d)** dargestellte Präparationsgrenzen, **e)** Rekonstruktion der Zahnfleischpartie mit einem elastischen Material unter Zuhilfenahme der Abformung, **f)** Sägemodell mit elastischer Papille

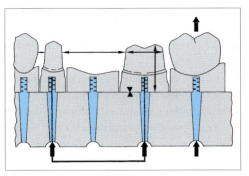

Abb. 13.12: Das Meistermodell muss möglichst alle Informationen aus der Abformung übernehmen, d.h., es muss die einzelnen Stümpfe sowie deren Lage zueinander detail- und dimensionsgetreu wiedergeben. Aus arbeitstechnischen Gründen müssen die Modellstümpfe vom Modellsockel lösbar sein, was beim klassischen Sägemodell über Modellstifte (sog. Dowel pins) geschieht. Wichtig ist, dass die herausgenommenen Stümpfe wieder exakt in den Modellsockel reponiert werden können.

Anforderungen an das Modell

An ein Modell zur Anfertigung von festsitzendem Zahnersatz müssen folgende **Anforderungen** gestellt werden:

◢ Wiedergabe des gesamten Zahnbogens (Teilmodelle sind ungeeignet.)

◢ Exakte Reproduktion der präparierten Pfeiler und der unpräparierten Zähne

◢ Genaueste Wiedergabe der Präparationsgrenzen

◢ Naturgetreue Darstellung der Lagebeziehung der Pfeiler zueinander und zu den unpräparierten Nachbarzähnen

◢ Wiedergabe der Weichgewebe, also der zahnlosen Kieferabschnitte und des Gingivalsaums

◢ Einzelstümpfe herausnehmbar, rotationsgesichert und exakt reponierbar

Diese Anforderungen gelten sinngemäß auch für ein virtuell im Computer erzeugtes Modell.

13.4 Die Gestaltung der künstlichen Krone

13.4.1 Kauflächen

Kauflächengestaltung

> **!** Die Kauflächen künstlicher Kronen werden gemäß der anatomischen Form des entsprechenden Zahnes unter Berücksichtigung der Funktion gestaltet. Dies gilt auch für die Palatinalflächen der oberen Frontzähne.

Statische Okklusion

Die funktionellen Beziehungen entsprechen denen der natürlichen Kaufläche. Die tragenden Zahnhöcker sollen so modelliert werden, dass sie in den Gruben oder auf den Randleisten der Antagonisten gleichmäßig und gleichzeitig auftreffen. Die Höcker (oder die Schneidekanten der Unterkieferfrontzähne) sollen die Antagonisten im Vielpunktkontakt treffen. Die Gesamtfläche aller **Okklusionskontakte** in einem Ge-

Vielpunktkontakt

biss soll möglichst klein sein. Eine punktförmige und zentrale Belastung der künstlichen Kaufläche sowie des Antagonisten ist nur dann erzielbar, wenn die künstlichen Kauflächen mit einem deutlichen Höcker-Fissuren-Relief ausgebildet werden.

Weiterhin sollen sich die Zahnhöcker bei dynamischer Okklusion nicht stören, sondern ohne Kontakt aneinander vorbei gleiten. Bei der Protrusion und der Laterotrusion des Unterkiefers soll der Okklusionskontakt der Seitenzähne aufgehoben werden (**Disklusion**). Die Führung der Bewegung erfolgt durch die Frontzähne (**Frontzahnführung**) bzw. die Eckzähne (**Eckzahnführung**) und die Kiefergelenke (Abb. 13.13, 13.14; Tab. 13.3). Zahnkontakte auf der Nichtarbeitsseite (Mediotrusionsseite), sogenannte **Balancekontakte**, sind zu vermeiden, da sie traumatisierend auf das Parodontium wirken können.

Dynamische Okklusion

Kauflächen mit Vielpunktkontakten in Interkuspidationsstellung sowie mit Disklusion bei Protrusion und Laterotrusion können nur in einem **Artikulator** aufgebaut werden. Okkludatoren sind dazu ungeeignet. Vollständige Modelle beider Kiefer sind eine unabdingbare Voraussetzung. Wird als Gerät zur Reproduktion der Unterkieferbewegungen ein Mittelwertartikulator angewendet, sind Störkontakte im Mund des Patienten bei der Interkuspidation und bei Artikulationsbewegungen nicht mit Sicherheit zu vermeiden.

Hilfsmittel

Tab. 13.3: Höckerhöhe und anatomische Gegebenheiten im Kauorgan

Parameter		Höcker höher Fossae tiefer	Höcker niedriger Fossae flacher
Inzisalführung	Steil	X	
	Flach		X
Okklusionskurve	Tief	X	
	Flach		X
Gelenkbahnneigung	Steil	X	
	Flach		X
Side shift und Bennett-Lateralbewegung	Gering	X	
	Stark		X

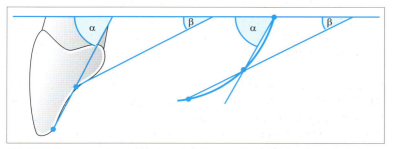

Abb. 13.13: Zusammenhang zwischen der Neigung der sagittalen Kondylenbahn und der Steilheit der Schneidezahnführung, modifiziert nach [Reusch et al.]

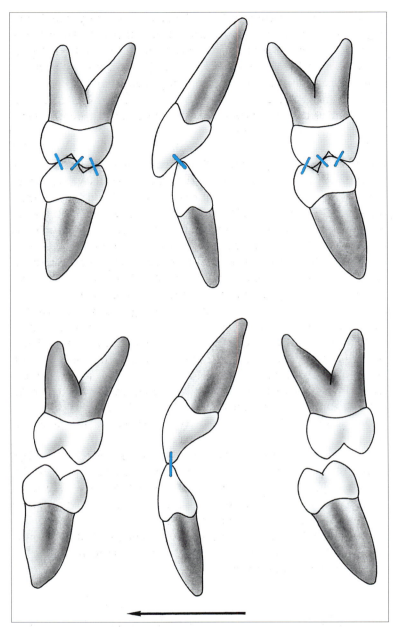

Abb. 13.14: Oben: Vielpunktkontakt der Kauflächen in Schlussbisslage (habituelle Interkuspidation). **Unten:** Durch die Front- bzw. die Eckzahnführung kommt es bei Protrusions- bzw. bei Laterotrusionsbewegungen des Unterkiefers zur beidseitigen Disklusion im Seitenzahngebiet.

Größtmögliche Sicherheit bringt hier die Anwendung eines individuellen Artikulators mit gelenkbezüglich montierten Kiefermodellen. Unabhängig vom angewendeten Artikulator ist der exakten Bestimmung der Lagebeziehung der Kiefermodelle zueinander (**Kieferrelationsbestimmung**) die höchste Bedeutung zuzumessen.

> Der Aufbau der Kauflächen soll in kontrollierbaren Arbeitsschritten erfolgen (Aufwachstechnik).

Bei der Aufwachstechnik werden die einzelnen Elemente der Kauflächen nacheinander in Wachs modelliert. Eine Möglichkeit besteht darin, dass zuerst Höckerposition und Höckerhöhe durch einen Wachskegel (Höckerkegel) festgelegt werden. Der **Höckerkegel** selbst hat gerade eben noch keinen Okklusionskontakt, sondern zeigt zwischen die Kontaktbereiche am Antagonisten. Die Okklusionskontakte entstehen erst bei der Komplettierung der Kaufläche. Als Hilfselemente können die sogenannten Höckerverkleidungen modelliert werden. Danach erfolgt die Anlage der **Dreieckswülste**, der **Höckergrate** und der **Randleisten**. Die Fissuren entstehen durch die Abgrenzung der gewölbten Elemente gegeneinander (lediglich die Höckerverkleidungen schließen ohne Fissur an die Höckergrate an).

Aufwachstechnik

Punktförmige Okklusionskontakte entstehen durch die Wölbung der okkludierenden Elemente, wobei als Leitbild die Kontakte der idealisierten Okklusion dienen (Abb. 13.15). Für die praktische Durchführung der Aufwachstechnik wird auf die speziell dafür erarbeiteten Arbeitsanleitungen verwiesen [Lundeen; Thomas; Schulz].

Die Rekonstruktion von okkludierenden Flächen soll folgende **Ziele** erreichen:

◢ Die **Orthofunktion der Unterkieferbewegung**: Die Schlussbisslage soll ohne Zwangsführung durch einzelne störende Zähne bzw. Höcker eingenommen werden können. Bei Seitwärtsbewegungen des Unterkiefers soll die Front- und Eckzahnführung ohne Störung durch Balancekontakte wirksam werden.

Orthofunktion der UK-Bewegung

13

◢ Eine **physiologische Belastungsform der Zähne**: Die Kaukräfte sollen in Richtung Zahnwurzelachse weitergeleitet werden. (Dies ist bei oberen Frontzähnen nicht möglich.)

Belastungsform

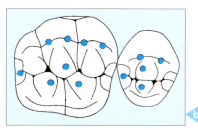

Abb. 13.15: Okklusionskontakte an den Seitenzähnen, nach [Payne]. Die Aufteilung der Kauflächen in Einzelelemente ist eines der möglichen Konzepte der Aufwachstechnik. **a)** Okklusionskontakte im Oberkiefer, **b)** im Unterkiefer

Belastungsgröße   ◢ Eine **physiologische Belastungsgröße der Zähne**: Zu breite Kauflächen und zu große Okklusionskontakte führen zur Überbeanspru-
chung des Zahnhalteapparates (Hyperfunktion), ebenso wie okklusale Frühkontakte. Zu massive Verblockungen ergeben eine Hypo-
funktion (s. Kap. 17).

Belastungsdauer   ◢ Eine **physiologische Belastungsdauer der Zähne**: Breite Okklusionskontakte können zum sogenannten Zähneknirschen führen.
Dabei presst der Patient die Kauflächen reibend gegeneinander. Physiologisch sind dagegen kurzzeitige Zahnkontakte. Dieser Faktor ist
durch die Kauflächengestaltung alleine nicht immer zu beeinflussen. Er wird häufig von der Tendenz des Patienten zum Zähneknirschen und zum Pressen mit den Zähnen überlagert.

Die Herstellung einer Orthofunktion der Zähne, des Zahnhalteapparates, der Kiefergelenke und der Kaumuskulatur ist nur möglich, wenn folgende anatomische Gegebenheiten aufeinander abgestimmt werden:

◢ Die Bahn der Kiefergelenke
◢ Die Führung der Schneide- und Eckzähne
◢ Die Höhe und die Neigung der Höcker
◢ Die Tiefe und die Richtung der Fissuren
◢ Der Verlauf der Okklusionskurve (s. Tab. 13.3)

13.4.2 Kronenrand

> **!** Die künstliche Krone soll den präparierten Zahnstumpf bis zur
> Präparationsgrenze überdecken.

Nicht von der Krone bedeckte, jedoch präparierte Zahnhartsubstanz ist
vermehrt kariesanfällig. Der Kronenrand darf nicht überstehen, da dies
zur mechanischen Reizung des Zahnfleischsaums und zur Plaqueretention führt. Aus demselben Grund soll der Kronenrand glatt und hoch-

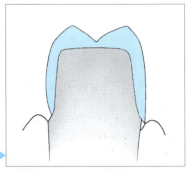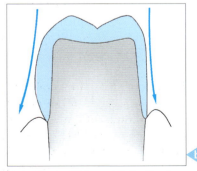

Abb. 13.16: Gestaltung des Kronenrandes und der Kronenflächen. **a) Links:** Rand zu
kurz, **rechts:** Rand abstehend und zu lang. **b) Links:** Anatomisch korrekt gewölbte
Kronenfläche, **rechts:** zu flache Kronenfläche

Abb. 13.17: Der Randspalt künstlicher Kronen sollte zwischen 20 und 100 μm liegen.

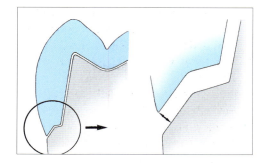

glanzpoliert sein. Der Kronenrand soll exakt an der Präparationsgrenze enden (Abb. 13.16).

Randpassung

Zwischen der Innenseite der Krone und dem präparierten Stumpf soll nur ein solcher Spalt bestehen, wie er zur Aufnahme des Befestigungszements notwendig ist. Bei der Anwendung von Feinkornzementen mit einer Korngröße zwischen 10 und 20 μm wird eine **zervikale Spaltbreite** von 20 bis maximal 100 μm als optimal erachtet (Abb. 13.17).

13.4.3 Außenflächen der Kronen

Die Außenflächen der Kronen sollen den natürlichen Zahnwölbungen nachgebildet werden, da diese eine Abweiserfunktion für die Speisen haben.

Kronenkontur

Werden die oralen und vestibulären Flächen der künstlichen Krone zu flach modelliert, gleiten die Speisen daran entlang und treffen direkt auf den Zahnfleischsaum auf, was zur mechanischen Irritation des marginalen Parodontiums führen kann (s. Abb. 13.16). Eine Überkonturierung ist noch ungünstiger, sie reduziert die physiologische Selbstreinigung durch Zunge und Wange und führt so zur vermehrten Plaqueretention.

13

13.4.4 Approximalkontakt

Besondere Aufmerksamkeit ist der Wiederherstellung der approximalen Kontaktbeziehung zu widmen.

Lage und Form

Bei fehlendem **Approximalkontakt** kommt es zum Einklemmen faseriger Speisebestandteile im Approximalraum und dadurch zur Schädigung der Interdentalpapille. Die richtige Gestaltung der Approximalflächen beginnt mit der Anlage der okklusalen Randleisten. Über dem Kontaktpunkt bzw. der Kontaktfläche soll eine interproximale Furche bestehen. Der Fundus dieser Furche soll sich in Richtung der Interdentalnische nach bukkal und lingual vertiefen. Dadurch können die Speisen in dieser Richtung abgleiten. Die Größe und die Form des im Rah-

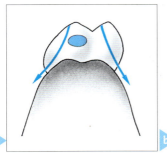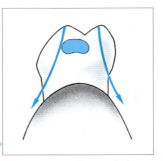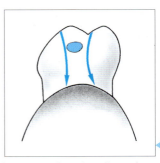

Abb. 13.18: Gestaltung des Approximalkontakts, nach [Motsch]. **a)** Bei erhaltener Interdentalpapille punktförmig. **b)** Bei reduzierter Interdentalpapille breiter. **c)** Falsch ist der punktförmige Approximalkontakt bei reduzierter Interdentalpapille. Hier werden die Speisen nicht vom Interdentalraum abgewiesen (Speisenimpaktion im zu großen Interdentalraum).

Interdentalpapille

men der Überkronung eines Zahnes neu zu bildenden Approximalkontaktes hängen wesentlich von Größe und Form der **Interdentalpapille** ab (Abb. 13.18).

Bei erhaltener Interdentalpapille (jugendliches Gebiss) muss Platz für die Papille geschaffen werden, damit sie nicht gequetscht wird. Deshalb wird der Approximalkontakt kleinflächig im oberen Kronendrittel angelegt. Ist jedoch die Interdentalpapille reduziert, kann der Kontaktbereich flächenhaft sein. Dabei wird die im natürlichen Gebiss vorkommende interdentale Abrasion nachgeahmt. Günstig ist bei flächenhaftem Approximalkontakt eine sphärisch gekrümmte Form. Sie verhindert am zuverlässigsten das Einklemmen faseriger Speisebestandteile. Die Größe des Approximalkontaktes hängt auch bis zu einem gewissen Grad davon ab, ob der benachbarte Zahn ebenfalls überkront wird oder nicht. Dabei sollte aus kariesprophylaktischen Gründen der Kontaktbereich zum nicht überkronten Nachbarzahn kleiner gehalten werden als zum überkronten Nachbarzahn (Abb. 13.19).

> Von okklusal betrachtet liegen die Approximalkontakte im Oberkiefer und im Unterkiefer im Verlauf der Schneidekanten bzw. der bukkalen Höcker (Abb. 13.20).

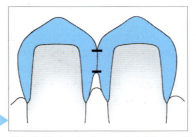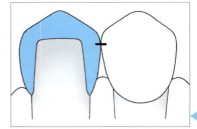

Abb. 13.19: Aus kariesprophylaktischer Sicht kann der Approximalkontakt zum überkronten Nachbarzahn (**a**) etwas großflächiger gestaltet werden als zum nicht überkronten Nachbarzahn (**b**).

Abb. 13.20: Aus okklusaler Sicht liegen die Approximalkontakte im Verlauf der bukkalen Höcker, wodurch eine kleinere bukkale und eine größere orale Interdentalnische entstehen.

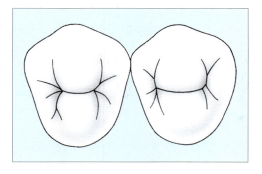

Für die korrekte **Rekonstruktion des Approximalraums** haben sich Meistermodelle mit erhaltener Papillenpartie aus weich bleibendem Material bewährt (z.B. Silikonmasse, weich bleibender Kunststoff) (s. Abb. 13.11). Bei reduzierter Interdentalpapille ist zu beachten, dass ein ausreichend geöffneter Approximalraum vom Patienten leichter zu reinigen ist als ein zu enger. Idealerweise sollte sich durch die Gestaltung eine Führung für ein Zwischenraumbürstchen ergeben, sodass die kritischen interdentalen Kronenrandbereiche gut gereinigt werden können.

Meistermodell mit elastischer Zahnfleischmaske

13.5 Einteilung der Kronen

> ❗ Die Grundtypen der künstlichen Kronen werden danach differenziert, welche Anteile der natürlichen Zahnkrone sie umfassen oder ersetzen.

◢ Eine **Teilkrone** (Teilüberkronung) überdeckt die Zahnkrone nicht vollständig. Eine faziale Teilkrone aus zahnfarbenem Material wird als Verblendschale (Veneer) bezeichnet.

◢ Eine **Vollkrone** (Vollüberkronung) bedeckt und umfasst die Zahnkrone vollständig.

◢ Die früher gebräuchliche **Stiftkrone** diente dem Aufbau marktoter und stark zerstörter Zähne. Sie ersetzte die klinische Krone vollständig und war vermittels eines fest mit der Krone verbundenen Wurzelstiftes aus Metall im Wurzelkanal verankert. Stiftkronen werden (mit Ausnahme der sog. Endokrone) nur noch kurzfristig als Provisorium verwendet. Heute werden zerstörte, marktote Zähne zuerst mit einem Stiftaufbau versorgt und anschließend überkront (s. Kap. 15).

Klassifikation

13

Obige und weitere Gesichtspunkte, wie etwa die Werkstoffe, führen zu einer weitergehenden Klassifikation der Überkronungen:

1   **Teilkronen**
    1.1   Teilkrone aus Metall
        1.1.1   Teilkrone aus Metall, unverblendet
        1.1.2   Teilkrone aus Metall, verblendet (Keramik)

   1.2 Teilkrone aus Nichtmetall
      1.2.1 Teilkrone aus Keramik (Keramikteilkrone)
      1.2.2 Teilkrone aus Kunststoff (Komposit) (Kunststoffteilkrone)
   1.3 Veneer (faziale Teilkrone, Verblendschale)
      1.3.1 Veneer aus Keramik (Keramikveneer)
      1.3.2 Veneer aus Kunststoff (Komposit) (Kunststoffveneer)

2 Vollkronen
   2.1 Vollkrone aus Metall
      2.1.1 Vollkrone aus Metall, unverblendet (z.B. Vollgusskrone)
      2.1.2 Vollkrone aus Metall, verblendet (Verblendkrone)
          2.1.2.1 Vollkrone aus Metall, mit Keramik verblendet (Keramikverblendkrone)
          2.1.2.2 Vollkrone aus Metall, mit Kunststoff (Komposit) verblendet (Kunststoffverblendkrone)
   2.2 Vollkrone aus Nichtmetall (Mantelkrone)
      2.2.1 Vollkrone aus Keramik (Keramikmantelkrone, Jacketkrone)
      2.2.2 Vollkrone aus Kunststoff (Komposit) (Kunststoffmantelkrone)
   2.3 Doppelkrone (s. Kap. 18).

13.6 Teilkronen

> **!** Teilkronen ersetzen oder schützen nicht die gesamte Zahnkrone. Im Seitenzahngebiet werden bei der klassischen Teilkrone aus Metall beide Approximalflächen und die gesamte Kaufläche in die Präparation einbezogen, im Frontzahngebiet die Approximalflächen und die Oralfläche des Zahnes. Der sichtbare Teil des Zahnes bleibt bei der klassischen Teilkrone aus Metall aus ästhetischen Gründen unbedeckt.

Teilkronen aus Metall

Teilkronen wurden ursprünglich, wie auch die Einlagefüllungen, ausschließlich aus Edelmetalllegierungen gegossen. Je nach dem Umfang der **Teilkronen aus Metall** unterschied man Halb- und Dreiviertelkronen. Metallische Teilkronen im Bereich der Frontzähne wurden als Halbkronen und solche im Seitenzahngebiet, welche die gesamte Okklusalfläche und die Oralfläche des Zahnes einbeziehen, als Dreiviertelkronen bezeichnet. Zwischen MOD-Inlays mit Kaukantenschutz (Abb. 13.21), Overlays bzw. Onlays und Teilkronen (Abb. 13.22) besteht ein fließender Übergang. Erst mit der Verbesserung der Eigenschaften der Keramiken und der Möglichkeit zur adhäsiven Befestigung erlangten Inlays und Teilkronen aus Keramik Praxisreife. Heute unterscheidet man Teilkronen aus Metall von denen aus Keramik.

Abb. 13.21: Präparation für mesial-okklusal-distales Inlay mit Kaukantenschutz (MOD-Inlay, Onlay) aus Metall; fließender Übergang zur Teilkrone

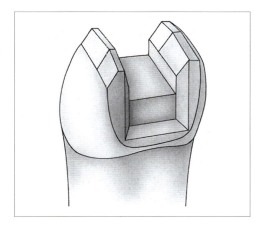

Abb. 13.22: Als Präparationsform für die klassische Teilkrone aus Metall hat sich die Schulter mit Abschrägung bewährt. Die Kronenränder enden auch auf der oralen Seite zumeist supragingival. Im Unterkiefer ist auch der bukkale (tragende) Höcker im Bereich der funktionellen Kaufläche zu überdecken.

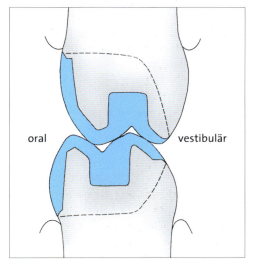

oral   vestibulär

13

> Bei **Teilkronen aus Keramik** müssen im Seitenzahngebiet aufgrund der adhäsiven Verbindung zur Zahnhartsubstanz nicht alle Höcker in die Präparation einbezogen werden.

Teilkronen aus Keramik

Teilkronen dienen als Einzelkrone oder als Brückenanker. Man kann mit ihnen ebenso wie mit Vollkronen den Kauflächenkomplex rekonstruieren, z.B. bei starker Abrasion der Zähne oder im Rahmen einer Bisshebung. Die Voraussetzungen für Teilkronen sind ein kariesresistentes Gebiss und gute Mundhygiene.

Indikation

> Bei den Verblendschalen (**Veneers**) handelt es sich um faziale, adhäsiv befestigte Teilüberkronungen (s. Abb. 11.12).

Verblendschalen

Die Indikation, Präparation und Befestigung von labialen Verblendungen der Zähne mittels Veneers wurde in Kapitel 11 beschrieben. Die Variationsbreite reicht von dünnen Schalen bis zu stärkeren Konstruktionen, welche die Schneidekante deutlich übergreifen und weit nach approximal bzw. oral reichen. Deshalb ist die Grenze zwischen den Veneers und den adhäsiv befestigten, vollkeramischen Kronen fließend. Im geeigneten Fall können Verblendschalen auch mit der Labialfläche unpräparierter, oberer Schneidezähne verklebt werden (sog. Non-prep-Veneers). Veneers bestehen in der Regel aus Keramik, es werden aber auch solche aus Komposit beschrieben

13.6.1 Präparation für eine Teilkrone

Präparation

Für Teilkronen aus Metall sind eine Vielzahl von Präparationsformen angegeben worden, wie etwa bei Frontzahnteilkronen approximale Rillen oder Bohrungen für parapulpäre Stiftchen. Sie werden hier nicht **Teilkronen** mehr dargestellt, da adhäsiv an Frontzähnen befestigte Teilkronen aus **aus Metall** Metall oder Keramik die klassischen Frontzahnteilkronen ersetzt haben. Die Präparation eines Seitenzahnes zur Aufnahme einer Teilkrone aus Metall muss sich, unter Berücksichtigung einer bestmöglichen Retentionsform, nach dem Ausmaß der Karies richten. Es werden approximale Kästen angelegt, die Präparation der oralen Zahnseite kann in unterschiedlichem Umfang erfolgen. Vestibulär wird ein Kaukantenschutz, ähnlich wie bei Gussfüllungen, präpariert (s. Abb. 13.22).

Für adhäsiv an Frontzähnen befestigte Teilkronen aus Metall erfolgt eine retentive Präparation überwiegend im Schmelzmantel des Zahnes. Im Prinzip reicht es aus, nur die oberflächlichen Schmelzschichten abzutragen. Es hat sich aber als stabilisierend und retentionsverbessernd herausgestellt, wenn Rillen und Auflagezonen präpariert werden, was die Langzeitprognose von Klebebrücken deutlich verbessert (s. Abb. 17.4, 18.42).

Teilkronen aus Bei Frontzahnteilkronen aus Keramik sind stabilisierende Rillenprä-**Keramik** parationen nicht nötig. Es sollten aber Strukturen präpariert werden, die eine eindeutige Positionierung der Krone während der Klebung gewährleisten. Bei sachgerechter Klebung kann hier am Schmelz ein Haftverbund von 30 N/mm² erzielt werden, was bei einem Klebeflügel von 30 mm² Fläche einer Belastung von 90 kp entspricht. Wird der techniksensitive Klebevorgang nicht sachgemäß durchgeführt, werden wesentlich geringere Haftwerte erzielt. Erfolgt die Präparation nur im Schmelz, ohne größere Dentinflächen freizulegen, ist sie sehr substanzschonend. Derart minimal invasiv präparierte und adhäsiv befestigte Teilkronen werden vor allem als Anker für kleine Brücken (s. Abb. 17.4) bei kariesfreien Zähnen und im kariesresistenten Gebiss angewendet.

> Bei adhäsiv befestigten Seitenzahnteilkronen aus Keramik ist aufgrund der guten Verbindung zwischen Hartsubstanz und Restauration eine streng retentive Präparationsform nicht erforderlich. Die Präparation erfolgt defektorientiert.

13.6.2 Befestigung von Teilkronen

Vor der Befestigung einer Teilkrone wird die Präparation gereinigt und getrocknet. Konventionelle Teilkronen aus Metall werden wie Metallinlays in der Regel mit Befestigungszement (z.B. Phosphatzement) definitiv auf dem Pfeiler befestigt.

Zementieren

Teilkronen aus anätzbarer Keramik werden adhäsiv befestigt (s. Kap. 12). Durch Anätzen von Silikatkeramik (nicht Oxidkeramik) kann ein retentives Muster erzeugt werden. Dann können keramische Teilkronen mittels eines speziellen Kunststoffs **(Komposit)** mit dem angeätzten Schmelz verklebt werden. Durch Anätzen oder Korundstrahlen sowie Silikatisieren und Silanisieren können auch Teilkronen aus Metall fest mit angeätztem Schmelz verbunden werden.

Adhäsive Befestigung

13.7 Vollkronen aus Metall

> **Vollkronen** bestehen entweder ganz aus **Metall** oder sind mit zahnfarbenem Material verblendet **(Verblendkronen)**. Sie können aber auch aus Keramik oder Kunststoff **(nicht metallische Vollkronen)** aufgebaut sein.

Einteilung

Eine besondere Form stellen die sogenannten **Doppelkronen** dar. Sie bestehen aus einer fest auf den Pfeiler aufzementierten Kappe (Primärkrone) aus Metall bzw. hochfester Keramik und einer davon abnehmbaren Sekundärkrone (s. Kap. 18).

13.8 Vollgusskronen

13

> Die Vollkrone aus Metall wird aus ästhetischen Gründen nur im Seitenzahngebiet angewendet. Sie dient als Einzelkrone und ist wegen ihrer hohen Stabilität sehr gut als Brückenhalter geeignet.

Indikation

Vollkronen aus Metall werden in der Regel im indirekten Verfahren hergestellt (Abdruck, Modell, Modellation und Guss), man spricht dann von einer **Vollgusskrone**. Auch mit anderen Verfahren wie der CAD/CAM-Frästechnik, Metallsinterverfahren oder Funkenerosion können Metallkronen gefertigt werden, die einer Vollgusskrone gleichen. Bezüglich Details wird auf die werkstoffkundliche Literatur verwiesen.

> In dieser Darstellung wird für eine unverblendete Vollkrone aus Metall der Begriff Vollgusskrone benutzt, auch wenn die Krone nicht im Gussverfahren hergestellt wurde.

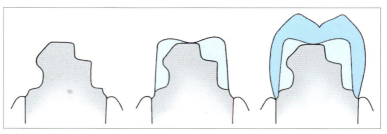

Abb. 13.23: Der Aufbau eines zerstörten Kronenstumpfes kann im Mund des Patienten oder auch erst auf dem Modell erfolgen. Vorzuziehen ist der Stumpfaufbau im Mund mit plastischen Füllungsmaterialien. Nur kleine Kavitäten sollten am Modell ausgeblockt werden.

Thermische Reize

Eine Vollgusskrone soll der gesamten Oberfläche des präparierten Stumpfes genau anliegen. Das Metall der Krone kann aber thermische Reize über das in der Stärke reduzierte Dentin auf die Pulpa übertragen. (Die Wärmeleitfähigkeit einer Goldlegierung ist etwa 300-mal höher als diejenige von Dentin und etwa 200-mal höher als von Keramik.) Es können sehr unangenehme Schmerzen beim Essen von kalten oder heißen Speisen auftreten. Aus diesem Grund kann bei sehr dickwandigen Vollgusskronen zwischen Zahnstumpf und künstlicher Krone ein Spaltraum für eine isolierende Zementschicht angelegt werden. In jedem Fall ist darauf zu achten, dass die Vollkrone im Bereich des Kronenrandes in einer Breite von mindestens 3 mm dem Kronenstumpf exakt anliegt.

Zementschicht

Bei kariös zerstörten Stümpfen ist es möglich, kleinere nach der Kariesentfernung verbleibende Defekte am Modellstumpf auszublocken, falls dies nicht schon am präparierten Pfeiler im Mund durch einen Aufbau aus Zement oder Komposit geschehen ist. Diese Bereiche werden beim Zementieren der Krone mit Befestigungszement ausgefüllt. Dies gilt nicht, wenn die Krone adhäsiv befestigt werden soll. Große Kavitäten müssen in jedem Fall im Mund durch eine Aufbaufüllung versorgt werden (Abb. 13.23).

13.9 Verblendkronen

> **!** **Verblendkronen** sind fazial bzw. bukkal oder auch vollständig mit zahnfarbenem Material verkleidete Kronen mit einem Metallgerüst. Die Verblendung kann aus Kunststoff (Komposit) oder aus keramischer Masse bestehen.

Grundsätzlich muss gefordert werden, dass die Haltbarkeit der Verblendung ebenso hoch ist wie diejenige des Metallgerüstes beziehungsweise des Pfeilers. Nach der Art der Verblendung unterscheidet man **Kunststoffverblendkronen** von **Mineralverblendkronen**. Zur Herstellung des Metallgerüstes dienen die oben für die Vollgusskrone geschilderten Verfahren. Zusätzlich können Metallgerüste für Verblendkronen auch auf galvanischem Wege gefertigt werden (sog. Galvanokrone).

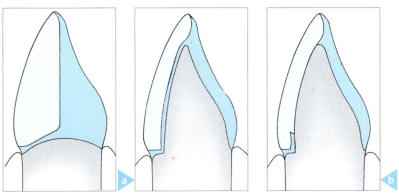

Abb. 13.24: Kunststoffverblendkrone. **a)** Kunststoffverblendkrone mit Schneidekantenschutz aus Metall, **b)** Kunststoffverblendkrone mit fazialem Fenster im Metallgerüst (Langzeitprovisorium)

13.9.1 Kunststoffverblendkronen

> Kunststoffverblendkronen bestehen aus einem Metallgerüst mit einer Verblendung aus Komposit (Abb. 13.24). Sie sind im sichtbaren Zahngebiet als Einzelkrone und als Brückenanker indiziert. Aufgrund ihrer mangelnden Abrasionsfestigkeit und Farbstabilität dienen sie heute fast ausschließlich als Langzeitprovisorium.

Präparation

Platzbedarf

Die **Präparation** für eine Kunststoffverblendkrone entspricht bei vestibulärer Verblendung an den oralen Zahnabschnitten derjenigen für eine Vollgusskrone. Im Allgemeinen wird die Hohlkehlpräparation empfohlen. Die Präparation im fazialen Bereich richtet sich nach der notwendigen Dicke für das Metallgerüst und für den Verblendkunststoff. Für das Metallgerüst werden im fazialen Bereich einschließlich eventueller Retentionen 0,5 mm benötigt. Der Verblendkunststoff sollte 1 mm stark sein. Dies bedeutet, dass im Fall der Reproduktion der ursprünglichen Zahnform im fazialen Bereich idealerweise 1,5 mm weggenommen werden sollten. Wenn dies nicht möglich ist, wird die künstliche Krone zwangsläufig etwas voluminöser als der natürliche Zahn. Die klassische Präparationsart im fazial-zervikalen Gebiet war die Anlage einer abgeschrägten, zervikalen Schulter. Heute wird meist eine ausgeprägte Hohlkehle präpariert (s. Abb. 13.25).

Bei der Präparation für ein Langzeitprovisorium sollte die spätere definitive Versorgung als Richtlinie dienen. Auf keinen Fall darf für die temporäre Versorgung mehr Zahnhartsubstanz abgetragen werden, als dies die definitive Versorgung verlangt.

Kunststoffverblendkronen können auch mit einem fazialen Fenster im Metallgerüst ausgebildet werden (s. Abb. 13.24). Wegen des fazialen Fensters muss weniger Zahnhartsubstanz weggenommen werden. Hieraus ergibt sich die besondere Indikation als Langzeitprovisorium in sol-

13

chen Fällen, wo ein Zahn nicht allzu stark beschliffen werden kann (jugendlicher Zahn, voluminöse Pulpa).

Besonderheiten der Kunststoffverblendkronen

Gestaltung des Kronengerüsts

Kunststoffverblendkronen werden heute fast ausschließlich als **Langzeitprovisorium** benutzt bzw. in Form von Sekundärkronen bei Doppelkronen angewendet. Ihre Besonderheit liegt darin, dass die Kunststoffverblendung chemisch und mechanisch mit dem Metallgerüst verbunden werden muss. Bei der Ausgestaltung des Metallgerüsts ist zu beachten, dass der Kunststoff stets rechtwinklig an das Metallgerüst anschließt; dünn auslaufende Kunststoffpartien sind zu vermeiden (Abb. 13.25). Diese können sich durch die geringe **Quellung des Kunststoffs** im Mund des Patienten vom Metallgerüst abheben und Haftstellen für Fremdstoffe bilden. Die Wasseraufnahme der Verblendkunststoffe ist zwar gering, dennoch kann es im Lauf der Zeit im Mund des Patienten zur Einlagerung von Fremdstoffen kommen, die allmählich zu einer

Verfärbung/ Abrasion

mehr oder minder starken **Verfärbung der Verblendung** führen. Kunststoffverblendkronen können daher nach einigen Jahren unansehnlich werden. Kunststoff ist nicht voll abrasionsfest und eignet sich daher bei festsitzendem Zahnersatz nicht zur dauerhaften Verblendung von Kauflächen.

Kaukantenschutz

Im kaubeanspruchten Gebiet kann eine Kunststoffverblendung durch einen **Kaukantenschutz** geschützt werden. Dies gilt besonders für sehr lange zu tragende Langzeitprovisorien im Unterkiefer, deren Schneidekanten bzw. tragende Höcker stets Okklusionskontakt aufweisen. Ebenso sollen die Führungsflächen oberer Front- und Eckzähne nicht aus Kunststoff, sondern aus Metall bestehen (Abb. 13.26).

Reparatur

Kunststoffverblendungen können als Notmaßnahme im Mund des Patienten z.B. mit einem lichthärtenden Kunststoff repariert werden. Neue Verblendschalen können mit Autopolymerisat befestigt werden.

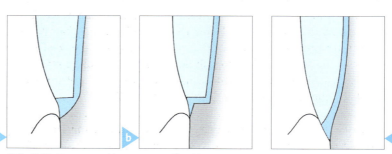

Abb. 13.25: Kronenrand bei Kunststoffverblendkronen im Bereich der Verblendung. **a)** und **b)** *richtig*: Der Kronenrand geht bis zur Präparationsgrenze. Der Verblendkunststoff schließt breitbasig an die rechtwinklige zervikale Schulter im Metallgerüst an. Dies ist möglich bei der Hohlkehle (**a**), ebenso wie bei der Schulter mit Abschrägung (**b**). **c)** *falsch*: Der Kronenrand überragt die Präparationsgrenze. Der Verblendkunststoff läuft zervikal dünn aus wegen falscher Gestaltung des Metallgerüstes.

Abb. 13.26: Die Ausdehnung der Metallkaufläche bei kunststoffverblendeten Kronen muss den funktionellen Kauflächen entsprechen. Kunststoff im Bereich der funktionellen Kauflächen nutzt sich ab.

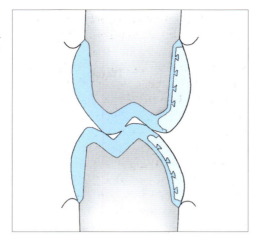

Abb. 13.27: Mechanische Retentionen bei der Kunststoffverblendkrone (Retentionsdrähte ergänzt durch Retentionsperlen)

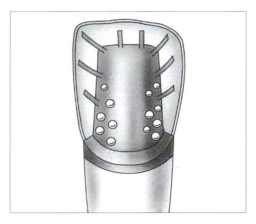

Verankerung des Kunststoffs am Metallgerüst

Die Haftung des Kunststoffs am Metallgerüst wird durch Aufbringen eines Siliziumoxid-Films auf die sandgestrahlte Metalloberfläche erzeugt (**Silikatisieren**). Hierzu gibt es verschiedene labortechnische Verfahren. An der Siliziumoxid-Schicht haftet ein aufgetragenes Silan, das kurze Kohlenwasserstoffreste mit reaktiven Doppelbindungen enthält (**Silanisieren**). An diese kann Kunststoff anpolymerisiert werden. Zur Schaffung einer zusätzlichen Haftung für den Kunststoff eignen sich **Unterschnitte** im Metallgerüst in jeder Form sowie zusätzliche Retentionen aus Draht oder auch **Retentionsperlen** (Abb. 13.27).

Silikatisieren/ Silanisieren

Mechanische Retentionen

> Kunststoffverblendungen haben bei definitivem Zahnersatz ihre Hauptindikation als zahnfarbene Verkleidung der Sekundärteile von Doppelkronen (s. Kap. 18).

13

13.9.2 Keramikverblendkronen

> **!** Bei den Keramikverblendkronen besteht die zahnfarbene Verblendung aus Mineralmasse. Diese wird in der Regel nach der Aufbrenntechnik auf das Metallgerüst aufgebracht (**Aufbrennkeramik, Metallkeramik**). Die Keramikverblendkrone dient als definitive Einzelkrone und als Brückenanker.

Präparation

Die Präparation erfolgt heute überwiegend mit einer zervikalen Hohlkehle, fazial eventuell mit einer abgeschrägten Schulter. Wie bei der Kunststoffverblendkrone richtet sich das Ausmaß der Präparation nach **Platzbedarf** dem Platzbedarf für die Verblendung und das Metallgerüst. Es gelten dabei dieselben Regeln wie bei der Kunststoffverblendkrone. Für das Metallgerüst sollte die Zahnhartsubstanz fazial um 0,5 mm und für die keramische Verblendung zusätzlich um 1 mm reduziert werden.

Theorien der Keramikhaftung

Die heute am ehesten anerkannte Theorie der Haftung zwischen Mineralmasse und Metallgerüst besteht in der Annahme einer **chemischen**
Chemische
Bindung **Bindung** zwischen Metallgerüst und keramischer Masse. Edelmetalllegierungen für die Aufbrennkeramik enthalten geringe Zusätze an Unedelmetallen. Aus diesen Unedelmetallen kann in einem speziellen Glühvorgang auf der Oberfläche des Metallgerüsts eine Schicht aus Metalloxiden erzeugt werden. Bei mundbeständigen Nichtedelmetalllegierungen ist ein Glühvorgang nicht erforderlich. Diese **Haftoxide** verbinden sich beim Aufbrennen der Keramik über Sauerstoffbrücken mit der keramischen Masse. Zusätzlich sollen, durch die engste Anlagerung der
Intermolekulare keramischen Masse an das Metall, **intermolekulare Kräfte** eine Haf-
Kräfte tung zwischen keramischer Masse und Metall bewirken. Auch eine **me-**
Mechanische **chanische Retention** der Mineralmasse am rauen Metallgerüst wird für
Retention möglich gehalten, weshalb die Anlagerungsflächen der Mineralmassen
Sintern von sandgestrahlt werden sollen.
Keramik

Die zur Verblendung benutzten sinterkeramischen Pulver sind in der Substanz mit Metalloxiden eingefärbt. Sie werden mit destilliertem Wasser zu einer modellierfähigen Paste vermengt. Da die Mineralmasse während des Brennvorgangs eine **Schwindung** von etwa 10–12 Vol.-% aufweist, müssen Keramikverblendungen um einen entsprechenden Betrag größer modelliert werden. Die Mineralmassen werden in Spezialöfen unter Vakuum aufgebrannt. Zuerst erfolgt nach dem Auftragen einer dünnen Schicht einer opaken Grundmasse der **Kernbrand**. Danach wird die Krone aus Dentin- und Schneidemasse aufgebaut und noch einmal gebrannt (**Bisquitbrand**). Die endgültige Formgebung erfolgt durch Schleifkorrekturen. Beim letzten Brennvorgang, dem **Glanzbrand**, wird die Oberfläche der Krone glasiert.

Besonderheiten der Keramikverblendkrone

Wegen der ausgezeichneten Haftung der Mineralmasse am Metallgerüst werden keine speziellen mechanischen Retentionen benötigt. Das Metallgerüst soll an den Begrenzungen zur keramischen Masse hohlkehlartig gestaltet sein (Abb. 13.28, 13.29). Am häufigsten werden nach wie vor gegossene Metallgerüste verwendet. Beide Materialien (Metall und keramische Masse) sollen aufeinander abgestimmt sein.

Im Gegensatz zum Kunststoff kann keramische Masse ohne Gefahr der Abnutzung auch als Kauflächenverblendung dienen. Interne Verfärbungen wie bei Kunststoff sind bei keramischen Verblendungen nicht zu befürchten. Mineralmasse stellt das gewebsverträglichste Verblendmaterial dar. Die Reparatur von abgeplatzten keramischen Verblendungen im Mund des Patienten ist mit speziellen Verfahren möglich.

Sofern durch die Präparation ausreichend Platz geschaffen werden kann, setzt sich die **Vollverblendung der Metallgerüste** mit Keramik mehr und mehr durch. Die eigentliche Außenform der Krone wird in Keramik aufgebaut. Dabei ist darauf zu achten, dass die Verblendkeramik besonders im Bereich der tragenden Höcker und der Randleisten ausreichend vom Metallgerüst unterstützt ist, da sich ansonsten die Ge-

Vollverblendung

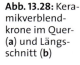

Abb. 13.28: Keramikverblendkrone im Quer- (**a**) und Längsschnitt (**b**)

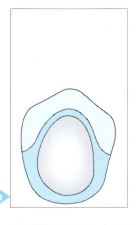

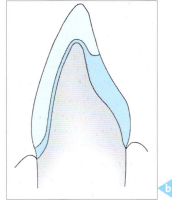

13

Abb. 13.29: Möglichkeiten der Randgestaltung bei Keramikverblendkronen in Abhängigkeit von der Präparationsform. Bei **a**) und **c**) schließt die Keramikverblendung in einer Hohlkehle an

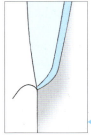

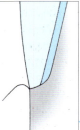

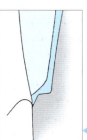

das Metallgerüst an, wobei hier eine Hohlkehlpräparation (**a**) oder die Präparation einer abgeschrägten Stufe (**c**) möglich ist. Das direkte Aufliegen der Keramikverblendung an die Präparationsgrenze (**b**) erfordert die Präparation einer deutlichen Hohlkehle oder einer Schulter und ergibt die besten ästhetischen Resultate. Allerdings ist hier die Herstellung eines exakten Randschlusses schwieriger.

fahr von Abplatzungen der Verblendkeramik deutlich erhöht. Idealerweise wird dazu die definitive Form der Verblendkrone primär in Wachs
hergestellt und dann gezielt um die Stärke der Verblendung reduziert.
Moderne CAD/CAM-Fertigungssysteme ermöglichen ein analoges Vorgehen bei der virtuellen Konstruktion des Gerüstes. Aus diesem Grunde
werden Keramikverblendkronen, bei denen als Kronengerüst auf galvanischem Wege ein ca. 0,2 mm starkes Goldkäppchen auf einem leitfähig
Galvanokrone gemacht Duplikatstumpf abgeschieden wird **(Galvanokrone)**, ausschließlich noch im Frontzahnbereich verwendet. Computergestützte
Verfahren zur Herstellung von Kronengerüsten sind in Tabelle 13.5 und
13.6 dargestellt. Die Möglichkeiten zur Ausbildung des Kronenrandes
bei Keramikverblendkronen zeigt die Abbildung 13.29.

13.10 Vollkronen aus Nichtmetall

Einteilung
> Als nichtmetallische Werkstoffe für Vollkronen dienen Keramiken
> und Kunststoff (Komposite), weshalb man **Vollkronen aus Kera-
> mik** und solche aus **Kunststoff** unterscheidet.

Durch die Entwicklung neuer Keramiken und Fertigungssysteme hat
sich die Indikation der **vollkeramischen Kronen** deutlich erweitert,
von der Einzelkrone im Frontzahnbereich nun auch bis zur Anwendung
im Seitenzahngebiet und als Anker für kleinere bis mittelgroße Brücken.
Im Gegensatz dazu dienen **Kunststoffmantelkronen** wegen der noch
nicht optimalen Abrasionsfestigkeit der Kunststoffe (Komposite) nur für
temporäre Versorgungen.

13.10.1 Präparationen für Vollkronen aus Nichtmetall

Gleichgültig, ob es sich um eine Vollkrone aus Kunststoff oder aus Keramik handelt, ist eine zervikale Präparation mit einer rechtwinkligen,
1 mm breiten, innen ausgerundeten Schulter vorteilhaft (Abb. 13.30).
Diese kann im fazialen, also im sichtbaren Gebiet bis zu 0,5 mm unterhalb des Gingivalsaums liegen.
    Eine 1 mm breite Schulter kann bei den unteren Schneidezähnen
zumindest approximal ohne Gefahr für die Pulpa nicht präpariert werden. Hier sind Alternativen zu erwägen.
Substanzabtrag   Zur Erzielung ausreichender Stabilität und zur Farbgebung sollte bei
vollkeramischen Kronen die Schichtdicke des Materials in der Regel
1 mm nicht unterschreiten. Für die vielfältigen Keramiken und Systeme
ergeben sich unterschiedliche Anforderungen. Eine **zervikale Schulter**
ist bei der klassischen Mineralmantelkrone aus Sinterkeramik angezeigt,
Randgestaltung weil zu dünn auslaufende Ränder absplittern können. Für vollkeramische Kronen mit einem Gerüst aus hochfester Oxidkeramik (Alumini-

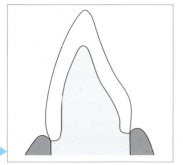

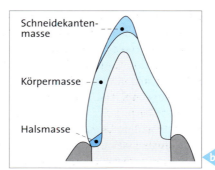

Schneidekanten-
masse

Körpermasse

Halsmasse

Abb. 13.30: Mantelkronen.
a) Präparation des Zahnes
für eine Mantelkrone,
b) Kunststoffmantelkrone,
c) Keramikmantelkrone

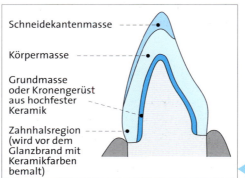

Schneidekantenmasse

Körpermasse

Grundmasse
oder Kronengerüst
aus hochfester
Keramik

Zahnhalsregion
(wird vor dem
Glanzbrand mit
Keramikfarben
bemalt)

umoxid oder Zirkoniumdioxid) ist auch eine Präparation mit deutlicher Hohlkehle möglich. Bei Vollkronen aus Lithiumdisilikatkeramik ist eine Hohlkehle von 0,8–1 mm ausreichend. Wird bei hochfester Gerüstkeramik auf die Verblendung im Bereich des Kronenrandes verzichtet, reicht sogar eine Hohlkehle von 0,5 mm aus. Zur ausreichenden Retention sollen die approximalen Flächen des Stumpfes auch bei vollkeramischen Kronen möglichst parallel präpariert werden.

Auch bei der Kunststoffmantelkrone sind dünn auslaufende Ränder wegen der Quellmöglichkeit und des daraus resultierenden Abhebens der Kronenränder vom Stumpf im Mund des Patienten unerwünscht. Aufgrund des temporären Charakters der Kunststoffkronen darf nicht mehr Zahnhartsubstanz geopfert werden, als für die definitive Versorgung benötigt wird.

13.10.2 Vollkronen aus Kunststoff

Wegen der im Vergleich zu Keramik oder Metall geringeren Abrasionsfestigkeit der Kunststoffe sind Vollkronen aus Kunststoff in erster Linie für eine **temporäre Versorgung** geeignet. Hierbei können kurzfristige provisorische Versorgungen (in der Regel direkt im Mund hergestellt) von **Langzeitprovisorien unterschieden werden**. Hochwertige Langzeitprovisorien werden heute in der Regel aus **Komposit** in verschiedenen Schichten frei auf dem Modell aufgebaut (Abb. 13.30b).

Indikation
Herstellung

13

Bei der Anwendung als Langzeitprovisorien muss – besonders im Seitenzahngebiet und bei Brücken – ein versteifendes Metallgerüst in Betracht gezogen werden.

> Vollkronen aus Kunststoff dienen in der Regel zur temporären Versorgung.

Verfärbung

Das mit Vollkronen aus Kunststoff erzielbare ästhetische Resultat steht demjenigen, welches mit vollkeramischen Restaurationen erreicht werden kann, primär nicht nach. Allerdings kann es auch bei korrekter Verarbeitung des Kunststoffs mit der Zeit zu einer Verfärbung kommen. Diese ist, ebenso wie bei der Kunststoffverblendung, auf das allmähliche Eindringen von Fremdstoffen zurückzuführen. Auch können Oberflächenveränderungen aufgrund der mangelnden Abrasionsbeständigkeit auftreten. Sehr selten werden bei Kunststoffmantelkronen Entzündungen am Zahnfleischsaum beobachtet, als Folge einer Gewebereizung durch den Kunststoff.

13.10.3 Vollkronen aus Keramik

Eigenschaften

> Mit Vollkronen aus Keramik kann bei entsprechender Schichtdicke (mind. 1 mm) ein optimaler ästhetischer Effekt erzielt werden. Dieser ist im Gegensatz zur Vollkrone aus Kunststoff bleibend. Hervorzuheben ist die ausgezeichnete Gewebeverträglichkeit der Mineralmasse. Die Plaqueablagerung an Mineralmasse ist geringer als an Metall oder an Kunststoff.

Indikation

Herstellung

Sintern von Keramik

Die klassische Vollkrone aus Keramik ist die Jacketkrone (Mantelkrone). Sie wurde schon 1903 von dem amerikanischen Zahnarzt C. Land entwickelt. Der Kronenstumpf wurde zervikal mit einer rechtwinkligen, mindestens 1 mm breiten Stufe präpariert. Auf den Modellstumpf wurde ein Hütchen aus Platinfolie adaptiert, welches samt den aufgetragenen sinterkeramischen Massen abgehoben und in den Brennofen gesetzt wurde. Nach dem Brennen wurde die Platinfolie entfernt. Diese Technik wird teilweise immer noch zur Herstellung keramischer Verblendschalen (Veneers) angewendet. Heute werden Keramikmantelkronen in mehreren Schichten und in verschiedenen Arbeitsgängen aus Sinterkeramik auf einem feuerfesten Stumpf aus Spezialeinbettmasse gebrannt (Abb. 13.30c). Dazu wird das Meistermodell doubliert und ein Duplikatmodell aus Einbettmasse hergestellt. Nach dem Glanzbrand wird die Einbettmasse aus der Krone entfernt, die dann auf das Meistermodell umgesetzt wird.

Die sinterkeramischen Pulver für vollkeramische Kronen werden in derselben Weise verarbeitet wie die Verblendkeramiken. Aufgrund der geringen Biegefestigkeit der Sinterkeramik ist die klassische Mineral-

mantelkrone heute weitgehend durch andere vollkeramische Kronen-
systeme ersetzt worden.

Bei vollkeramischen Kronen aus sogenannter **Presskeramik** wird   **Pressen von**
ein zahnfarbener Keramikblock durch Druck und Hitze transformiert   **Keramik**
und in eine druck- und hitzestabile Hohlform eingepresst. Hierzu wird
die Krone analog zum Gussverfahren aus Wachs modelliert und es wird
mittels spezieller Einbettmassen eine Hohlform hergestellt. Mit dieser
Technik kann auch Lithiumdisilikatkeramik verarbeitet werden, deren
Biegefestigkeit mehr als doppelt so hoch wie die von Sinterkeramik ist
(ca. 400 MPa). Ästhetisch nachteilig ist, dass die Krone farblich homoge-
nen ist und nicht wie die sinterkeramischen Kronen aus Massen mit verschiedenen Farben und Transluzenzen geschichtet wird. Dies wird dadurch kompensiert, dass Keramikblöcke in verschiedenen Farben und
Transluzenzen zur Verfügung stehen und die Krone abschließend mit
aufbrennbaren Keramikmalfarben farblich charakterisiert wird.

Die **computergestüzte Verarbeitung** (Computer aided manufactu-   **CAD/CAM**
ring, CAM) von Zirkoniumdioxid ermöglicht die Herstellung von Kronengerüsten aus diesem hochfesten Material. Je nach System werden
dabei unterschiedliche Verfahren (z.B. Kopierfräsen oder Computer aided design, CAD) angewendet. Zirkoniumdioxid kann entweder als
hochfestes gesintertes Material gefräst werden, oder in einem weniger
festem, vorgesintertem Zustand (als sog. Weißkörper), wobei hier das
Kronengerüst in einer mathematisch berechneten, vergrößerten Form
gefräst wird und beim anschließenden Sinterprozess auf das endgültige
Maß schrumpft. Die Kronengerüste werden anschließend mit sinterkeramischen Massen verblendet.

> Diese Technologien machen die Grenze zwischen der voll verblen-
> deten Keramikverblendkrone und der vollkeramischen Krone mit
> einem Gerüst aus Hochleistungskeramik fließend. Sie haben zudem
> den Indikationsbereich keramischer Restaurationen vor allem für
> kleinere bis mittelgroße Brücken erweitert.

Die Tabelle 13.4 stellt in der Übersicht die heute praktizierten Verfahren
zur Herstellung von Keramikkronen dar. Bezüglich weiterer Details wird
auf die werkstoffkundliche Literatur verwiesen.

13.10.4 Computergestützte Herstellungsverfahren für Kronen

In den letzten Jahren haben sich computergestützte Verfahren zur technischen Herstellung von Kronen und Brücken etabliert. Dies ist vor allem der gesteigerten Kapazität und Geschwindigkeit moderner Daten-
verarbeitungssysteme zu verdanken, die es ermöglichen, komplexe 3-D-
Datensätze zu erfassen, zu verarbeiten und in individuell zu fertigende
Werkstücke umzusetzen. Die mit diesen Methoden erreichbare Präzi-

13

Tab. 13.4: Herstellungsverfahren für Keramikkronen

A	**Krone aus gesinterter Keramik**
	Sintern von Keramik auf Modellstumpf aus feuerfester Masse (früher auf individuellem Brennträger aus Platinfolie) in verschiedenen, farblich abgestimmten Schichten
B	**Krone aus Presskeramik**
	1. Modellation der Krone; Herstellung einer feuerfesten Hohlform; Pressen zahnfarbener, thermisch plastifizierter Keramik in die Hohlform
	2. Farbliche Individualisierung der Krone mit aufgebrannten Keramikmalfarben
C	**Computergestützt hergestellte Krone aus Keramik** (s. Tab. 13.5)
	Farbliche Individualisierung der Krone mit aufgebrannten Keramikmalfarben
D	**Keramische Verblendung eines Kronengerüstes aus Keramik**
	1. Herstellung eines Kronengerüstes aus Keramik
	a. Kronengerüst aus gesintertem, glasinfiltriertem Aluminiumoxid
	b. Kronengerüst aus Presskeramik
	c. CAD/CAM-Kronengerüst (aus verschiedenartigen Keramiken, z.B. aus Zirkonoxid); (s. Tab. 13.5)
	2. Verblenden des Keramikgerüstes mit Sinterkeramik

sion des Randschlusses von Kronen steht bei ausgereiften Methoden der Präzision, wie sie mit konventioneller Technik erreicht werden kann, nicht nach. Bedeutsam ist diese Entwicklung auch deshalb, da neue, bisher nicht oder nur schwierig zu verarbeitende Werkstoffe zum Einsatz kommen können. Dies gilt für Titan, besonders aber für **Zirkoniumdioxid**, welches vor allem als Gerüstmaterial für Kronen und Brücken aus Keramik verwendet wird. Die Tabelle 13.5 gibt eine Übersicht über diese Technologien.

Ausblick　　An dieser Stelle soll zum Thema computergestützte Herstellungsverfahren für Kronen ein **Ausblick** gegeben werden. Einzelne Aspekte sind schon klinische Realität, andere bedürfen noch der wissenschaftlichen oder klinischen Überprüfung. Im Prinzip ist es möglich, komplette Zahnreihen mit optischen Methoden direkt im Mund zu erfassen. Es ist aber auch möglich, eine konventionelle Abformung oder ein daraus hergestelltes Modell zu digitalisieren. Der Computer errechnet aus den Daten ein virtuelles Modell der Zahnreihe. Auch die Stellung der Zahnreihen in Schlussbisslage (Kieferrelation) kann direkt mit der Kamera oder auch über den Scan eines intraoralen Registrats digitalisiert werden. Zudem ist es mit elektronischen Aufzeichnungsgeräten möglich, die Bewegungen des Unterkiefers und die räumliche Lage der Unterkieferzahnreihe zum Kiefergelenk zu erfassen. Durch die Zusammenführung aller Daten kann ein „virtueller Artikulator" samt lagerichtig zugeordneten Modellen generiert werden.

Tab. 13.5: Computergestützte Herstellung von Kronen bzw. von Kronengerüsten

Konstruktion	Datentransfer
Modellation der Krone bzw. des Kronengerüstes auf dem Modell	Mechanisches oder optisches Abtasten des Modells mit Übertragung der Daten in den Computer
↓	↓
Datentransfer	**Konstruktion**
Optisches Abtasten der Modellation mit Übertragung der Daten in den Computer	Generierung eines virtuellen Modells und Konstruktion einer virtuellen Krone bzw. eines Kronengerüstes am Computer
↓	↓

Fräsen/Schleifen
Computergesteuertes Fräsen bzw. Schleifen des Elementes aus einem Block aus Metall, Keramik oder Kunststoff
↓

Manuelle Nachbearbeitung
Kronen aus Metall: Kontrolle der Passung und des Randes, Politur
Kronengerüste aus Metall: Kontrolle der Passung und des Randes, Verblendung mit Sinterkeramik oder Komposit, Politur
Kronen aus Keramik: Kontrolle der Passung und des Randes, farbliche Charakterisierung mit Keramikmalfarben
Kronengerüste aus Keramik: Kontrolle der Passung und des Randes, Verblendung mit Sinterkeramik
Kronen (Provisorien) aus Kunststoff: Kontrolle der Passung und des Randes, Politur

Das Modell bzw. das modellierte Objekt kann auf dem Bildschirm von allen Seiten betrachtet werden. Eventuelle Präparationsfehler können erkannt und korrigiert werden, und es kann direkt ein neuer Scan angefertigt werden. Über ein spezielles Programm ist es möglich, die Präparationsgrenzen zu markieren. Bei der Gestaltung der Restauration wird das Wachsmesser durch die PC-Maus ersetzt. Vermittels der Software können zu dünne oder zu grazile Stellen erkannt und ggf. korrigiert werden. Aus einem virtuellen Sortiment kann die geeignete Kaufläche ausgesucht werden, welche dann über die Funktion des virtuellen Artikulators an den „Gegenbiss" adaptiert werden kann. Zu verblendende Kronen können automatisch um die Stärke der späteren Verblendung reduziert werden. Dann wird die Krone oder das Kronengerüst computergesteuert aus einem geeigneten Material geschliffen bzw. gefräst. Konventionell bleiben, je nach Vorgehen, zumindest die Präparation, bei Kronen- und Brückengerüsten in der Regel auch die Verblendung sowie die Kontrolle und Befestigung der Restaurationen im Mund (vgl. Tab. 13.6).

13

Tab. 13.6: Verschiedene Möglichkeiten zur Herstellung einer Krone oder eines Kronengerüstes aus Metall (aus den Scan-Daten kann auch gegebenenfalls auch ein reales Modell hergestellt werden)

Präparation	Präparation	Präparation	Präparation
Abformung	Abformung	Abformung	
Modell	Modell		
	Optischer Scan des Modells	Optischer Scan der Abformung	Optischer Scan der Präparation
	Virtuelles Modell	Virtuelles Modell	Virtuelles Modell
Modellation	Virtuelle Modellation	Virtuelle Modellation	Virtuelle Modellation
Guss	CAM-Fräsen	CAM-Fräsen	CAM-Fräsen
Fertigstellung	Fertigstellung	Fertigstellung	Fertigstellung

14 Die Behandlung der erkrankten Pulpa und des marktoten Zahnes

Durch Einwirkung unterschiedlicher Noxen kann es zu entzündlichen Veränderungen (**Pulpitis**) und Absterben der Zahnpulpa (**Nekrose**) kommen. Auch parodontale Erkrankungen können sekundär über den Apex zu einer Pulpadegeneration führen. Die häufigste Ursache für Erkrankungen der Pulpa ist jedoch die Zahnkaries. Es ist außerordentlich wichtig, sich vor der **endodontischen Behandlung** durch eine exakte **Befunderhebung** ein Bild vom Zustand der Pulpa zu machen. Es ist jedoch nicht möglich, anhand klinischer Symptomatik eine histopathologisch definierte Diagnose zu stellen. Man kann klinisch eine **vitale Pulpa** von einer **nekrotischen Pulpa** unterscheiden. Die entzündlichen Veränderungen der vitalen Pulpa (**Pulpitis**) können **reversibel** oder **irreversibel** sein. Sind Bakterien in den Pulparaum eingedrungen, können diese oder ihre Toxine in den periradikulären Raum gelangen und dort zur Entstehung einer **periradikulären Erkrankung** (Parodontitis apicalis) beitragen (Abb. 14.1). Die Entzündung kann apikal, lateral, interradikulär oder periradikulär entstehen.

**Pulpa-
erkrankungen**

Befunderhebung

> Die Entfernung des infizierten Pulpagewebes ist eine zwingende Voraussetzung für die Ausheilung einer apikalen Parodontitis.

Bei einer infizierten Nekrose kann auch das Dentin der Wurzelkanalwand von Mikroorganismen besiedelt sein. Dann müssen mit chemomechanischen Methoden die Mikroorganismen so weit wie möglich aus dem Wurzelkanalsystem eliminiert werden. Da periapikale Veränderungen fast immer ihre Ursache in einer Infektion des Wurzelkanals haben, wird heute grundsätzlich zunächst eine konventionelle Wurzelkanalbehandlung durchgeführt, bevor eine chirurgische Maßnahme (Wurzelspitzenresektion) in Erwägung gezogen wird.

14

Zur **Diagnose** der Pulpaerkrankungen stehen verschiedene Hilfsmittel zur Verfügung. Durch die Anwendung von **Kälte** in Form von Kohlensäureschnee (−78 °C), Dichlordifluormethan (−50 °C) oder Ethylenchlorid (−4 °C) werden die Zähne auf **Sensibilität** geprüft. Bei der **Vitalitätsprüfung** geht man von der Annahme aus, dass eine vorhandene Kälteempfindlichkeit eines Zahnes klinisch gleichbedeutend mit dem Vorhandensein einer vitalen Pulpa ist. Ergänzend werden elektrische Pulpatester angewendet.

Diagnostik

Vitalitätsprüfung

Herrscht Unklarheit über die Vitalität einer Pulpa, so kann die Diagnostik durch die Präparation einer Testkavität (**Probetrepanation**) ver-

Probetrepanation

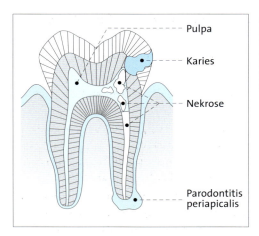

Abb. 14.1: Durch Stoffwechsel- und Abbauprodukte kariogener Mikroorganismen und Zerfallsprodukte von Dentin- und Pulpagewebe kommt es zur Ausbildung einer Parodontitis apicalis.

vollständigt werden. Tritt beim Präparieren einer Probekavität kein Schmerz auf, obwohl man sich bereits im Dentin befindet, so ist es wahrscheinlich, dass der betreffende Zahn devital ist. Bei einem akuten apikalen Geschehen treten Schmerzen bei **Perkussion** auf (vertikales Klopfen auf den Zahn, z.B. mit dem Griff eines zahnärztlichen Instruments). Dann schmerzt der betreffende Zahn meist auch beim Aufbeißen. Die Messung der Sondierungstiefen mit einer Parodontalsonde kann Aufschluss darüber geben, ob der Zahn eine Längsfraktur aufweist. Dann treten bei sonst unauffälligem Parodontalbefund lokalisiert stark erhöhte Sondierungstiefen auf.

> Die Anfertigung einer Röntgenaufnahme ist zur Beurteilung eines Zahnes mit erkrankter Pulpa unabdingbar.

Auf ihr können die Anzahl der Wurzeln, die Wurzelkonfiguration, die Wurzelanatomie sowie Veränderungen am Knochen oder der Zahnhartsubstanz zu beurteilt werden. Die Pulpaerkrankungen lassen sich auch aufgrund **klinischer Befunde** und **Schmerzsymptomatik** (subjektiver Eindruck des Patienten) einteilen (Tab. 14.1). Die Korrelation zwischen klinischer Symptomatik und dem pathohistologischen Zustand der Pulpa ist allerdings schlecht.

Endodontische Maßnahmen   Die Behandlung der erkrankten Pulpa und des marktoten Zahnes **(Endodontie)** umfasst zahlreiche Behandlungsmaßnahmen. Zu den konservierend-endodontischen Maßnahmen zählen die indirekte und direkte Überkappung (s. Kap. 10.2) bei Vorliegen einer akuten reversiblen Pulpitis, die Pulpotomie (Vitalamputation) und die Vitalexstirpation. Ebenso die Behandlung der infizierten, nekrotisierten Pulpa (Gangrän) und der nicht infizierten Nekrose der Pulpa, die Wurzelkanalaufbereitung und die Wurzelfüllung. Für die Aufbereitung des Wurzelkanalsystems ist ein bestimmtes Instrumentarium erforderlich. Man kann Handinstrumente von maschinell getriebenen Instrumenten unterscheiden.

Tab. 14.1: Einteilung der Pulpaveränderungen nach klinischen Kriterien

Diagnose	Befund
Gesunde, symptomlose Pulpa	Reaktion auf Sensibilität normal, keine weitere Symptomatik
Reversible Pulpitis	Schmerz nach Provokation (Kälte, Süße etc.): kurz, stechend, lokalisiert
Irreversible Pulpitis	Schmerz spontan: anhaltend, pochend, pulsierend, anfangs lokal, später ausstrahlend Anfangs nachwirkende Schmerzen auf Kälte, später auch auf Wärme (Kälte lindert dann häufig den Schmerz.)
Pulpanekrose	Je nach Zustand des Zahnes können auf Temperaturprovokation noch Schmerzen erzeugt werden. Häufig erscheint der Zahn verlängert und ist perkussionsempfindlich. Oft ist der betreffende Zahn jedoch desensibel.

14.1 Pulpotomie (Vitalamputation)

Indikationen

Eine Pulpotomie (Vitalamputation, Abb. 14.2) wird im Allgemeinen bei bleibenden Zähnen Jugendlicher durchgeführt, wenn bei der Kariesentfernung oder im Rahmen anderer zahnärztlicher Maßnahmen oder durch ein Trauma die Pulpa eröffnet wurde. Der Zahn darf jedoch keine Schmerzsymptomatik aufweisen, die auf eine irreversible Pulpitis hindeutet.

Vorgehen

Bei der Pulpotomie wird der betreffende Zahn anästhesiert. Nach absoluter Trockenlegung mit Kofferdam wird, falls noch vorhanden, die Karies restlos exkaviert. Das restliche Pulpakammerdach wird entfernt, und anschließend wird die gesamte Kronenpulpa (**vollständige Pulpotomie**) mit einem sterilen Rosenbohrer bzw. mit einem scharfen Handinstrument (Exkavator) oder mit einem sterilen diamantierten Schleifkörper unter ausreichender Kühlung entfernt. Die auftretende Blutung wird mit einem sterilen Wattepellet gestillt. Anschließend wird Calciumhydroxid auf das nicht mehr blutende Pulpagewebe aufgebracht. Eine Schicht eines geeigneten Unterfüllungsmaterials folgt, und die Kavität wird mit einer Füllung definitiv verschlossen. Nach 3 Monaten erfolgt eine Kontrolle mit Sensibilitätsprüfung, Perkussionstest und Röntgenbild.

Vollständige Pulpotomie

14

Nach einer traumatischen Eröffnung der Pulpa kann auch eine **partielle Pulpotomie** (Entfernung der koronalen Pulpaanteile bis zu einer Tiefe von ca. 2 mm) durchgeführt werden, wenn seit dem Trauma des betreffenden Zahnes nicht mehr als 2–48 Stunden vergangen sind. Diese Maßnahme kann auch bei abgeschlossenem Wurzelwachstum erfolgen, wenn nach der partiellen Amputation die Blutung innerhalb von wenigen Minuten zum Stillstand kommt.

Partielle Pulpotomie

Mit der Pulpotomie wird das gesamte radikuläre, gesunde Pulpagewebe erhalten. Durch das Calciumhydroxid wird die Neubildung von

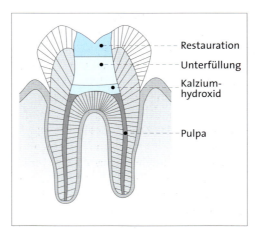

Abb. 14.2: Vitalamputation eines Zahnes mit noch nicht abgeschlossenem Wurzelwachstum. Die Amputationsstelle ist mit Calciumhydroxid bedeckt. Der Zahn wird anschließend mit einer definitiven Restauration versorgt.

Dentin an der Amputationsstelle gefördert. Es entsteht eine Barriere aus Tertiärdentin an dieser Stelle, und bei Zähnen mit noch nicht abgeschlossenem Wurzelwachstum erfolgt die Ausbildung der Zahnwurzel regelrecht (**Apexifikation**).

Apexifikation

14.2 Wurzelkanalbehandlung

> **!** Ziel der Behandlung einer irreversiblen Pulpitis bzw. einer Pulpanekrose ist die möglichst vollständige Entfernung des gesamten Pulpagewebes bzw. die umfassende Keimreduktion im Endodont durch eine chemomechanische Wurzelkanalaufbereitung.

Für die **Aufbereitung** eines **Wurzelkanals** ist die genaue Kenntnis der Wurzelanatomie Voraussetzung. Durch eine **Röntgenaufnahme** lassen sich Details, die für die endodontische Behandlung eines Zahnes (wie z.B. Ausdehnung der Pulpakammer, Anzahl und Lage der Wurzelkanäle) wichtig sind, feststellen. Der betreffende Zahn wird anästhesiert, es wird Kofferdam angelegt (s. Kap. 10.1.) und es erfolgt die Kavitätenpräparation. Sie richtet sich nach der Anatomie des Pulpacavums und der Lage der Wurzelkanaleingänge. Insuffiziente Füllungen werden durch dichte Aufbaufüllungen ersetzt. Bevor die Pulpa eröffnet wird (**Trepanation**), muss das gesamte kariöse Dentin entfernt werden, um eine Keimverschleppung in den Wurzelkanal zu vermeiden. Anschließend wird mit einem sterilen Rosenbohrer oder Diamantschleifer das gesamte Dach der Pulpakammer abgetragen und die Kronenpulpa entfernt. Nach **Blutstillung** (z.B. mit Wasserstoffperoxid [H_2O_2]) werden die Wände des Pulpacavums so weit abgetragen, dass ein möglichst direkter Zugang zu den Wurzelkanaleingängen möglich ist. (Abb. 14.3). Die Wurzelkanaleingänge werden dargestellt und wenn erforderlich mit speziellen Instrumenten (z.B. Gates-Glidden-Bohrern) erweitert. Noch vitales Pulpagewebe wird häufig mit sogenannten Exstirpationsnadeln entfernt.

Trepanation

Bestimmung der Aufbereitungslänge

Zahnlänge

Within Abb. 14.2 labels:

Restauration

Unterfüllung

Kalziumhydroxid

Pulpa

Die Wurzelkanäle werden dann zur Blutstillung mit einer Spüllösung (z.B. Natriumhypochlorit) gespült. Es folgen die Messung der Zahnlänge und die Bestimmung der **Aufbereitungslänge** für die einzelnen Wurzelkanäle über ein **Röntgenbild**. Die Bestimmung der Aufbereitungslänge der Aufbereitungsinstrumente ist unerlässlich, um eine Überinstrumentierung und damit Verletzung des periapikalen Gewebes oder eine Unterinstrumentierung und damit Belassung von entzündetem bzw. nekrotischem Pulpagewebe zu vermeiden. Die Zahnlänge ist die Distanz zwischen Höckerspitze bzw. Inzisalkante und dem anatomischen Apex. Für die Zahnlänge gibt es Mittelwerte als Anhaltspunkte (s. Kap. 3). Die Aufbereitungslänge ist definiert als Distanz zwischen einem individuell festgelegten Referenzpunkt (meistens auch die Höckerspitze oder die Inzisalkante) und dem Foramen physiologicum (Abb. 14.4). Das **Foramen physiologicum** ist die engste Stelle am Apex einer Wurzel. Hier liegt meistens auch die Zement-Dentin-Grenze, der **endodontische Apex**. Der **anatomische Apex** liegt an der Wurzelspitze. Auf einem Röntgenbild kann man jedoch nur den **röntgenologischen Apex** genau definieren.

Aufbereitungslänge

Zahnlänge

Abb. 14.3: Zugangskavität für eine Wurzelbehandlung. Das Pulpakammerdach und die Kronenpulpa werden vollständig mit einem sterilen Rosenbohrer entfernt. Die Wände des Pulpacavums werden so weit abgetragen, dass ein direkter Zugang zu den Wurzelkanaleingängen möglich ist.

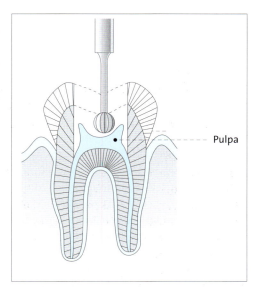

Pulpa

Abb. 14.4: Anatomie der Wurzelspitze. Die Zement-Dentin-Grenze ist meist die engste Stelle der Wurzelspitze. Sie wird als physiologischer Apex bezeichnet. Die anatomische Wurzelspitze liegt ca. 1 mm apikal davon. Die Projektion der Wurzelspitze im Röntgenbild wird als radiologischer Apex bezeichnet.

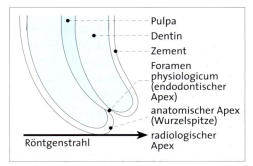

Pulpa

Dentin

Zement

Foramen physiologicum (endodontischer Apex)

anatomischer Apex (Wurzelspitze)

radiologischer Apex

Röntgenstrahl

14

Bei der Wurzelkanalaufbereitung wird die Aufbereitungslänge so gewählt, dass der Wurzelkanal bis 1 mm vor dem radiologischen Apex aufbereitet werden kann, d.h. bis zum endodontischen Apex. Das ist allerdings nur ein arbiträrer Wert, da durch Resorptionsvorgänge möglicherweise kein ausgeprägter physiologischer Apex mehr vorhanden ist. Zudem können Wurzelkanäle auch bereits vorher die Wurzel seitlich verlassen.

Röntgenmessaufnahme **Elektrometrische Längenmessung**

Zur Bestimmung der Aufbereitungslänge ist eine **Röntgenmessaufnahme** bei eingeführtem Wurzelkanalinstrument erforderlich. Es ist auch möglich, mit speziellen Geräten eine **elektrometrische Längenmessung** vorzunehmen. Moderne Geräte liefern dabei relativ exakte Messwerte, die häufig genauer sind als die durch eine Röntgenaufnahme ermittelten Werte. Eine Röntgenmessaufnahme liefert aber zusätzliche Informationen wie z.B. Ausmaß, Lage und Radius einer Wurzelkanalkrümmung. Man sollte daher nur in Ausnahmefällen (Vorbereitung der Röntgenmessaufnahme, röntgenologisch nicht darstellbare Wurzeln oder Kanäle, Kontrolle der Arbeitslänge während der Behandlung, Kanalaufbereitung während der Schwangerschaft, Notfallbehandlung usw.) ausschließlich auf die elektronische Messung vertrauen, sondern bevorzugt beide Methoden der Längenmessung anwenden.

Zeigt das Endometriegerät bei mehrfacher Messung immer wieder reproduzierbare Werte an, obwohl das Messinstrument in der Röntgenmessaufnahme bis zu 2 mm vor dem Apex endet, sollte man der Endometrie vertrauen, da dann das Foramen physiologicum wahrscheinlich lateral liegt. Zeigt sich im Röntgenbild ein überinstrumentiertes Messinstrument, muss die Arbeitslänge reduziert werden. Zeigt die elektrometrische Methode das Erreichen des Apex an, obwohl das Messinstrument im Röntgenbild noch weit vom Apex entfernt endet (3 mm und mehr), ist die elektrometrische Meldung sehr wahrscheinlich falsch.

Neben der Reinigung und Desinfektion hat die Wurzelkanalaufbereitung zum Ziel, den Wurzelkanal für die Aufnahme einer dichten, wandständigen und dauerhaften Wurzelkanalfüllung vorzubereiten. Dabei sind die vorgegebenen anatomischen Besonderheiten (ovaler oder runder Kanalquerschnitt, Wurzelkrümmung und -einschnitte usw.) zu respektieren. Die Wurzeln sollten zudem nicht durch übertriebene Aufbereitung geschwächt werden.

Aufbereitungstechniken

Die Wurzelkanalaufbereitung kann mit Handinstrumenten oder maschinell erfolgen. Dabei können unterschiedliche Schabe- oder Schneidinstrumente aus Stahl oder Nickel-Titan zum Einsatz kommen. Es gibt zahlreiche Aufbereitungstechniken, die sich aber prinzipiell in drei Kategorien einordnen lassen:

- Apikal-koronale Techniken
- Koronal-apikale Techniken
- Kombinationsformen.

Mit allen Techniken sollen die Kanäle trichterförmig (konisch) aufbereitet und die apikale Konstriktion erhalten werden. Sowohl die Auswahl
der Instrumente als auch die gewählte Technik hängt von den Vorlieben
und der Übung des jeweiligen Behandlers ab.

> ! Die Aufbereitung des Wurzelkanals erfolgt grundsätzlich im
> feuchten Milieu, d.h., es werden unterstützend Spüllösungen wie
> z.B. Natriumhypochlorit (NaOCl) eingesetzt.

**Spülung des
Wurzelkanals**

Durch die Spülung wird zudem sichergestellt, dass Gewebereste, Dentinspäne und Bakterien aus dem Wurzelkanalsystem beseitigt werden
und bei infizierten Wurzelkanälen eine Neutralisation bakterieller Endotoxine erreicht wird. Natriumhypochlorit wird in einer Konzentration von 1–3% mit einer dünnen Kanüle in den Wurzelkanal eingebracht. Dabei kann Ultraschallunterstützung und eine Erwärmung auf
bis zu 60 °C die Reinigungswirkung verbessern. Während der Wurzelkanalaufbereitung sollte häufig und großvolumig gespült werden. Chlorhexidin wird in 2%iger Konzentration bei persistierenden Beschwerden
oder in Revisionsfällen verwendet, wenn die Vermutung besteht, dass
NaOCl-resistente Bakterien im Wurzelkanal vorhanden sind.

    Zu den apikal-koronalen Techniken gehört als gängige Methode die
Step-back-Technik (Abb. 14.5). Nach Bestimmung der Arbeitslänge
wird der Wurzelkanal im apikalen Bereich um mindestens drei Größen
gegenüber dem ersten klemmenden Instrument aufbereitet. Anschließend werden alle folgenden Instrumente in ihrer Länge um etwa 1 mm
reduziert eingesetzt. Dabei wird jeweils als Zwischenschritt mit der Feile,
die bis zum physiologischen Apex reicht, kontrolliert, ob der Wurzelkanal noch gängig ist. Man erhält dabei einen relativ sauberen und koni-

Step-back-Technik

14

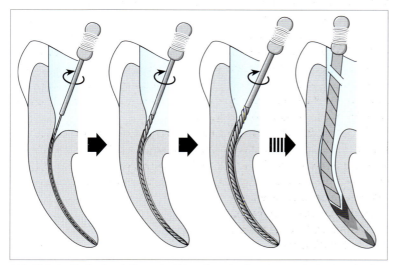

Abb. 14.5: Grafische Darstellung der Wurzelkanalaufbereitung mit der Step-back-
Technik

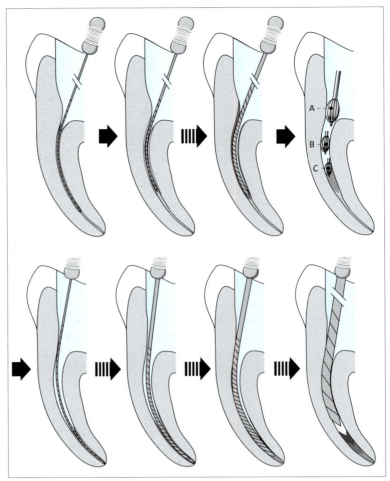

Abb. 14.6: Grafische Darstellung der Wurzelkanalaufbereitung mit der Step-down-Technik

schen Wurzelkanal, der sich mit der gängigen lateralen Kondensation des Wurzelfüllmaterials dicht verschließen lässt. Perforationen und Stufenbildungen sind selten.

Step-down-Technik

Eine Modifikation ist die **Step-down-Technik**, bei der zunächst der koronale und mittlere Kanalanteil mit Handinstrumenten erweitert wird. Dann wird mit speziellen Bohrern (Gates-Glidden) der Wurzelkanal bis zur Krümmung erweitert. Anschließend erfolgt die Aufbereitung des apikalen Anteils des Wurzelkanals mit der bereits beschriebenen Step-back-Technik (Abb. 14.6). Mit dieser Technik wird der Zugang zum apikalen Wurzelkanalanteil erleichtert. Sie ist speziell für gekrümmte Wurzelkanäle geeignet. Die Step-down-Technik ist im Prinzip also eine kombinierte Technik.

Alle genannten Verfahren lassen sich mit **Handinstrumenten** durchführen, sie sind jedoch sehr zeitaufwändig. Es gibt daher immer wieder neue Ansätze, mit **maschinellen Systemen** die Aufbereitung zu erleichtern. Dabei können Systeme mit Rotationen, reziproker Rotation, Hubbewegung, seitlichen Schwingungen, drehmomentbegrenzten Rotationen, Schallvibrationen, Ultraschallanwendung, Unterdruckkavitation u.a. unterschieden werden. Grundsätzlich muss bei allen Systemen genauestens auf die Herstellerangaben geachtet werden, um Instrumentenfrakturen zu vermeiden und ein gutes Ergebnis zu erzielen.

Maschinelle Aufbereitung

> ! Der Zahnarzt sollte zudem über ausreichende Übung an extrahierten Zähnen verfügen, um sich mit den entsprechenden Verfahren vertraut zu machen.

Die Instrumente für die verschiedenen Systeme unterscheiden sich häufig von den gängigen genormten Handinstrumenten, da sie über eine andere Konizität und ein unterschiedlich langes Arbeitsteil verfügen. Für einige maschinelle Aufbereitungsverfahren sind spezielle Handstücke und drehmomentbegrenzte Motoren erforderlich, da jedes System ein eigenes Konzept verfolgt.

Instrumente

> Rotierende (maschinell betriebene) Nickel-Titan-Instrumente ergänzen die Aufbereitung mit Handinstrumenten und eignen sich speziell für den Einsatz bei stark gekrümmten Wurzelkanälen. Sie ersetzen jedoch die Handaufbereitung nicht vollständig, da sie in ovalen Kanälen nicht optimal eingesetzt werden können.

Nach der Wurzelkanalaufbereitung werden die Wurzelkanäle mit sterilen Papierspitzen getrocknet. Prinzipiell kann jeder Wurzelkanal anschließend sofort gefüllt werden. Ist jedoch das Wurzelkanalsystem nicht vollständig zu trocknen (Exsudation) oder lag ein akuter apikaler Abszess bzw. eine akute periapikale Parodontitis vor, so sollte man eine **Wurzelkanaleinlage** mit Calciumhydroxid durchführen und den Wurzelkanal frühestens in einer zweiten Sitzung endgültig füllen.

14

14.3 Aufbereitungsfehler

Grundsätzlich kann es durch Aufbereitungsfehler zu einem Misserfolg der Wurzelkanalbehandlung kommen. Eine häufige Komplikation der Wurzelkanalaufbereitung ist die **Überinstrumentation** bzw. das Überpressen infizierter Dentinspäne in den periapikalen Bereich. Es kann dabei zu einer akuten periapikalen Entzündung kommen.

Überinstrumentation

    Durch eine falsche Aufbereitungstechnik kann es auch zu einer **Blockade des Wurzelkanals** kommen, die letztlich ein reguläres Aufbereiten des gesamten Wurzelkanalsystems verhindert. Verbleibt infiziertes Gewebe im Wurzelkanal, kann es auch dadurch zu einem Misserfolg der Wurzelkanalbehandlung kommen, da das infizierte Gewebe zu einer

Blockade des Wurzelkanals

entzündlichen Reaktion des periapikalen Gewebes beitragen kann. Daneben können eine Instrumentenfraktur, die laterale Perforation des Wurzelkanals, der Verlust an Arbeitslänge und Stufenbildung im Wurzelkanal zum Misserfolg führen.

14.4 Wurzelfüllung

> **!** Das Pulpacavum und die Wurzelkanäle müssen nach der Wurzelkanalaufbereitung mit einem geeigneten Wurzelfüllungsmaterial vollständig, dicht und blasenfrei verschlossen werden.

Das zur Wurzelfüllung verwendete Material darf das periapikale Gewebe nicht reizen, muss röntgensichtbar sein, sollte leicht zu applizieren und zu entfernen sein, und es darf nicht schrumpfen.

> Die Wurzelfüllung wird nur an einem symptomfreien Zahn, bei trockenem und geruchlosem Wurzelkanal durchgeführt.

Wurzelfüll-
techniken

Es gibt zahlreiche manuelle und maschinelle Wurzelfülltechniken. Meistens werden **genormte Guttaperchastifte** zur Wurzelfüllung verwendet. Da sie allein aber den Wurzelkanal nicht abdichten können, wird vorher die Kanalwand mit einer Wurzelfüllpaste (Sealer) beschickt. Dann wird der in Länge und Größe richtig ausgewählte Guttaperchastift in den Wurzelkanal eingebracht. Man kann zusätzlich dünnere, nicht genormte Stifte nachschieben (Abb. 14.7). Es gibt auch Wurzelfüllverfahren, bei denen vorher erwärmte Guttapercha im plastischen Zustand in den Wurzelkanal eingebracht wird und diesen nach dem Erkalten hermetisch verschließt. Das Pulpacavum wird anschließend mit Zement dicht verschlossen, und es erfolgt die Anfertigung einer **Röntgenkontrollaufnahme**.

Wurzelfüllung
mit Guttapercha

Röntgenkontroll-
aufnahme

Koronale Leakage

Wurzelkanalbehandelte Zähne sollten möglichst rasch mit einer bakteriendichten, provisorischen oder endgültigen Versorgung versehen werden, da sonst Bakterien aus der Mundhöhle in die Wurzelkanäle einwandern zu einer Reinfektion führen bzw. Endotoxine eindiffundieren können. Dieses auch als „**koronale Leakage**" bezeichnete Phänomen kann vermieden werden, wenn die Kanaleingänge mit einem Adhäsivsystem bzw. einer adhäsiv verankerten Kompositfüllung verschlossen werden. Je nach Größe des primären Defekts lassen sich mit geeigneten Restaurationsverfahren auch ohne die Anfertigung von intrakanalär verankerten Stiftsystemen klinisch suffiziente restaurative Versorgungen von wurzelkanalbehandelten Zähnen durchführen.

Insbesondere adhäsiv verankerte Kompositfüllungen sind bei kleinen Defekten (rein okklusal begrenzte Zugangskavitäten im Seitenzahnbereich bzw. oral gelegene Zugangskavitäten im Frontzahnbereich) vollkommen ausreichend, wenn keine weitere Schädigung der Zähne

Abb. 14.7: Korrekt abgefüllter Wurzelkanal. Die Wurzelfüllung endet koronal im Bereich des Wurzelkanaleingangs.

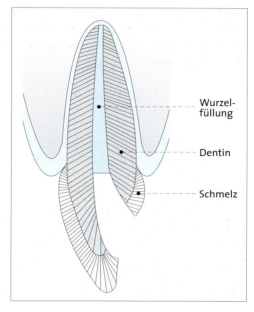

Wurzel-
füllung

Dentin

Schmelz

vorliegt. Bei größeren Kavitäten (z.B. MOD-Kavitäten im Seitenzahnbereich) lässt sich mit Teilkronen (adhäsiv befestigte Keramikteilkronen bzw. konventionell zementierte Metallteilkronen) eine ausreichende Stabilität des endodontisch behandelten Zahnes garantieren.

    Tiefe subgingivale Defekte, tiefe Zahnhalsdefekte bzw. zirkuläre Defekte, Verlust von großen Anteilen bei Frontzähnen, Verwendung eines endodontisch behandelten Zahnes als Pfeilerzahn für eine prothetische Versorgung, ästhetische Aspekte bzw. Kombinationen aus den genannten Indikationen bedingen die Überkronung des Zahnes. Wenn die Zahnhartsubstanzdefekte so massiv sind, dass keine Möglichkeit mehr besteht, Aufbaumaterial mit modernen Adhäsivverfahren zu verankern, sind intrakanaläre Stiftverankerungen unabdingbar.

Überkronung

Stiftverankerung

14

> Konventionell zementierte Inlays oder Amalgamfüllungen sind bei endodontisch behandelten Zähnen, insbesondere mit mehrflächigen Kavitäten, nicht indiziert.

14.5 Das Bleichen von Zähnen

14.5.1 Das Bleichen wurzelkanalbehandelter Zähne

Zahnverfärbungen können durch Blutbestandteile entstehen, die im Rahmen eines Traumas oder nach einer Vitalexstirpation in die Dentinkanälchen diffundieren. Aber auch Wurzelkanalfüllungsmaterialien und Medikamente können zu Zahnverfärbungen führen. Insbesondere bei Zähnen, die keine großflächigen Restaurationen aufweisen, kann

**Zahnver-
färbungen**

durch Einlage eines Bleichmittels die Zahnverfärbung rückgängig gemacht werden.

Walking-bleach-Technik

Zum Bleichen wird üblicherweise eine wässrige **Natriumperboratlösung** verwendet, welche als **bleichendes Agens Wasserstoffperoxid** (H_2O_2) **abspaltet**. Das gängige Verfahren ist dabei die sogenannte **Walking-bleach-Technik**, bei der das Bleichmittel für einige Tage im koronalen Pulpacavum belassen wird. Zum Bleichen wird zunächst die Zugangskavität wieder eröffnet, Füllungsreste bzw. Wurzelkanalfüllmaterialien werden bis kurz unter den Kanaleingang entfernt. Anschließend folgen die Abdeckung der Wurzelkanalfüllung mit einer dichten Unterfüllung, das Einbringen des Bleichmittels und ein dichter provisorischer Verschluss. Das Bleichmittel wird nach 3–4 Tagen entfernt und die Trepanationsöffnung mit einer Kompositfüllung verschlossen. Der Vorgang kann bei unbefriedigendem Ergebnis wiederholt werden.

14.5.2 Das Bleichen vitaler Zähne

Vitalbleichen

Von dem oben genannten Verfahren ist das sogenannte **Vitalbleichen** abzugrenzen, bei dem auch ein H_2O_2 abspaltendes Präparat (in der Regel **Carbamidperoxid**) in einer Schiene appliziert wird. Es handelt sich dabei um eine tief gezogene, weich bleibende Schiene, die bei den zu bleichenden Zähnen ausreichend Raum für ein entsprechendes Reservoir an Bleichmittel vorsieht. Die Schiene wird je nach Präparat mehrere Stunden pro Tag getragen. Dabei ist in definierten Zeitabständen (3–5 Tage) eine zahnärztliche Kontrolle erforderlich, um einer missbräuchlichen Verwendung des Bleichgels vorzubeugen und um ein Überbleichen der Zähne zu verhindern.

Man kann auch in der zahnärztlichen Praxis in einem wesentlich kürzeren Zeitraum (15–30 Minuten) mit einem höher konzentrierten Präparat die Zähne bleichen (**Power Bleaching**, In-office-Bleaching). Dabei ist Sorge dafür zu tragen, dass das Bleichgel nicht mit den Mundschleimhäuten und der Gingiva in Berührung kommt. Es gibt auch **frei verkäufliche Bleichmittel**, die die Patienten selbst zu Hause anwenden können.

> **!** Da hier vorher keine Diagnose durch den Zahnarzt gestellt wird, kann es bei unkontrolliertem Gebrauch zu missbräuchlicher Verwendung kommen.

So kann möglicherweise vom Patienten erfolglos versucht werden, Keramikkronen zu bleichen, oder auch nicht zu beeinflussende externe Verfärbungen der Zähne etwa durch Rauchen, Tee oder Rotwein.

15 Restauration von wurzelbehandelten Zähnen

15.1 Restauration ohne Stiftaufbau

Früher ging man davon aus, dass alle wurzelkanalbehandelten Zähne mit einem Wurzelstift stabilisiert werden müssen. Inzwischen ist nachgewiesen, dass wurzelbehandelte Zähne, bei denen noch genügend koronale Zahnhartsubstanz vorhanden ist, erfolgreich mit einer adhäsiv befestigten **Aufbaufüllung ohne Stift** versorgt werden können. Hierbei wird zur Erhöhung der Retention ein Teil der Wurzelfüllung entfernt. Durch Verzicht auf die Stiftbohrung entfällt das Risiko, den Zahn im Wurzelbereich zu perforieren oder so zu schwächen, dass es nachfolgend zur Fraktur kommt. Neben der Anzahl der nach Entfernung der Karies oder einer Füllung verbleibenden Kavitätenwände, sind auch ihre Höhe und Stärke zu berücksichtigen. Als **Faustregel** kann gelten, dass bei 3 bis 4 verbleibenden Wänden der Zahn mit einem adhäsiven Aufbau versorgt werden kann. Bei größeren Defekten mit nur noch 1 bis 2 verbleibenden Wänden sollten konfektionierte Stifte mit einer adhäsiven Aufbaufüllung kombiniert werden. Der klassische gegossene Stiftaufbau bleibt primär großen Defekten mit fehlender koronaler Zahnhartsubstanz vorbehalten.

Indikation

Bei der Indikation zur adhäsiven Aufbaufüllung werden die wurzelbehandelten Zähne entweder so belassen oder bei stärkerer Beanspruchung (z.B. Bruxismus, Pfeiler für Zahnersatz) überkront.

Neuerdings werden auch modifizierte, adhäsiv im Wurzelkanaleingang befestigte Kronen propagiert (sog. **Endokronen**). Sie können bei sehr stark zerstörten, marktoten Zähnen zur Anwendung kommen, deren Wurzelkanaleingang extrem weit aufbereitet werden musste. Es handelt sich dabei um massive Keramikkronen, die mit einem breiten, mehr oder weniger langen zapfenförmigen Ausläufer adhäsiv im Wurzelkanal und an der verbliebenen koronalen Zahnhartsubstanz befestigt werden. Die Endokrone wird ohne vorherigen Aufbau des Zahnes mit der Zahnhartsubstanz möglichst großflächig adhäsiv verklebt (Abb. 15.1). Es handelt sich somit um einen modernen Nachfolger der früher benutzen, klassischen Stiftkrone, bei welcher der Wurzelstift fest mit der Krone verbunden war.

Endokrone

15

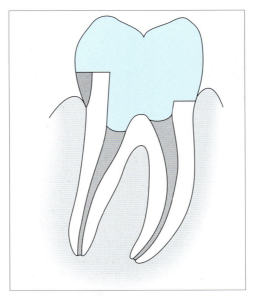

Abb. 15.1: Tief zerstörter Molar mit Endokrone aus Keramik. Sie wird möglichst breitflächig mit dem stark zerstörten, wurzelbehandelten Zahn verklebt (Restauration ohne Wurzelstift).

15.2 Restauration mit Stiftaufbau

Indikation

Ist nach erfolgter endodontischer Behandlung nicht mehr genug koronale Zahnhartsubstanz vorhanden, um einen adhäsiv befestigten Aufbau adäquat verankern zu können, oder sind die Zähne einer erhöhten Belastung ausgesetzt, sollten sie mittels eines Stiftaufbaus rekonstruiert werden.

> Ein **Stiftaufbau** dient der Wiederherstellung eines stark zerstörten, marktoten Zahnes. Ein direkt im Mund gefertigter Aufbau aus plastischem Material (Abb. 15.2) oder ein laborgefertigter Aufbau wird über einen Stift im Wurzelkanal verankert. Der so aufgebaute Zahn wird anschließend überkront.

15.2.1 Präparation für einen Stiftaufbau

Präparation

> Für einen Stiftaufbau wird die klinische Krone nur so weit abgetragen, wie das Ausmaß der Zerstörung des Zahnes dies erfordert. Die fehlenden Anteile der klinischen Krone werden zur Vorbereitung für die Überkronung durch den Stiftaufbau ergänzt.

Zur Verankerung eines Wurzelstiftes muss der koronale Anteil der Wurzelfüllung entfernt werden. Für genormte Stifte werden entsprechende genormte Bohrer benutzt. Erst dann kann der passende Stift eingesetzt werden.

Abb. 15.2: Aufbau eines wurzelkanalbehandelten Zahnes mit zerstörter Zahnkrone durch konfektionierte, konventionell oder adhäsiv zementierbare Wurzelstifte und plastisches Füllungsmaterial.

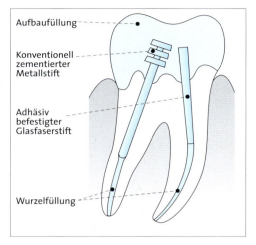

Für konventionell zementierte Stifte aus Metall wird eine Länge angegeben, die zwei Drittel der Länge des Wurzelkanals beträgt. Der Stift sollte mindestens ebenso lang sein wie die klinische Krone. Bei adhäsiv befestigten Stiften aus Keramik oder aus Glasfasern (Stifte aus Glasfaserbündeln, die durch Komposit fest verbunden sind) kann die Stiftlänge entsprechend der Präparationsform des Wurzelkanals individuell auch kürzer gewählt werden. Für Glasfaserstifte liegen bisher nur wenige evidenzbasierte Daten vor.

Metallstifte

Keramikstifte

Glasfaserstifte

Der optimale Abstand zwischen dem Ende des Stiftes und dem Apex beträgt bei zementierten Wurzelstiften ca. 4 mm. Bei kürzeren Wurzeln kann er kleiner sein. Damit wird verhindert, dass beim Einsetzen des Stiftaufbaus bzw. des Wurzelstiftes Anteile der Wurzelfüllung über den Apex hinaus getrieben werden.

Bei einwurzeligen Zähnen wird für gegossene Stiftaufbauten ein ca. 2 mm tiefer ovaler Kasten mit parallelen Wänden präpariert. Dieser trägt zur Retention des Stiftaufbaus bei und verhinderte durch seine ovale Form dessen Drehung. Der Abstand zwischen dem Rand des Kastens und dem Rand der Wurzeloberfläche sollte mindestens 1,5 mm betragen, da sonst zu wenig Hartsubstanz für die spätere Überkronung vorhanden ist (Abb. 15.3). Wird bei mehrwurzeligen Zähnen ein Aufbau über mehr als einen Wurzelstift verankert, kann gegebenenfalls die Kanaleinganskavität entfallen, da der Aufbau über die Wurzelstifte rotationsgeschützt ist.

Kanaleingangs-kavität

15.2.2 Formen von Wurzelstiften und Stiftaufbauten

Konfektionierte **Wurzelstifte aus Metall** mit angegossenem Aufbau (Abb. 15.4) werden bei marktoten Zähnen schon seit langem angewen-

Laborgefertigter Aufbau

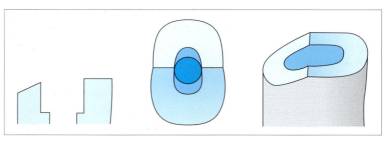

Abb. 15.3: Eine ovale Kanaleingangskavität verhindert die Rotation des Stiftaufbaus.

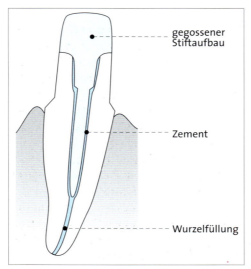

gegossener
Stiftaufbau

Zement

Wurzelfüllung

Abb. 15.4: Stabilisierung und Ergänzung der klinischen Krone eines wurzelkanalbe-handelten Zahns mit einem gegossenen Stiftaufbau

det. Auch konfektionierte **Wurzelstifte aus hochfester Keramik** können laborseitig mit einem keramischen Aufbau versehen werden.

Direkter Aufbau aus plastischem Material
Konfektionierte Retentionsanker aus Metall werden im Mund durch einen Aufbau aus plastischem Material (Komposit) ergänzt. Es ist auch möglich, **Keramikstifte** oder **Glasfaserstifte** adhäsiv im entsprechend vorbereiteten Wurzelkanal zu verankern und den Zahn anschließend mit Komposit aufzubauen (Tab. 15.1).

Stiftformen
Für konventionell zementierte Metallstifte gilt, dass **konische Stifte** weniger retentiv sind als **parallelwandige**. Erstere eignen sich jedoch besser bei dünnen, sich stark nach apikal verjüngenden Wurzelkanälen. Der verwendete Wurzelstift darf nicht so dick sein, dass die restliche Zahnsubstanz so stark geschwächt wird, dass sie bei Belastung frakturiert. Die verbleibende Wurzelwand soll mindestens 1,5 mm stark sein. Die Stiftdicke soll jedoch mindestens ein Drittel des zervikalen Zahndurchmessers betragen.

Es gibt **selbstschneidende**, **zementierbare schraubenförmige** und **zementierbare glatte Stifte aus Metall**. Die glatten Stifte werden zur besseren Retention an der Oberfläche durch Sandstrahlen aufgeraut. Selbstschneidende Stifte üben, besonders wenn sie eine konische Form besitzen, beim Einbringen starken Druck auf die Wurzelkanalwände aus und können zu Spannungsrissen führen; sie sind nicht zu empfehlen. Zementierbare Stifte, Schrauben und Retentionsanker sollen nach Guldener folgende Eigenschaften besitzen:

- Parallele Form.
- Bei Stiften mit Gewinde sollen Abflussrillen vorhanden sein.
- Ausreichende Länge und ausreichender Durchmesser.
- Ausreichend biegefestes, korrosionsresistentes und gewebefreundliches Material.
- Standardisierung von Vorbohrer und Stift.

Wurzelstiftverankerte Aufbauten aus Metall werden entweder direkt oder indirekt hergestellt. Bei der **direkten Technik** wird in den vorbereiteten Wurzelkanal ein passender, angussfähiger Metallstift eingebracht und der koronale Aufbau aus Kunststoff im Mund des Patienten modelliert. Der Aufbau wird samt Stift aus dem Wurzelkanal entnommen, samt Stift eingebettet und anschließend an den Wurzelstift angegossen. Analog kann ein Stift aus hochfester **Zirkonoxid-Keramik** durch einen Aufbau z.B. aus Presskeramik ergänzt werden. Es ist auch möglich, mit ausbrennbaren Kunststoffstiften zu arbeiten und den Aufbau an diesen im Mund aus Kunststoff zu ergänzen. Stift und Aufbau werden gemeinsam eingebettet und aus Metall gegossen (Einstückguss).

Bei der **indirekten Technik** wird der Wurzelkanal abgeformt und der Stiftaufbau im zahntechnischen Labor hergestellt. Es kann auch ein genormter Stift in den Kanal eingeführt werden. Der extrakanaläre Teil wird dann mit einer Retention versehen. Der Stift wird vom Abformmaterial umflossen und mit der Abformung aus dem Wurzelkanal entnommen (Abb. 15.5). Das weitere Vorgehen erfolgt im zahntechnischen Labor. Die Tabelle 15.1 gibt abschließend eine Übersicht über die Einteilung der Stiftaufbauten.

Metallaufbauten

Keramik- aufbauten

Abformung

15

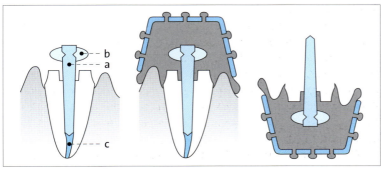

Abb. 15.5: Doppelmischabformung zur Herstellung eines Stiftaufbaus auf dem Modell (indirekte Technik). **a:** Wurzelstift mit Retention (**b**) z.B. aus Autopolymerisat zur Verankerung des Wurzelstiftes in der Abformung, **c:** Wurzelfüllung

Tab. 15.1: Einteilung der Stiftaufbauten

Wurzelstift	Aufbau
Konfektioniert	**Direkt**
Metall	Aus plastischem Material
Keramik	Aus plastischem Material
Glasfaserverstärkter Kunststoff	Aus plastischem Material
Konfektioniert	**Indirekt** (laborgefertigt)
Metall	Metall (Anguss)
Keramik	Keramik (z.B. Presskeramik)
Individuell (laborgefertigt)	**Indirekt** (laborgefertigt)
Metall	Metall (Stift und Aufbau als Einstückguss)

> Generell soll ein wurzelstiftverankerter Aufbau den zerstörten Zahn dergestalt ergänzen, dass er einem für eine Überkronung präparierten Zahnstumpf entspricht.

15.2.3 Befestigung von Stiftaufbauten und Überkronung von Zähnen mit Stiftaufbau

Befestigung　Wurzelstifte, Wurzelschrauben, Retentionsanker und Stiftaufbauten werden **konventionell** mit **Zement** (Phosphatzement, Glasionomerzement) oder **adhäsiv** mit **Komposit** im Wurzelkanal befestigt. Letzteres ist bei Glasfaserstiften obligatorisch.

Überkronung
> Die klassische Stiftkrone war eine durch einen Stift im Wurzelkanal verankerte Krone zum Ersatz der gesamten Zahnkrone. Heute werden Stiftaufbau und Krone nacheinander hergestellt und befestigt.

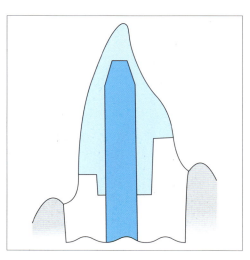

Abb. 15.6: Mit Stiftaufbau versorgter Zahn, für eine Überkronung präpariert. Der Kronenrand soll die Zahnhartsubstanz ausreichend umfassen.

Damit der Kronenrand die Zahnhartsubstanz ausreichend umfassen kann (Fassreifen-Effekt) muss entsprechend präpariert werden (Abb. 15.6). D.h., dass die Präparationsgrenze zirkulär, unter Beachtung der üblichen Kriterien für die Lage des Kronenrandes, mindestens 1,5 mm apikalwärts des stiftverankerten Aufbaus enden soll. Wenn dies nicht beachtet wird, besteht bei Belastung der Krone, besonders bei zementierten Stiftaufbauten, die Gefahr, dass der Wurzelstift die Zahnwurzel spaltet (Abb. 15.7). Die Form der **Wurzelumfassung** (Präparationsgrenze) orientiert sich an der Art der Überkronung (Abb. 15.8). Dabei ist zu bedenken, dass die verbleibende Hartsubstanz durch die Präparation nicht zu stark geschwächt wird. Die über den Aufbau gesetzte Krone wird in der üblichen Weise befestigt.

**Wurzel-
umfassung**

Abb. 15.7: Stiftaufbau mit Keramikmantelkrone. Die Wurzel wird nicht umfasst. Bei stärkerer Belastung besteht die Gefahr einer Längsfraktur der Wurzel. Eine derartige Versorgung ist daher allenfalls für Einzelkronen geeignet, und nicht als Brückenanker.

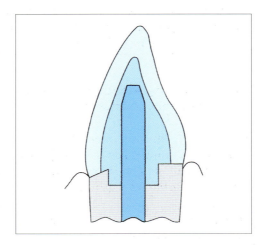

Abb. 15.8: Stiftaufbau mit Keramikverblendkrone, welche die Wurzel umfasst (Fassreifen-Effekt)

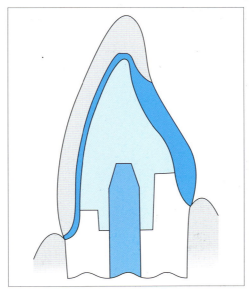

15

Therapie bei Zahnverlust

16 Das Lückengebiss

16.1 Definition des Lückengebisses

> **!** Geht aus einer kompletten Zahnreihe nur ein Zahn verloren, spricht man schon von einem Lückengebiss. Weisheitszähne sind ausgenommen, da sie im Allgemeinen nicht ersetzt werden. Ein Lückengebiss liegt auch noch dann vor, wenn in einem Kiefer nur noch ein einziger Zahn vorhanden ist. Der Funktionswert des Lückengebisses kann also sehr unterschiedlich sein.

16.1.1 Ursachen des Zahnverlustes

> Hauptursache des Zahnverlustes sind Karies und Zahnbetterkrankungen.

Letztlich können alle Formen der Zerstörung der Hartsubstanz zum Zahnverlust führen. Zahnverluste durch äußere Gewalteinwirkung (Trauma) oder durch extreme Abrasion spielen im Vergleich zu Karies und Zahnbetterkrankungen eine untergeordnete Rolle. Nicht unerwähnt soll bleiben, dass in seltenen Fällen Zähne auch dadurch verloren gehen können, dass bei der operativen Behandlung eines Kiefertumors ganze Kieferabschnitte samt den darin enthaltenen Zähnen entfernt werden müssen.

16.1.2 Folgen des Zahnverlustes

Die Folgen des Zahnverlustes sind vielfältig und gehen über die alleinige Minderung der Kaufähigkeit weit hinaus. Wie weit die Kaufunktion durch den Zahnverlust eingeschränkt wird, hängt von der Zahl und von der Position der verloren gegangenen Zähne ab. Grundsätzlich werden schon durch den Verlust nur eines Zahnes die gegenseitige Stabilisierung der Zähne im Zahnbogen und die Kontaktbeziehung antagonistischer Zähne beeinträchtigt. Mögliche Folgen sind Kippungen der die Lücke begrenzenden Zähne oder die Verlängerung von Antagonisten, die sich in die Lücke hineinbewegen. Dabei ist von Bedeutung, dass das parodontal erkrankte Gebiss ohnehin zu Zahnwanderungen neigt.

Zahnwanderungen

Wie schnell und in welchem Umfang sich diese Vorgänge abspielen, hängt vom Umfang des Zahnverlustes, aber auch von der Gesundheit des Zahnhalteapparates ab. Lücken im Zahnbogen verstärken in jedem Fall die Tendenz zur Zahnwanderung. Im parodontal gesunden Gebiss muss eine Zahnlücke nicht immer eine Kippung der Nachbarzähne bzw. eine „Verlängerung" der Antagonisten nach sich ziehen, vor allem, wenn der Umfang des Zahnverlustes gering ist und noch eine antago-

Okklusions-störung nistische Abstützung vorhanden ist. Treten jedoch die oben genannten Wanderungen und Kippungen von Zähnen auf, kann dadurch die Okklusion empfindlich gestört werden (s. Abb. 17.2).

Seitenzahnverlust **Seitenzahnverlust** führt zur Reduktion der Stützzonen (s. Abb. 16.4) und bedingt damit die Gefahr der Überlastung der Frontzähne. **Front-**

Frontzahnverlust **zahnverlust** hat nicht nur Einflüsse auf Phonetik und Ästhetik, sondern führt zur Einschränkung der Frontzahnführung und damit bei der dynamischen Okklusion zur Entstehung von Störkontakten im Seitenzahngebiet. Die oben genannten Funktionsstörungen können zu Fehlbelastungen der Kiefergelenke und der Kaumuskulatur führen.

Nischenbildung Durch Zahnwanderungen entstehen zusätzlich schlecht zu reinigende Nischen zwischen den Zähnen. Dies fördert infolge verstärkter Plaqueablagerung Karies und Zahnbetterkrankungen.

> Zahnverlust mindert – je nach Umfang – die Kaufähigkeit und kann weitere Funktionsstörungen im Kauorgan zur Folge haben. Diese können zu weiterem Zahnverlust führen, wenn die Lücken nicht geschlossen werden.

16.2 Die Klassifikation des Lückengebisses

> **!** Bei der Planung von festsitzendem oder abnehmbarem Zahnersatz muss der Umfang des Gebissschadens, d.h. der Funktionszustandes des Lückengebisses, berücksichtigt werden.

Alle Klassifikationen des Lückengebisses stellen Schematisierungen dar. Im Einzelfall müssen zur Beurteilung des Lückengebisses folgende Kriterien herangezogen werden:
- Die Zahl der Zähne
- Die Topografie der Zähne
- Der Zustand der Zähne (Zahnhartsubstanz, Pulpa, Zahnhalteapparat)
- Die Form und Beschaffenheit des zahnlosen Prothesenlagers (Schleimhaut und knöchernes Fundament)

16.2.1 Topografische Einteilung des Gebissschadens

Klassifikation nach Wild **Wild** hat 1949 eine einfache und bis heute gebräuchliche topografische Einteilung des Gebissschadens beschrieben (Abb. 16.1):
- Die unterbrochene Zahnreihe (einseitig, beidseitig, mehrfach

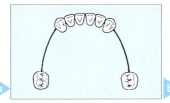 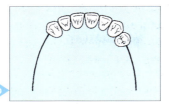 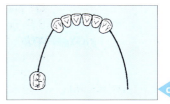

Abb. 16.1: Topografie des Lückengebisses. **a)** Doppelseitig unterbrochene Zahnreihe, **b)** doppelseitig verkürzte Zahnreihe, **c)** unterbrochene und verkürzte Zahnreihe

◢ Die verkürzte Zahnreihe (einseitig, beidseitig)
◢ Die unterbrochene und verkürzte Zahnreihe

Eine differenziertere und noch immer international benutzte topografische Klassifikation des Lückengebisses wurde schon 1928 von **Kennedy** publiziert (Abb. 16.2):

Klassifikation nach Kennedy

◢ **Kennedy-Klasse I:** Beidseitig verkürzte Zahnreihe (mit oder ohne Lücken)
◢ **Kennedy-Klasse II:** Einseitig verkürzte Zahnreihe (mit oder ohne Lücken)

	Klasse I	Klasse II	Klasse III	Klasse IV
Merkmal der Klassen				
Untergruppe 1				
Untergruppe 2				
Untergruppe 3				

Abb. 16.2: Klassifikation des Lückengebisses nach Kennedy. Kennedy-Klasse-I: Beidseitig verkürzte Zahnreihe (mit oder ohne Lücken), Kennedy-Klasse-II: Einseitig verkürzte Zahnreihe (mit oder ohne Lücken), Kennedy-Klasse-III: Einseitig, doppelseitig oder mehrfach unterbrochene Zahnreihe, Kennedy-Klasse-IV: Lücke mesial beidseitig noch vorhandener Seitenzähne (s. Text)

16

▲ **Kennedy-Klasse III:** Einseitig, doppelseitig oder mehrfach unterbrochene Zahnreihe

▲ **Kennedy-Klasse IV:** Lücke mesial beidseitig noch vorhandener Seitenzähne (z.B. Lücke 14–26)

Klassifikation nach E. Körber

Eine weitere Klassifikation des Lückengebisses hat **E. Körber** 1963 angegeben. Sie berücksichtigt topografische und zusätzlich funktionelle Aspekte, da sie sich an den damals möglichen konventionellen Lagerungsmöglichkeiten für Zahnersatz orientiert:

▲ **Körber-Gruppe A:** Einfach oder mehrfach unterbrochene Zahnreihe. Der Zahnbestand erlaubt die Eingliederung von festsitzendem oder abnehmbarem, parodontal gelagertem Zahnersatz.

▲ **Körber-Gruppe B:** Einseitig oder doppelseitig verkürzte, auch zusätzlich unterbrochene Zahnreihe. Der Zahnbestand erlaubt die Eingliederung von parodontal-gingival gelagertem Zahnersatz.

▲ **Körber-Gruppe C:** Reduziertes Lückengebiss. Die Topografie der Pfeiler erlaubt die Bildung einer breiten Auflageachse, die zur Abstützung einer parodontal-gingival gelagerten Teilprothese geeignet ist.

▲ **Körber-Gruppe D:** Stark reduziertes Lückengebiss. Es sind nur noch wenige Zähne vorhanden, die aber zum Teil noch direkt verblockt werden können. Die Stellung der Zähne erlaubt die Bildung einer breiten Auflageachse nicht. Abgestützter Zahnersatz ist nicht angezeigt.

▲ **Körber-Gruppe E:** Stark reduziertes Lückengebiss mit einzelnen, nicht direkt verblockbaren Zähnen. Abgestützter Zahnersatz ist nicht angezeigt.

Stützzonen

Eichner hat 1955 seine Klassifikation auf der der Zahl der vorhandenen **Stützzonen** aufgebaut.

Die antagonistischen Zahngruppen der Prämolaren oder der Molaren einer Kieferhälfte bilden je eine Stützzone. Das vollständige Gebiss besteht somit aus vier Stützzonen (Abb. 16.3).

Klassifikation nach Eichner

▲ **Eichner-Gruppe A:** Zahnbestand mit antagonistischen Kontakten in allen vier Stützzonen.
A1: Beide Kiefer sind voll bezahnt.
A2: Ein Kiefer ist voll bezahnt, der antagonistische Kiefer hat zahnbegrenzte Lücken.
A3: Beide Kiefer weisen zahnbegrenzte Lücken auf.

▲ **Eichner-Gruppe B:** Zahnbestand mit antagonistischen Kontakten in weniger als vier Stützzonen.
B1: Antagonistische Zahnkontakte in drei Stützzonen.
B2: Antagonistische Zahnkontakte in zwei Stützzonen.
B3: Antagonistische Zahnkontakte in einer Stützzone.

Abb. 16.3: Jeweils die vier Prämolaren bzw. die vier Molaren einer Seite bilden eine Stützzone. Ein vollständiges Gebiss hat somit vier Stützzonen.

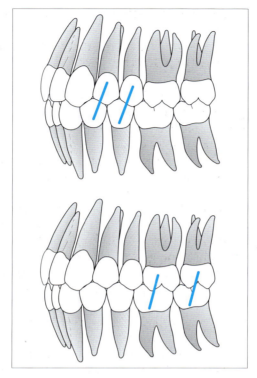

B4: Antagonistische Zahnkontakte außerhalb der Stützzonen (nur Frontzahnkontakte).

◢ **Eichner-Gruppe C:** Keine antagonistischen Zahnkontakte.

C1: Zähne (ohne antagonistische Kontakte) in beiden Kiefern.

C2: Zähne nur in einem Kiefer, der antagonistische Kiefer ist zahnlos.

C3: Beide Kiefer sind zahnlos.

16.2.2 Kompensierter und unkompensierter Gebissschaden

Der Zustand des Lückengebisses kann auch danach beurteilt werden, ob ein kompensierter oder ein unkompensierter Gebissschaden vorliegt. Ein Gebissschaden ist dann **kompensiert**, wenn keine Kippung der die Lücken begrenzenden Zähne und keine Wanderung von Antagonisten in die Lücken zu erwarten sind. Das ist in der Regel aber nur der Fall, wenn im neutral verzahnten Gebiss ein Zahn fehlt. In diesem Falle sind bei Interkuspidation in Neutralbisslage die lückenbegrenzenden Zähne durch Antagonisten noch eindeutig fixiert. In allen anderen Fällen liegt ein **unkompensierter Schaden** vor, da die oben genannten Folgen mehr oder minder schnell eintreten können (Abb. 16.4).

16

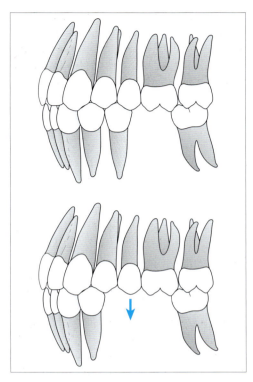

Abb. 16.4: Kompensierter Gebissschaden (**oben**), unkompensierter Gebissschaden (**unten**)

16.2.3 Zustand des Zahnhalteapparates

Sehr wichtig ist es, bei der Beurteilung des Gebissschadens den Zustand des Zahnhalteapparates zu berücksichtigen.

Parodontale Resistenz Parodontale Insuffizienz

> Bei **parodontaler Resistenz** verlaufen die nach dem Zahnverlust eintretenden Zahnkippungen und Zahnwanderungen langsamer als bei **parodontaler Insuffizienz**.

Ein kompensierter Gebissschaden in einem parodontal resistenten Gebiss muss nicht in jedem Fall versorgt werden. Die ungünstigste Form des Gebissschadens ist ein unkompensierter Schaden im parodontal insuffizienten Gebiss. Parodontale Insuffizienz und schlechte Mundhygiene sind meist eng miteinander korreliert.

16.3 Das Prothesenlager

Lücken können auf verschiedene Art und Weise geschlossen werden. Ohne auf die Differenzialtherapie einzugehen, seien hier kurz die prinzipiellen Möglichkeiten des Lückenschlusses mit prothetischen Mitteln erwähnt. Ist nur ein Zahn verloren gegangen, so kann der Zahnbogen durch ein Implantat oder durch eine festsitzende Brücke ergänzt werden. Fehlen in der Zahnreihe mehrere Zähne, kommt ebenfalls festsitzender Zahnersatz in Betracht, der auf natürlichen Zähnen oder auf Implantaten abgestützt sein kann. Beim Verlust zahlreicher Zähne ist eine herausnehmbare Prothese angezeigt. Bei Einbeziehung von Implantaten ist im Prinzip auch hier noch festsitzender Zahnersatz möglich.

16.3.1 Zähne

> **!** Die Eignung von Zähnen als tragendes Element für Zahnersatz hängt von der Beschaffenheit des Zahnhalteapparates und vom Zustand der Zahnhartsubstanz ab.

Ein Zahn mit gesundem Parodontium ist in der Lage, den üblichen Gebrauchskräften standzuhalten und zur Abstützung von Zahnersatz zu dienen. Betont sei, dass gekippt stehende Zähne nicht mehr achsengerecht belastet werden; demgemäß nimmt ihre Belastbarkeit ab. Stetig intermittierend einwirkende **Kippkräfte**, auch geringen Ausmaßes, können die Kippung des Zahnes verstärken.

Parodontale Wertigkeit

Zähne, deren Zahnhalteapparat geschädigt oder reduziert ist, sind, abhängig von der Art und der Ausprägung der Erkrankung bzw. des Abbaues des Zahnhalteapparates, weniger belastbar als Zähne mit einem gesunden Zahnhalteapparat. Als Faustregel kann gelten: Wenn der Zahn in eine prothetische Konstruktion einbezogen wird, soll das knöcherne Zahnbett nicht stärker abgebaut sein als über die Hälfte der Zahnlänge hinaus. Ausnahmen sind möglich. Diese Regel kann natürlich nur dann gelten, wenn der restliche Zahnhalteapparat nicht krankhaft verändert ist.

Belastbarkeit

Bei bestimmten Formen des herausnehmbaren Zahnersatzes kann die durch Abbau des Zahnhalteapparates verlängerte klinische Krone des Ankerzahnes gekürzt werden, im Extremfall bis auf das Niveau des Gingivalsaumes. Dadurch kann der verlängerte **extraalveoläre Hebelarm** des Zahnes verkürzt werden. Die Maßnahmen zur Erhöhung der Belastbarkeit des Lückengebisses werden bei den entsprechenden Therapieformen geschildert.

Extraalveolärer Hebelarm

Von Bedeutung ist, dass sich parodontal gesunde Zähne in gewissen Grenzen an eine erhöhte Belastung anpassen können. Die Zahl der desmodontalen Fasern wird vermehrt und die Alveoleninnenkortikalis verstärkt. Nur diese Anpassungsvorgänge erlauben im Lückengebiss die Abstützung von Zahnersatz auf den Zähnen.

Adaptation

16

Marktote Zähne müssen mit einer suffizienten Wurzelfüllung versehen sein (s. Kap. 14). Ihre Eignung als tragendes Element für Zahnersatz hängt vom Ausmaß der Schädigung der Zahnhartsubstanz ab, und auch davon, wie sie versorgt worden sind.

Marktote Zähne

16.3.2 Implantate

Definition Implantate sind künstliche Zahnwurzeln und werden wie Zähne zur Lagerung von festsitzendem und herausnehmbarem Zahnersatz herangezogen. Implantate bestehen in der Regel aus **Titan** mit unterschiedlichen mikromechanischen und chemischen Oberflächenmodifikationen, welche die Einheilung im Knochen verbessern sollen. Implantate aus **Zirkoniumdioxid** sind derzeit in der Erprobung. Die meist zylinderförmigen Implantate werden in eine implantatkongruente Bohrung in den zahnlosen Kieferknochen eingesetzt (Abb. 16.5). Sie heilen dort ein, wobei der Knochen ohne bindegewebige Zwischenschicht an das Implantat anschließen soll **(Osseointegration)**. Man kann Implantate auch direkt nach der Extraktion in die Alveole inserieren **(Sofortimplantation)**, wobei marginal verbleibende Spalträume mit autologem Knochen oder mit Knochenersatzmaterial aufgefüllt werden.

Osseointegration
Sofort-
implantation

Bedingt durch den Zahnverlust und eventuelle weitere Resorptionsvorgänge ist der für die Insertion der Implantate verbleibende Kieferknochen häufig sowohl in der Höhe als auch in der Breite reduziert. Es gibt verschiedene Möglichkeiten, um nach der Zahnextraktion den Abbau dünner Alveolenwände weitgehend zu verhindern, oder auch operative Verfahren zum knöchernen Aufbau (Augmentation) atrophierter zahnloser Kieferkämme. Mit beiden Maßnahmen kann man die Ausgangsposition für das Einbringen von Implantaten und damit für die die spätere prothetische Versorgung verbessern.

Eigenschaften Implantate haben keinen Zahnhalteapparat, sie sind deutlich starrer im Kieferknochen fixiert als natürliche Zähne (Tab. 16.1). Implantaten fehlt im Vergleich zu den natürlichen Zähnen auch die Taktilität mit dem entsprechenden neuromuskulären Regelkreis. Das marginal am

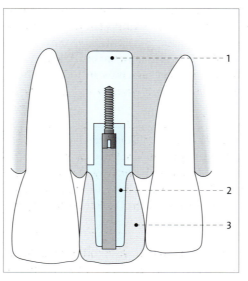

Abb. 16.5: Implantat bei unversehrten Nachbarzähnen. **1:** Implantat, **2:** Implantataufbau, **3:** Krone

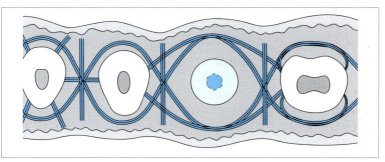

Abb. 16.6: Schematische Darstellung der nach Extraktion eines Zahnes und Implantation vorhandenen periimplantären Faserbündel in der Horizontalebene (Nomenklatur der Fasern und weitere Details s. Abb. 3.41). Um den extracrestalen Teil des Implantats bildet sich ein faserreiches, zell- und gefäßarmes Bindegewebe, wobei am Implantat im Gegensatz zum Zahn keine Fasern inserieren. Umzeichnung nach [Zitzmann et al.]

Implantat anliegende **periimplantäre Gewebe** hat die gleiche Funktion wie das marginale Parodontium, sein Epithel ist ähnlich aufgebaut. An dem den Kieferkamm überragenden (extraossären) Teil des Implantats bildet sich ein faserreiches, zell- und gefäßarmes Narbengewebe aus, wobei am Implantat im Gegensatz zum Zahn keine Fasern inserieren können. Das periimplantäre Bindegewebe enthält kollagene Faserbündel, welche zirkulär um das Implantat verlaufen (Abb. 16.6).

Aus der Alveolarmukosa entwickelt sich am freigelegten Implantat ein Saumepithel mit einer zervikal-apikalen Breite von etwa 2 mm, dem abhängig vom Implantattyp bis zum Kieferknochen die oben erwähnte, etwa 1 mm breite bindegewebige Zone folgt. Beide zusammen bilden eine gut 3 mm breite Zone, deren Ausmaß auch am Implantat als sogenannte **biologische Breite** bezeichnet wird. Während die intraossären Anteile eines Implantats seitens der Hersteller zur Erzielung einer besseren Osseointegration durch Sandstrahlen oder Ätzen angeraut werden, sind die extraossären Anteile ebenso wie entsprechende Aufbauteile glatt.

Das Keimspektrum des periimplantären Gewebes entspricht demjenigen des natürlichen Zahnfleischsaums. Bei guter Mundhygiene kann eine reizlose Anlagerung der Kieferkammschleimhaut an das Implantat erwartet werden.

> Ein fest osseointegriertes Implantat mit ausreichender Dimensionierung und entzündungsfreiem periimplantärem Gewebe kann bezüglich seiner Belastbarkeit einem parodontal gesunden Zahn gleichgesetzt werden. Deshalb können bei der prothetischen Versorgung von Implantaten die bekannten prothetischen Konzepte angewendet werden.

Bei axialer Belastung eines Implantats durch die prothetische Suprastruktur wird der Kieferknochen gleichmäßiger belastet als bei kippen-

Periimplantäres Gewebe

Biologische Breite

Keimspektrum

16

Belastbarkeit

Tab. 16.1: Vergleichende Abschätzung der Resilienz bzw. Intrudierbarkeit der verschiedenen Strukturen des Prothesenlagers

Implantat	Zahn	Kammhaut
0,005 mm	0,05 mm	0,5 mm

der Belastung [Urginovic et al.]. Die direkte oder indirekte Verblockung parodontal gesunder Zähne mit fest osseointegrierten Implantaten ist trotz deren unterschiedlicher Beweglichkeit möglich.

Supra-konstruktion Jedes Implantat muss durch eine **Suprakonstruktion** in Form eines Zahnersatzes ergänzt werden, weshalb das Implantat selbst oder ein Implantataufbau die Gingiva durchdringt. Darauf wird der Zahnersatz aufgebaut.

16.3.3 Nutzen von Implantaten

Implantate können für den Patienten folgenden **Nutzen** haben:
◢ **Schonung von Zahnhartsubstanz**
  Beispiel: Durch kariesfreie Zähne begrenzte Lücke.
  Die klassische Therapiemittel ist hier der Lückenschluss mit einer festsitzenden Brücke, unter Einbeziehung der die Lücken begrenzenden Zähne als Pfeiler (s. Kap. 17). Ein Implantat, oder auch mehrere Implantate, ermöglicht den Lückenschluss, ohne die lückenbegrenzenden Zähne als Brückenpfeiler präparieren zu müssen (Abb. 16.5).
◢ **Vermeidung von herausnehmbarem Zahnersatz**
  Beispiel: Die verkürzte Zahnreihe oder die für eine konventionelle Brücke zu weitspannig unterbrochene Zahnreihe.
  Die klassische prothetische Therapie bei dieser Form des Lückengebisses ist die herausnehmbare Teilprothese (s. Kap. 18). Diese Situationen können bei den für Implantate geforderten Voraussetzungen mit festsitzendem, implantatgetragenem Zahnersatz versorgt werden.
◢ **Verbesserung der Funktion von herausnehmbarem Zahnersatz**
  Beispiel: Das stark reduzierte Lückengebiss.
  Eine Pfeilervermehrung durch Implantate soll hier nicht herausnehmbaren Zahnersatz vermeiden, sondern dessen Funktion und Prognose verbessern.
◢ **Verankerung von herausnehmbarem Zahnersatz**
  Beispiel: Der zahnlose Kiefer.
  Das klassische Therapiemittel ist hier die Totalprothese (s. Kap. 19). Implantate stellen heute ein bewährtes Mittel dar, um auf dem zahnlosen Kiefer eine herausnehmbare Prothese sicherer verankern zu können, als dies in vielen Fällen mit einer reinen Totalprothese möglich ist (s. Kap. 19.6). In günstigen Fällen kann ein zahnloser Kiefer auch mit festsitzendem, rein implantatgetragenem Zahnersatz versorgt werden.

◢ **Verhinderung des Knochenabbaus nach Zahnextraktion**
Nach der Extraktion von Zähnen werden die zervikalen Abschnitte der knöchernen Alveolen resorbiert. Wenn der Kieferknochen keiner funktionellen Belastung unterliegt, aber auch unter herausnehmbarem Zahnersatz, kann ein weiterer Knochenabbau erfolgen. Es konnte beobachtet werden, dass der Abbau des knöchernen Prothesenlagers an den Stellen, an denen Implantate inseriert sind, stark verlangsamt oder verhindert wird.

16.3.4 Zahnlose Kieferabschnitte

Auch zahnlose Kieferabschnitte können zur Prothesenlagerung herangezogen werden. Zur Druckaufnahme durch Zahnersatz eignen sich nur Kieferabschnitte, die mit **unverschieblicher Schleimhaut** bedeckt sind. Voraussetzung für eine volle Belastbarkeit dieser Bezirke ist, dass die Extraktionswunden voll verheilt sind und die Verknöcherung der Alveolen abgeschlossen ist. Die Heilungsvorgänge werden von einer gewissen Resorption der Alveolarränder begleitet. Das Epithel der ehemaligen Gingiva propria verwächst auf den Alveolarfortsätzen zu einer derben, unverschieblichen Schleimhautzone, der sogenannten **Kammhaut**. Diese ist geringgradig eindrückbar (resilient).

Bei flächenhafter Belastung der Kammhaut durch Zahnersatz kann von einer durchschnittlichen **Resilienz** von 0,5 mm ausgegangen werden. Im Vergleich zu den Zähnen ist die Belastbarkeit der Kammhaut deutlich geringer, wobei stets eine **flächenhafte Belastung** angestrebt wird (Tab. 16.1). Die Taktilität der Kieferschleimhäute ist geringer als diejenige der Zähne bzw. des Desmodonts.

Schleimhaut-resilienz
Belastbarkeit

16.3.5 Lagerungsmöglichkeiten von Zahnersatz

Zahnersatz kann auf den oben beschriebenen Strukturen alleine oder auf mehreren dieser Strukturen gemeinsam ruhen:
◢ Ausschließlich auf Zähnen abgestützter Zahnersatz ist **dental** (parodontal) **gelagert**.
◢ Ausschließlich auf Implantaten abgestützter Zahnersatz ist **implantär gelagert**.
◢ Auf Zähnen und Implantaten abgestützter Zahnersatz ist **dental-implantär gelagert**.
◢ Auf Zähnen und Schleimhaut ruhender Zahnersatz ist **dental-gingival gelagert**.
◢ Auf Implantaten und Schleimhaut ruhender Zahnersatz ist **implantär-gingival gelagert**.
◢ Auf Zähnen, Implantaten und auf der Schleimhaut ruhender Zahnersatz ist **dental-implantär-gingival gelagert**.

16

◤ Ausschließlich auf der Schleimhaut ruhender Zahnersatz ist **gingival** (mukosal) **gelagert**.

Da zahnlose Kieferabschnitte nur begrenzt durch eine Prothese belastet werden können, sind Implantate von besonderer Bedeutung. Durch sie kann in vielen Fällen herausnehmbarer Zahnersatz vermieden werden.

17 Lückenschluss durch festsitzenden Zahnersatz

> ❗ Lückenschluss durch festsitzenden Zahnersatz kann auf verschiedene Weise erfolgen. Das klassische Therapiemittel ist die Brücke, die auf den die Lücke begrenzenden Zähnen abgestützt ist. Ein Lückenschluss mit festsitzendem Zahnersatz kann auch durch Einzelimplantate oder implantatgestützte Brücken erfolgen.

17.1 Lückenschluss durch Brücken

> ❗ Eine Brücke ist ein dental, implantär oder dental-implantär gelagerter Zahnersatz, der über festsitzende Anker an den Pfeilern fixiert ist.

Definition

Die nachfolgenden Aussagen zu den klassischen dental gestützten Brücken gelten prinzipiell auch für Brücken, die auf Implantaten gelagert sind. Kaukräfte, die auf eine Brücke treffen, werden ausschließlich von den Brückenpfeilern aufgenommen. Zahnlose Kieferabschnitte werden nicht zur Aufnahme von Kaudruck herangezogen. Der Herstellungsgang einer von Zähnen getragenen Brücke gleicht im Prinzip demjenigen einer Krone.

17.1.1 Aufbau und Indikation einer Brücke

> ❗ Eine Brücke besteht aus den **Brückenankern** und den **Brückenzwischengliedern. Letztere sind in der Regel** zwischen zwei Brückenankern befestigt (Abb. 17.1). **Brückenpfeiler** sind die zur Aufnahme der Brückenanker dienenden Zähne.

Bestandteile

Dental getragene Brücken dienen zum Lückenschluss bei einer unterbrochenen Zahnreihe.

◢ Eine Brücke kann der Wiederherstellung der **Kaufunktion** dienen.

◢ Durch die Rekonstruktion des Zahnbogens können Zahnwanderungen, wie etwa Kippungen der an die Lücke angrenzenden Zähne oder auch die Elongation eines Antagonisten in die Lücke hinein, verhindert werden (Abb. 17.2).

◢ Im Frontzahngebiet dient der Lückenschluss zusätzlich der Wiederherstellung der **Ästhetik** und der **Phonetik**.

Indikation

17

Kaufunktion

Ästhetik
Phonetik

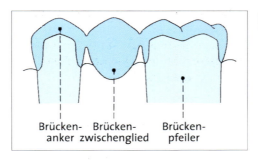

Abb. 17.1: Nomenklatur der Elemente einer Brücke

Brücken-   Brücken-   Brückenanker   zwischenglied   pfeiler

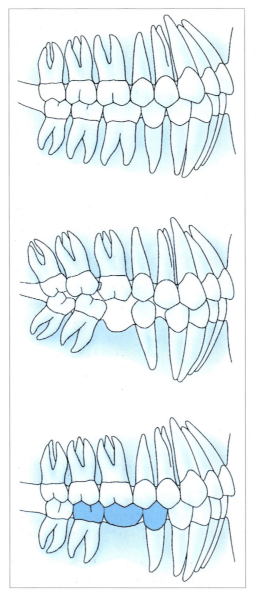

Abb. 17.2: Nach Unterbrechung des Zahnbogens durch Zahnverlust besteht die Tendenz zur Kippung der lückenbegrenzenden Zähne und zur Wanderung der Antagonisten. Dies kann Okklusionsstörungen zur Folge haben. Die rechtzeitige Eingliederung einer Brücke oder eines Implantates verhindert diese.

◢ Eine Brücke kann eine Zahnreihe im Sinne einer direkten Versteifung stabilisieren.

◢ Durch eine Brücke ist die **Neugestaltung des Kauflächenkomplexes** möglich, beispielsweise nach Zerstörung von Kauflächen durch
Karies oder Abrasion oder zur Änderung der Bisslage.

**Stabilisierung der
Zahnreihe**

17.1.2 Voraussetzungen für eine dental getragene Brücke

Die Eingliederung einer Brücke ist an bestimmte Voraussetzungen gebunden. Um Überlastungen der Pfeilerzähne zu vermeiden, sollen – als
Faustregel – ebenso viele Pfeiler vorhanden sein, wie Zähne durch Zwischenglieder ersetzt werden. Das sogenannte **Gesetz nach Ante** (1926)
präzisiert diese Faustregel. Danach sollen die Wurzeloberflächen der
Pfeilerzähne denjenigen der zu ersetzenden Zähne zumindest entsprechen (parodontal gesunde Pfeiler vorausgesetzt).

Pfeilerzahl

Gesetz nach Ante

    Die Pfeilerzähne sollen ein lebendes Zahnmark besitzen, und bei
marktoten Zähnen soll eine vollständige und erfolgreiche Wurzelkanalbehandlung vorliegen. Die Pfeilerzähne sollen einen gesunden Zahnhalteapparat aufweisen. Parodontale Schäden sind vor der Eingliederung einer Brücke zu therapieren.

**Zustand des
Zahnhalte-
apparates**

    Das Brückenzwischenglied sollte möglichst nicht bogenförmig ver-
laufen, damit es keinen Hebelarm darstellt. Die Verbinderstärken zwischen den Brückenankern und dem Brückenzwischenglied müssen gemäß den materialspezifischen Anforderungen an das Gerüstmaterial
(Legierung, hochfeste Keramik) ausreichend dimensioniert sein.

Brückenverlauf

**Materialspezifi-
sche Gestaltung**

    Aus Gründen einer parodontalhygienisch korrekten Basisgestaltung
kann eine Brücke nur dann eingegliedert werden, wenn keine größeren
Defekte am Alveolarfortsatz vorliegen. **Extraktionswunden** sollten
ausgeheilt sein, womit frühestens 3 Monate nach der Zahnentfernung
zu rechnen ist. Weiterhin sollte eine Brücke nur dann geplant werden,
wenn eine gute **Mundpflege** gesichert ist. Eine Brücke ist immer nur so
stark wie ihr schwächstes Glied. Eine sorgfältige Planung unter der Beachtung der oben genannten Fakten ist unerlässlich.

**Parodontal-
hygiene**

Mundhygiene

17.1.3 Kauflächengestaltung bei Brücken

Die Kauflächen bzw. die Funktionsflächen der Brückenanker werden so
gestaltet wie diejenigen von Einzelkronen. Bei Brücken im Seitenzahngebiet muss das Zwischenglied nicht die volle vestibulo-orale Ausdehnung des zu ersetzenden Zahnes aufweisen. Zu weit ausladende Wöl-
bungen können eine parodontalhygienische Basisgestaltung des Brückenzwischengliedes erschweren.

Kauflächenbreite

17

    Wichtig ist allerdings, dass die funktionelle Kaufläche (s. Abb. 3.19)
vollständig rekonstruiert wird. Dies setzt einen naturgetreuen vestibulo-

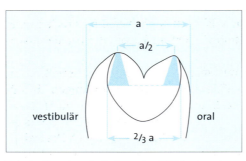

Abb. 17.3: Die Breite eines Seitenzahnbrückenzwischenglieds wird von der korrekten Lage der Höckerspitzen bestimmt. Da der bukkal-orale Abstand der Höckerspitzen (**a/2**) nur halb so groß ist wie der entsprechende Kronendurchmesser (**a**), kann eine Kaufläche bei einem Zwischenglied durchaus in zwei Dritteln der ursprünglichen Zahnbreite rekonstruiert werden (**2/3a**), ohne dass dies Einfluss auf die korrekte Lage der Höckerspitzen hat.

Vielpunkt-kontakte

oralen Abstand der Höcker voraus (Abb. 17.3). Nur dann kann ein Höcker-Fissuren-Relief mit maximalem **Vielpunktkontakt** zum Antagonisten hergestellt werden.

17.1.4 Die Wertigkeit gesunder Brückenpfeiler

Zahnhalteapparat

Pfeilerwertigkeit

Die **Wertigkeit parodontal gesunder Zähne als Brückenpfeiler** ist unterschiedlich. Die Belastbarkeit eines Zahnes hängt letztlich von seiner Wurzeloberfläche bzw. der Fläche seines Halteapparates ab. So sind mehrwurzelige Zähne oder Zähne mit langen Wurzeln höher belastbar als einwurzelige Zähne oder Zähne mit kurzen Wurzeln. Die Wertigkeit parodontal gesunder Brückenpfeiler kann in absteigender Reihenfolge wie folgt angegeben werden:

- Molaren
- Eckzähne
- Prämolaren
- Mittlere obere Schneidezähne
- Seitliche obere Schneidezähne
- Untere Schneidezähne

Die Weisheitszähne können in diese Reihung nicht eingeordnet werden. Bei Weisheitszähnen mit kräftig ausgebildeten Wurzeln kann ihre Wertigkeit mit derjenigen eines ersten oder zweiten Molars gleichgesetzt werden. Zur Belastbarkeit wurzelbehandelter Zähne siehe Kapitel 15.

17.1.5 Die Wertigkeit der verschiedenen Brückenanker

Ankerwertigkeit

Ebenso wie die einzelnen Brückenpfeiler eine unterschiedliche Belastbarkeit aufweisen, gibt es eine verschiedene Wertigkeit der Brückenanker. Die Stabilität eines Brückenankers ist wesentlich vom Ausmaß der Retention des Brückenankers auf dem präparierten Pfeiler abhängig.

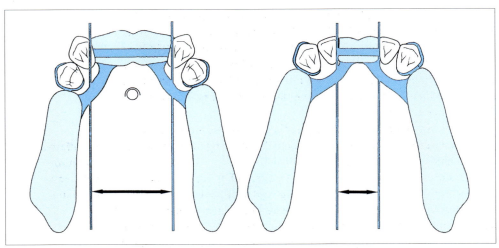

Abb. 18.13: Abhängigkeit der Sattelführung von der Breite der Auflageachse (Auflageachse **rechts** nicht wirkungsvoll, da zu schmal)

Anforderungen

An die **Auflageachse** einer parodontal-gingival bzw. einer implantär-gingival gelagerten Teilprothese werden folgende **Anforderungen** gestellt:

◢ Sie soll möglichst breit sein, im Idealfall soll der Abstand der Endpunkte der Auflageachse dem Abstand zwischen den schwingenden Prothesensätteln entsprechen. Kurze Auflageachsen sind nicht in der Lage, die Einlagerungsrichtung von Freiendsätteln wirkungsvoll zu bestimmen. Für den praktischen Gebrauch kann man definieren, dass eine Auflageachse, die zwischen zwei Pfeilern in Eckzahngegend angeordnet wird, ausreichend ist.

◢ Die Auflageachse soll peripher am Zahnbogen und senkrecht zu den schwingenden Prothesensätteln liegen. Nur dann können sich die Freiendsättel entsprechend dem Verlauf der Kieferkämme einlagern.

◢ Die Auflageachse soll durch direkte oder indirekte Verblockung ausreichend stabilisiert sein.

Trigonale Abstützung

Bei doppelseitigen Freiendprothesen ist es möglich, eine den oben geschilderten Kriterien entsprechende Auflageachse zu konstruieren. Da einseitige Freiendprothesen (s. Abb. 18.1) trigonal am Zahnbogen abgestützt werden, entsteht eine diagonal durch den Zahnbogen verlaufende Auflageachse mit entsprechend ungünstiger Sattelführung.

18.3.8 Kinematik der Freiendprothese

Einlagerung des Prothesensattels

Wie erwähnt, kommt es bei jedem abgestützten Freiendsattel unter Kaubelastung zu einer Einlagerung des frei endenden Sattelabschnitts in die Kieferschleimhaut. Diese Einlagerung entspricht der Nachgiebigkeit, d.h. der Resilienz der Schleimhaut bei flächenhafter Belastung, und be-

Kurze oder konisch präparierte Pfeilerstümpfe bieten für Brückenanker eine schlechtere Retentionsmöglichkeit als lange oder parallel präparierte Pfeilerzähne.

Vollkronen, die den Zahnstumpf voll umfassen, sind stabilere Anker als **Teilkronen** oder Gussfüllungen. Wenn **Gussfüllungen** als Brückenanker verwendet werden (Inlaybrücke), muss es sich um MOD-Inlays mit Kaukantenschutz handeln. Zweiflächige Gussfüllungen sind wegen der zu geringen Retention am Pfeiler nicht geeignet. Die Stabilität des Inlays in sich wird durch einen Kaukantenschutz wesentlich erhöht. Der Kaukantenschutz verhindert außerdem das Ausbrechen dünner Kavitätenwände.

Inlaybrücke

Schwieriger einzuordnen ist die Wertigkeit als Brückenanker von **adhäsiv am Schmelz verankerten Teilkronen** aus Metall oder Keramik (Abb. 17.4), da die Retention in hohem Maße von der korrekten Ausführung des Klebevorganges abhängig ist. Die Präparation sollte hierbei überwiegend im Schmelz erfolgen. Zur Versteifung des Klebeflügels und für eine sichere Positionierung des Brückenankers auf dem Pfeiler werden bei Metallflügeln parallele approximale Rillen sowie eine muldenförmige Auflage präpariert. Bei Anwendung von Keramikgerüsten kann auf die Rillen zugunsten abgeflachter, im Schmelz verbleibender Kastenpräparationen verzichtet werden. Die Brücken werden unter absoluter Trockenlegung (Kofferdam) nach dem Anätzen des Schmelzes mit demselben durch Komposit verklebt (**Klebebrücke, Adhäsivbrücke**).

Klebebrücke

> Klebebrücken sollten, mit Ausnahme der unteren Frontzähne, nicht mehr als einen Zahn ersetzen. Im Frontzahnbereich können sie als Ausnahme auch als zweigliedrige Freiendbrücke mit nur einem Klebeflügel ausgeführt werden. Klebebrücken sind eine Alternative zum Lückenschluss durch ein Implantat, wenn die Zähne, welche die Lücke begrenzen, unversehrt sind.

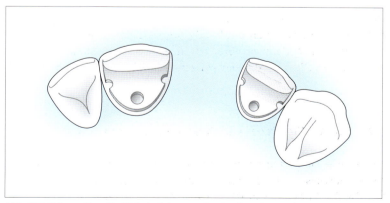

Abb. 17.4: Präparation für Klebebrücke zum Ersatz eines Frontzahnes. Die Präparation erfolgt überwiegend im Schmelz.

17

17.1.6 Herstellungsgang einer Brücke

Der **Herstellungsgang** einer festsitzenden Brücke am Patienten geschieht – nach Abschluss der notwendigen Vorbehandlungsmaßnahmen – in folgenden Abschnitten:

- Untersuchung des Patienten und Herstellung von Planungsmodellen
- Gegebenenfalls Einartikulieren der Planungsmodelle und Simulation des Behandlungsergebnisses durch eine Wachsmodellation (Wax-up)
- Präparation der Pfeiler und Abformung
- Kieferrelationsbestimmung
- Versorgung mit einer provisorischen Brücke
- Modellherstellung
- Zahntechnische Herstellung der Brücke
- Gegebenenfalls Gerüsteinprobe und eventuelle okklusale Korrekturen
- Gegebenenfalls Verblendung des Brückengerüstes
- Provisorisches Einsetzen der Brücke für etwa 2–8 Tage (nicht obligatorisch und nicht bei Brücken aus Vollkeramik)
- Definitive Befestigung der Brücke
- Nachkontrolle

17.1.7 Einteilung der Brücken

Die Brücken können nach verschiedenen Geschichtspunkten eingeteilt werden:

Einteilung der Brücken nach der Art des Zwischenglieds

Zwischenglied Zwischenglieder ohne Schleimhautkontakt
- Schwebebrücke
- Spaltbrücke

Zwischenglieder mit Schleimhautkontakt
- Tangentialbrücke
- Sattelbrücke
- Zwischenglieder mit Wurzelfortsätzen

Einteilung der Brücken nach der Art des Brückenankers

Brückenanker Ungeteilte Brückenanker
- Vollkronenbrücke
- Teilkronenbrücke
- Klebebrücke
- Inlaybrücke

Geteilte Brückenanker
◢ Brücken mit Doppelkronen als Brückenanker

Einteilung der Brücken nach der Topografie ihrer Pfeiler

Endpfeilerbrücken (Brücke wird beidseitig durch Pfeiler begrenzt)   **Pfeilertopografie**
◢ Einspannige Brücke
◢ Mehrspannige Brücke

Freiendbrücken (Brücke wird nur auf einer Seite durch Pfeiler begrenzt)

Einteilung der Brücken nach der Art ihrer Pfeiler
◢ Dental getragene Brücke   **Art der Brücken-**
◢ Implantär getragene Brücke   **pfeiler**
◢ Dental-implantär getragene Brücke

Einteilung der Brücken nach Art der Verbindung des Zwischengliedes mit dem Brückenanker
◢ Ungeteilte Brücken (Das Zwischenglied ist fest mit den Ankern ver-   **Brückenteilung**
   bunden.)
◢ Geteilte Brücken (Teilung zwischen dem Zwischenglied und einem
   Brückenanker durch Geschiebe oder Verschraubung)

17.1.8 Endpfeilerbrücken

> ❗ Brücken, die beidseitig von Pfeilern begrenzt werden, werden als
> **Endpfeilerbrücken** bezeichnet (Abb. 17.5).

Ist das Zwischenglied ohne Unterbrechung zwischen den Brückenan-
kern ausgespannt, spricht man von einer **einspannigen Brücke**. Die   **Einspannige**
einfachste Form der Endpfeilerbrücke ist die dreigliedrige Brücke, beste-   **Brücken**
hend aus zwei Brückenankern, zwischen denen ein Zwischenglied angeordnet ist. Brücken, bei welchen mehrere Zwischenglieder zwischen
verschiedenen Pfeilern angeordnet sind, werden als **mehrspannige**   **Mehrspannige**
Brücken bezeichnet (Abb. 17.5). Bei geradlinig verlaufendem Brücken-   **Brücken**
zwischenglied und ausreichend starrem Brückenkörper wird bei
Endpfeilerbrücken kein Kippmoment auf die Brückenpfeiler ausgeübt.

Große, den ganzen Zahnbogen umfassende Brücken sollten, wenn   **Brückenteilung**
es die Pfeileranordnung erlaubt, in mehrere kleinere Brücken aufgeteilt
werden. Dies erleichtert die technische Herstellung, die Eingliederung
und eventuell notwendig werdende Reparaturen. Im Unterkiefer
kommt noch hinzu, dass sich die Unterkieferspange bei Mundöffnung
durch Muskelzug deformiert. Bei zirkulären Brücken kann dadurch das
Parodontium der distalen Pfeilerzähne überlastet werden.

17

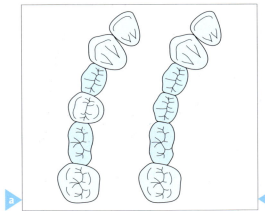

Abb. 17.5: Endpfeilerbrücke. **a)** Mehrspanning, **b)** einspannig

17.1.9 Freiendbrücken

> ! Freiendbrücken sind nur an einem Ende durch Brückenpfeiler begrenzt.

Statik

Der durch die Brücke ersetzte Zahn ist hier im Gegensatz zur Endpfeilerbrücke nur an einer Seite fixiert. Ein frei endendes Brückenglied stellt stets einen Hebelarm dar und führt zur kippenden Belastung der Brückenpfeiler (Abb. 17.6). Aus diesem Grund ist eine **Freiendbrücke statisch ungünstiger** als eine Endpfeilerbrücke. Freiendbrücken sind in Ausnahmefällen möglich. Statisch günstig ist es, wenn das Brückenglied nicht länger ist als ein Prämolar und wenn es an mindestens zwei miteinander verblockten Brückenankern fixiert ist (Abb. 17.7). Eine Ausnahme bilden Adhäsivbrücken im Frontzahnbereich bei Patienten mit parodontal resistentem Gebiss, die in einer engmaschigen Nachkontrolle stehen.

Hier kann auch ein Brückenanker ausreichend sein. Dabei ist zu bedenken, dass der Pfeilerzahn durch die minimale, im Schmelz erfol-

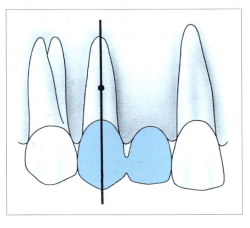

Abb. 17.6: Bei Freiendbrücken, bei denen das Brückenglied nur an einem Pfeiler verankert ist, besteht wegen der ungünstigen Hebelverhältnisse die Gefahr der Kippung des Brückenpfeilers.

Abb. 17.7: Freiendbrücken sind (mit begründeten Ausnahmen) statisch vertretbar bei Einbeziehung von zwei Pfeilerzähnen in den Brückenverband und bei kurzem Anhängeglied.

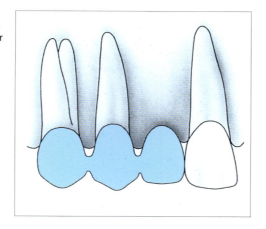

gende Präparation viel weniger geschwächt wird als bei einer regulären Kronenpräparation, bei der in der Regel der gesamte Schmelzmantel abgetragen wird.

17.1.10 Die Gestaltung der Brückenzwischenglieder

Schwebebrücke

> ! Bei der Schwebebrücke hat das Zwischenglied keinen Kontakt zur Kieferschleimhaut.

Eine Schwebebrücke ist aus ästhetischen Gründen nur im nicht sichtbaren Bereich der Zahnreihen angezeigt. Ein Schwebeglied hat einen herzförmigen Querschnitt und ist in seiner Mitte zur Vermeidung von Durchbiegungen etwas verdickt (Abb. 17.8, 17.9). Der **Durchmesser** eines Schwebezwischengliedes aus Metall sollte an seiner dünnsten Stelle vom Fissurengrund aus gemessen mindestens 3 mm betragen. Bei einer derartigen Gestaltung des Brückenzwischengliedes ist im Prinzip eine ausreichende Reinigungsmöglichkeit von allen Seiten her gewährleistet; die Brücke ist voll unterspülbar **(Parodontalhygiene)**.

    Ist der Abstand zwischen Schwebeglied und Schleimhaut kleiner als 3 mm, besteht die Gefahr der Speisenretention. Allerdings ist eine so ge-

Parodontalhygiene

17

Abb. 17.8: Schwebebrücke (Einschränkungen s. Text)

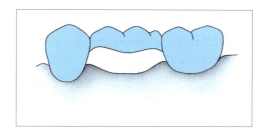

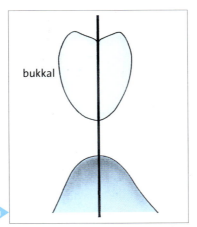
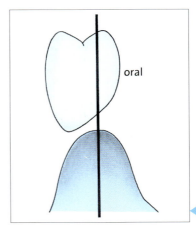

Abb. 17.9: Querschnitt durch Brückenzwischenglieder ohne Schleimhautkontakt. **a)** Schwebebrücke, **b)** Spaltbrücke

staltete Schwebebrücke aus Platzgründen nur sehr selten möglich. Auch diese Zwischengliedform erfordert, wie alle Brückenzwischenglieder, eine sorgfältige Reinigung durch den Patienten.

Spaltbrücke

> **!** Brücken ohne Schleimhautkontakt mit einem spaltförmigen Abstand zur Kieferschleimhaut werden als Spaltbrücken bezeichnet.

Speisenretention   Es kommt zur Retention von Speisen unter dem Zwischenglied. Spaltbrücken können nur schlecht gereinigt werden, sie sind parodontalhygienisch ungünstig (vgl. Abb. 17.9).

Tangentialbrücke

> **!** Bei der Tangentialbrücke hat das Zwischenglied Kontakt zur Schleimhaut. Dieser Kontakt soll so klein wie möglich gehalten werden. Es ist darauf zu achten, dass die an die Brückenanker angrenzende Interdentalpapille ausreichend Platz hat und nicht gequetscht wird.

Seitenzahngebiet   Im **Seitenzahngebiet** soll ein parodontalhygienisch korrekt gestaltetes Tangentialzwischenglied eine konvexe Basis aufweisen, wobei das Zwischenglied der höchsten Erhebung des Kieferkamms möglichst kleinflächig und ohne Druck aufliegt (Abb. 17.10).

Frontzahngebiet   Im **Frontzahngebiet** ist ein derartig kleinflächiger Kontakt nicht möglich. Hier muss die Basis der Brücke aus ästhetischen Gründen nach labial verlängert werden (Abb. 17.11–17.14). Auch hier muss eine leicht konvexe, pflegbare Basis angestrebt werden, was meist durch eine geringfügige Konditionierung der Schleimhaut im Basisbereich durch

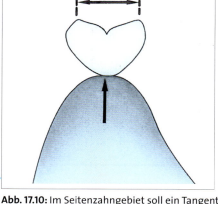
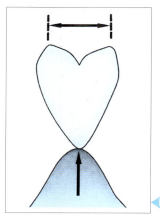

Abb. 17.10: Im Seitenzahngebiet soll ein Tangentialzwischenglied der Mitte des Kieferkammes strichförmig und möglichst kleinflächig aufliegen. Je schmaler der Kieferkamm und je höher das Zwischenglied (**b**), umso günstiger ist die Reinigungsmöglichkeit. Bei breitem Kieferkamm und niedrigem Zwischenglied (**a**) sind die parodontalhygienischen Verhältnisse zwangsläufig schlechter.

elektrochirurgische Maßnahmen oder den Abtrag mit einer Diamantkugel erreicht werden kann.

Besonders bei Frontzahnbrücken werden auch Zwischenglieder angewendet, deren **eiförmige Brückenbasis** (Ovoid pontic) sich etwas in den Kieferkamm einlagert. (Abb. 17.15a). Dadurch können sehr natürlich wirkende Brückenzwischenglieder erzielt werden. Es muss jedoch unbedingt darauf geachtet werden, dass der Patient derartige Zwischenglieder basal sehr gut mit Zahnseide reinigt, da sonst unter der Brücke Entzündungen der Kieferschleimhaut zu erwarten sind. Bei Patienten mit fraglicher Mundhygiene ist eine solche Gestaltung der Basis des Brückenzwischenglieds problematisch.

Eiförmige Brückenbasis

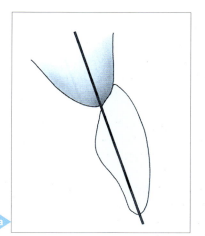
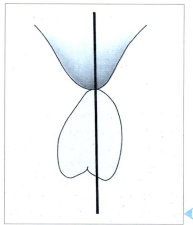

17

Abb. 17.11: Zwischenglieder einer Tangentialbrücke. **a)** Im Frontzahngebiet, **b)** im Seitenzahngebiet

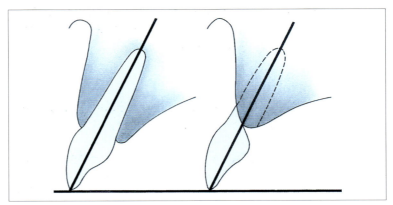

Abb. 17.12: Das Frontzahnzwischenglied soll zumindest vestibulär in Form und Stellung dem ursprünglichen Zahn gleichen.

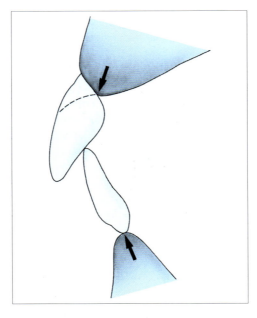

Abb. 17.13: Ein oberes Frontzahnzwischenglied muss aus ästhetischen Gründen nach bukkal extendiert werden. Im Unterkiefer ist dies kaum erforderlich, da die Zahnhalsregion dort selten sichtbar wird. Auch der meist schmalere Kieferkamm erlaubt eine kleinflächige Auflage des Zwischenglieds im Unterkiefer.

Ein Ovoid pontic ist mit Zahnseide reinigbar und hat daher nicht den Charakter eines Zwischenglieds mit Wurzelfortsatz. Es handelt sich um eine Modifikation der Tangentialbrücke.

Brückenzwischenglieder mit Wurzelfortsätzen

> **!** Bei den Brückenzwischengliedern mit Wurzelfortsätzen werden kurze, wurzelähnliche Fortsätze in die Alveolen extrahierter Zähne versenkt.

Es besteht ein großflächiger Kontakt des Brückenzwischengliedes mit der Kieferschleimhaut (Abb. 17.15b).

Die Basis von Brückenzwischengliedern mit Wurzelfortsätzen kann nicht gereinigt werden. Derartige Brückenzwischenglieder sind parodontalhygienisch ungünstig und abzulehnen.

Sattelbrücke

 Unter einer Sattelbrücke versteht man eine Brückenform, bei der das Zwischenglied sattelförmig aufliegt.

Auch sattelförmig aufliegende Brückenzwischenglieder können basal nicht gereinigt werden, sie sind parodontalhygienisch ungünstig und sollten daher bei festsitzenden Brücken nicht angewendet werden (Abb. 17.15c).

Abb. 17.14: Auch bei der palatinalen Gestaltung eines oberen Frontzahnzwischenglieds ist eine Überextension zu vermeiden. Die palatinale Ausgestaltung hängt von der Lage der Okklusionskontakte ab. Wenn möglich sind ausgeprägte palatinale Tubercula, da parodontalhygienisch ungünstig, zu vermeiden.

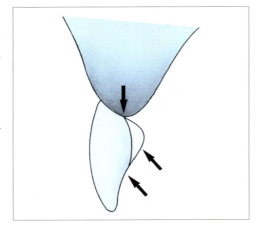

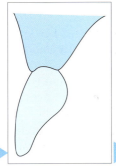 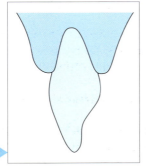 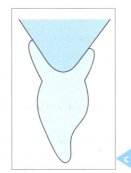

Abb. 17.15: Zwischenglieder. **a)** Zwischenglied mit eiförmiger Basis leicht in die Schleimhaut eingelagert, **b)** Zwischenglied mit Wurzelfortsatz, **c)** Zwischenglied einer Sattelbrücke. **b** und **c** sind aus parodontalhygienischen Gründen abzulehnen.

17.1.11 Das Material des Brückenzwischenglieds

Keramik
Metall
Kunststoff

Neben der Gestaltung des Brückenzwischengliedes spielt auch das Material eine Rolle, das in Kontakt zur Schleimhaut steht. Am gewebeverträglichsten ist **hochglanzglasierte Mineralmasse**. Ebenfalls günstig zu beurteilen ist eine hochglanzpolierte, poren- und lunkerfreie Metallfläche. Bei festsitzenden Brücken ist der permanente Schleimhautkontakt zu einem Zwischenglied mit einer Basis aus Kunststoff am ungünstigsten. Sollten permanente Brücken mit Kunststoff verblendet werden, so soll nicht der Kunststoff, sondern eine hochglanzpolierte Metallfläche Kontakt zur Schleimhaut des Kieferkammes besitzen.

17.1.12 Geteilte Brücken

Im Normalfall ist das Brückenzwischenglied an beiden Brückenankern starr fixiert (ungeteilte Brücke). Bei **geteilten Brücken** ist das Zwischenglied nur an einem Ende mit dem Brückenanker unlösbar verbunden. Das andere Ende des Zwischenglieds ist mit dem Brückenanker z.B. durch ein Geschiebe oder eine Verschraubung verbunden (Abb. 17.16).

> Die Eingliederung einer ungeteilten Brücke ist nur dann möglich, wenn alle Pfeiler in derselben Einschubrichtung präpariert werden konnten.

Einschubrichtung

Auch bei **Konvergenz** oder **Divergenz von Brückenpfeilern** kann eine Brücke noch eingegliedert werden, wenn sie geteilt wird. Die Teilung kann durch ein Geschiebe, durch eine Verschraubung oder durch einen geteilten Brückenanker (Doppelkrone) erfolgen (s. Abb. 17.18). Es ist darauf zu achten, dass das Geschiebe dieselbe Einschubrichtung hat wie die Krone, mit der das Zwischenglied fest verbunden ist (Abb. 17.16). Eine Teilung von Brücken kann in bestimmten Fällen auch dann angezeigt sein, wenn eine **Erweiterung der Brücke** zu erwarten ist.

Inlaybrücke
Die Indikation für geteilte Brücken ist weiterhin gegeben bei Brückenankern mit geringer Retention am Brückenpfeiler. Hier seien insbesondere die Gussfüllungen genannt (**MOD-Inlay mit Kaukantenschutz**). Aufgrund der physiologischen Zahnbeweglichkeit kann ein Brückenzwischenglied eine Hebelwirkung auf den Brückenanker ausüben.

Bei konventionell zementierten Ankern mit geringer Retention besteht die Gefahr, dass sich der Brückenanker vom Pfeiler löst.

Hebelwirkung

Die Hebelwirkung kann dadurch abgeschwächt werden, dass die Brücke am schwächeren Anker durch ein Geschiebe geteilt wird. Dieses Geschiebe soll eine kleine, d.h. der Zahnbeweglichkeit entsprechende Bewegung des Zwischengliedes ermöglichen. Bei einem einfachen,

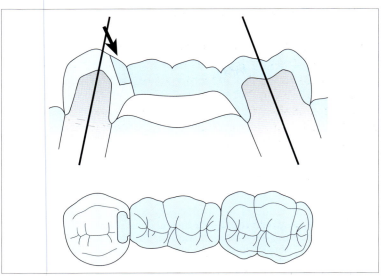

Abb. 17.16: Brückenteilung durch vertikales T-Geschiebe. Ein Geschiebe kann eine nicht gegebene gemeinsame Einschubrichtung ausgleichen. Handelt es sich um ein Präzisionsgeschiebe, ist die Brücke trotz der Teilung in sich starr, wie eine ungeteilte Brücke. Besteht zwischen den Geschiebeteilen ein Spiel in Höhe der physiologischen Zahnbeweglichkeit, bleibt die Eigenbeweglichkeit der Brückenpfeiler erhalten.

handgearbeiteten Geschiebe ist dieser Spielraum stets vorhanden. Eine Inlaybrücke sollte zudem nicht mehr als einen Zahn ersetzen. Bei längeren Spannweiten ist die Hebelwirkung des Zwischengliedes auf den Brückenanker zu stark.

Maximal dreigliedrige Brücken, die in Form von Klebebrücken über **adhäsiv befestigte Inlays** oder **Teilkronen** am Pfeiler befestigt sind, müssen nicht geteilt werden, da deren adhäsive Befestigung am Zahn deutlich sicherer ist, als dies bei zementierten Inlays oder Teilkronen der Fall ist.

Adhäsive Befestigung

Brückenteilung bei Implantaten

Es wurde empfohlen, Brücken, die auf Zähnen und Implantaten gemeinsam gelagert sind, durch ein Geschiebe in der Ankerkrone des Zahnes zu teilen. Eine Verschraubung der Brücke auf dem Implantat erlaubt die fakultative Abnahme derselben zur professionellen Reinigung der extragingivalen Anteile des Implantats und des entsprechenden Brückenteils (Abb. 17.17). Zudem soll das Geschiebe Unterschiede zwischen der physiologischen Beweglichkeit des Pfeilerzahnes und dem starrer im Knochen verankerten Implantat ausgleichen. Es hat sich jedoch herausgestellt, dass diese Vorsichtsmaßnahme nicht erforderlich ist. Die Langzeitprognose solcher Konstruktionen ist nicht ganz so günstig wie diejenige rein dental oder rein implantär getragener Brücken.

17

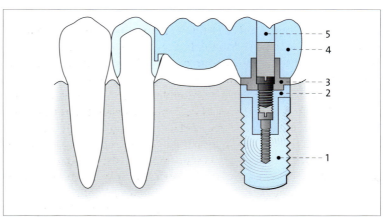

Abb. 17.17: Lückenschluss durch eine geteilte Brücke, die sowohl von einem Zahn als auch von einem Implantat getragen wird. Der distale Brückenanker ist auf dem Implantat verschraubt, das Zwischenglied ist mit dem mesialen Brückenanker durch ein Geschiebe verbunden. Dies erlaubt (nach Entfernung der Füllung in der Implantatkrone) die Abnahme der Suprastruktur, was z.B. die Erweiterung der Brücke möglich macht. **1:** Implantat, **2:** Distanzhülse, **3:** Implantataufbau aus angussfähiger Legierung, **4:** an den Implantataufbau angegossene Krone, **5:** Füllung zum Verschluss des Schraubzugangs

Brückenteilung zur fakultativen Abnahme einer Brücke

Besonders bei größeren, mehrspannigen Brücken oder bei solchen, die auf Zähnen und Implantaten gemeinsam abgestützt sind, existiert der Vorschlag, die Brücke durch den Zahnarzt abnehmbar zu gestalten (**fakultativ abnehmbare Brücke**). Hierbei werden die Brückenanker nach Art einer Doppelkrone geteilt (vgl. Kap. 18). Eine Möglichkeit zur Verbindung der Sekundärkronen mit den Primärkronen besteht darin, die Sekundärkronen mit den definitiv zementierten Primärkronen zu verschrauben. Durch Lösen der Verschraubung kann die Brücke durch den Zahnarzt zu einer eventuell notwendigen Erweiterung, Reparatur oder zur professionellen Reinigung abgenommen werden. Bei dieser Lösung verbleiben aber durch den Patienten nicht reinigbare Spalträume zwischen den Primärkronen und den Sekundärkronen.

Daher wird vorgeschlagen, die Brücke auf den definitiv zementierten Primärkronen mit einem provisorischen Zement zu befestigen, wie etwa bei der **Greifswalder Verbundbrücke**. Bei dieser werden die Primärkronen im galvanischen Verfahren hergestellt, die Sekundärkonstruktion besteht aus einem keramisch verblendeten Zirkoniumdioxid-Gerüst. Auch diese Brückenform kann durch den Zahnarzt abgenommen werden. Wie bei allen provisorisch befestigten Elementen kann nicht ausgeschlossen werden, dass sie sich spontan zumindest partiell löst, weshalb der Patient in einer engmaschigen Nachkontrolle bleiben muss.

Fakultative Brückenabnahme

Torsionsbrücke

Das Prinzip der Torsionsbrücke beruht auf folgenden Überlegungen: Bei Kaufunktion, speziell bei Mundöffnung oder Protrusion, kommt es durch den Zug der Kaumuskulatur zur **Deformation der Unterkieferspange**. Nach Siebert können sich dabei die unteren Molaren um bis zu 100 µm nach median bewegen. Demzufolge sollen ungeteilte, weitspannige Brücken im Seitenzahngebiet des Unterkiefers und ganz besonders zirkuläre Brücken diese physiologischen Bewegungen einschränken.

Dadurch sollen mechanische Spannungen zwischen der Brücke und den Brückenpfeilern entstehen, besonders am Ort der größten Deformation des Unterkiefers, also an den Molaren. Die Spannungen sollen das Abhebeln der Krone vom Pfeiler oder, bei guter Retention der Krone, Schäden im Parodontium jeweils am distalen Molarenpfeiler begünstigen.

Zur Kompensation soll eine Brückenteilung in Form der **Torsionsbrücke** über ein horizontales Rundgeschiebe dienen, welches die durch die Deformation der Unterkieferspange hervorgerufenen Bewegungen der Molaren nicht behindert (Abb. 17.18). Wissenschaftlich gesicherte Erkenntnisse zur Effizienz dieser Art der Brückenteilung liegen nicht vor. Ein Nachteil der Torsionsbrücke ist der relativ große, nicht zu reinigende Geschiebespalt.

Besonderheiten geteilter Brücken

Die Besonderheiten der Teilung festsitzender Brücken seien nachfolgend kurz zusammengefasst:

- ◢ Es ist keine gemeinsame Einschubrichtung der Brückenpfeiler erforderlich (Ausnahme: Torsionsbrücke).
- ◢ Geteilte Brücken sind auch bei geringer Retention eines Brückenankers auf dem Pfeiler möglich (konventionell zementierte Inlaybrücke).

Bei umfangreichen Brücken kommt hinzu:

- ◢ Die physiologische Eigenbeweglichkeit der Brückenpfeiler wird blockiert (Ausnahme: Verschraubte oder auf Primärkronen zementierte Brücke).
- ◢ Die physiologische Deformation der Unterkieferspange kann berücksichtigt werden (Torsionsbrücke).
- ◢ Das Zementieren kleinerer Brückensegmente ist einfacher als von großen.
- ◢ Kleinerer Brückensegmente sind passgenauer als große.
- ◢ Die Brücke ist gegebenenfalls ausbaubar.

17

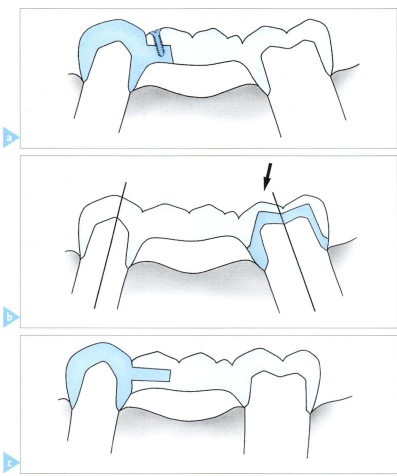

Abb. 17.18: Brückenteilung. **a)** Brückenteilung durch Verschraubung. Auch die Verschraubung kann eine Konvergenz oder Divergenz der Brückenpfeiler kompensieren, wobei die Brücke nach der Verschraubung starr ist, wie eine ungeteilte Brücke. Im abgebildeten Fall wird zuerst die Prämolarenkrone zementiert und danach die Molarenkrone mit dem Zwischenglied aufgesetzt. Die Verschraubung der beiden Brückenteile erfolgt im Mund des Patienten. **b)** Die Konvergenz oder Divergenz von Brückenpfeilern kann auch über einen in sich geteilten Brückenanker, also eine Doppelkrone, kompensiert werden. Primäranker und Sekundäranker werden beide fest zementiert. **c)** Brückenteilung durch ein horizontales Rundgeschiebe (Torsionsbrücke, s. Text). Die Kompensation einer nicht gegebenen gemeinsamen Einschubrichtung ist mit dieser Brückenform nicht möglich. Beide Brückenteile müssen gemeinsam zementiert werden.

17.1.13 Abnehmbare Brücken

Definition

> Die abnehmbare Brücke ist ein durch den Patienten herausnehmbarer, brückenartiger Zahnersatz mit geteilten Brückenankern (Doppelkronen). Primärkrone und Sekundärkrone sind voneinander lösbar (s. Kap. 18).

Der **Definition** der Brücken gemäß kann ein derartig aufgebauter Zahnersatz zu den Brücken gezählt werden. Genauso wäre es auch möglich, die herausnehmbaren Brücken bei den parodontal getragenen Teilprothesen einzuordnen.

Verblendung

Die Sekundärkronen werden in der Regel, im Gegensatz zu den festsitzenden Brücken, mit Komposit verblendet. Dies ist statthaft, da der abnehmbare Charakter der Brücke den Austausch abgenutzter oder verfärbter Verblendungen erlaubt.

Indikation

Abnehmbare Brücken sind angezeigt bei zahn- bzw. implantatbegrenzten Lücken, die sich über einen ganzen Kiefer verteilen. Sie erfüllen hier grundsätzlich dieselben Aufgaben wie festsitzende, zirkuläre Brücken. Eine abnehmbare Brücke wird, im Vergleich zu einer festsitzenden Brücke, wegen ihrer besseren Reinigungs- und Ausbaumöglichkeit dann bevorzugt, wenn sie den gesamten Zahnbogen umfasst. Abnehmbare Brücken können auch dann noch angefertigt werden, wenn Defekte am Alveolarfortsatz durch die Brücke gedeckt werden sollen, da eine Basisgestaltung wie bei einer Teilprothese vorgenommen werden kann.

Parodontal-hygiene

Vor- und Nachteile abnehmbarer Brücken

Die abnehmbare Brücke hat im Vergleich zur zirkulären festsitzenden Brücke folgende **Vorteile**:

Vorteile

- Die Brückenanker (Primärkronen) und der abnehmbare Brückenkörper können besser gereinigt werden.
- Ausbaumöglichkeit bei Verlust eines Pfeilers.
- Möglichkeit zur Reparatur, z.B. von Verblendungen, außerhalb des Mundes.
- Defekte am Alveolarfortsatz können über eine sattelförmig gestaltete Brückenbasis ausgeglichen werden.
- Die Brückenpfeiler müssen nicht unbedingt parallel zueinander präpariert werden. Es ist aber notwendig, dass die Primärkronen eine einheitliche Einschubrichtung aufweisen.
- Die Primärkronen können einzeln zementiert werden.

Die **Nachteile** der abnehmbaren Brücke sind wie folgt:

Nachteile

- Doppelkronen erfordern eine stärkere Präparation der Pfeilerzähne als ungeteilte Kronen. Dies ist von Bedeutung im Frontzahngebiet (Verblendung) und bei jugendlichen Zähnen (voluminöses Zahnmark).
- Zwischen der Primärkrone und der Sekundärkrone besteht stets ein kapillarer Spalt. Bei schlechter Reinigung kann es hier zur Geruchsbildung durch sich zersetzende Eiweißsubstanzen kommen.
- Die abnehmbare Brücke ist in technischer Hinsicht komplizierter als die festsitzende Brücke.

17

17.1.14 Befestigung von Kronen und Brücken

Nachfolgend soll kurz auf die Befestigung von Kronen und Brücken eingegangen werden. Nach der technischen Fertigstellung und der ab-
schließenden Kontrolle am Patienten muss festsitzender Zahnersatz
dauerhaft auf den Pfeilern befestigt werden. Dies kann konventionell
mit einem geeigneten Zement (z.B. Zinkphosphatzement, Glasionomerzement) oder adhäsiv mit einem dualhärtenden Befestigungskomposit
geschehen.

Trockenlegung
Die Innenseite von Gussteilen soll sauber sandgestrahlt, d.h. frei
von Oxiden oder Verunreinigungen sein. Sie wird gesäubert, mit Alko-
hol desinfiziert, entfettet und sorgfältig getrocknet. Auch der Kronenstumpf wird mit pulpaschonenden Präparaten gereinigt und mit Watte-
bausch und Warmluftbläser vorsichtig getrocknet. Speichelzutritt zu
den Stümpfen muss peinlich vermieden werden, z.B. durch Einlegen
von Watterollen in die Umschlagfalte. Auf den sauberen und trockenen
Zementieren
Stumpf wird die mit Zement ausgestrichene Krone mit Druck aufgesetzt.
Der Zementüberschuss entweicht dabei über den Kronenrand. Während
der ganzen Abbindezeit des Zements muss das Arbeitsfeld trocken bleiben. Nach dem Abbinden des Zementes werden alle **Zementüber-
schüsse** sorgfältig entfernt. Mit dem Befestigungsmittel wird so der kapillare Spalt (20–100 μm) zwischen Stumpf und Kroneninnenseite ausgefüllt.

Brücken mit einem Gerüst aus nicht anätzbarer Keramik (Oxidkeramik) können wie Gussteile zementiert werden.

**Adhäsive
Befestigung**
Brückenanker aus anätzbarer Keramik werden in der Regel mit einem geeigneten dualhärtenden Komposit adhäsiv befestigt, und zwar
möglichst unter absoluter Trockenlegung der Pfeiler mit Kofferdam
(s. Kap. 12 u. 13). Dies gilt auch für adhäsiv befestigte metallische Kronen bzw. Teilkronen.

Die Entfernung von Überschüssen von Befestigungskompositen ist
deutlich schwieriger als diejenige von Zementen und muss mit besonderer Sorgfalt erfolgen.

17.2 Lückenschluss durch Implantate

17.2.1 Das Einzelzahnimplantat

Bei einer Einzelzahnlücke zwischen zwei ohnehin überkronungsbedürf-
tigen Zähnen bietet sich der Lückenschluss durch eine konventionelle
**Zustand der
Nachbarzähne**
Brücke an. Sind aber die Zähne, welche die Lücke begrenzen, weitgehend intakt, muss neben der konventionellen Brücke bzw. der Klebebrücke das Implantat in Erwägung gezogen werden (s. Abb. 16.5). Dies gilt
besonders dann, wenn die Zähne, welche die Lücke begrenzen, karies-

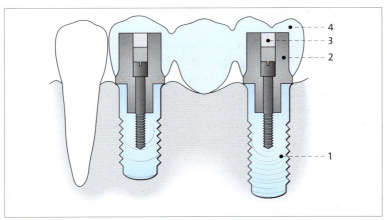

Abb. 17.19: Implantatgetragene Brücke. **1:** Implantat, **2:** durch Beschleifen indivi-dualisierter Implantataufbau, z.B. aus Titan, **3:** Füllung zum Verschluss des Schraubzuganges, **4:** zementierter Brückenanker

frei oder mit suffizienten Kronen versorgt sind. Für eine konventionelle Brücke müssten die prospektiven Pfeilerzähne für eine Überkronung präpariert werden bzw. funktionstüchtige Kronen müssten entfernt und erneuert werden.

17.2.2 Die implantatgetragene Brücke

Es ist möglich, auch größere Lücken oder verkürzte Zahnreihen mithilfe mehrerer Implantate mit festsitzendem Zahnersatz zu versorgen. Implantate eignen sich sehr gut als Brückenanker, sodass es nicht zwingend erforderlich ist, für jeden fehlenden Zahn ein Implantat zu inserieren (Abb. 17.19). Wenn die Brücke durch den Zahnarzt fakultativ abnehmbar sein soll, bedingt dies die Teilung der Brücke. Brücken können auch auf Implantaten und natürlichen Pfeilern gemeinsam abgestützt werden.

Implantat als Brückenpfeiler

> ! Die Gestaltung einer implantatgetragenen Brücke unterscheidet sich prinzipiell nicht von derjenigen einer konventionellen, dental getragenen Brücke.

17.2.3 Voraussetzungen für eine Implantation

Günstig für die Insertion eines Implantats ist ein **ausreichend hoher und breiter knöcherner Kieferkamm** mit einer breiten Zone befestigter Gingiva. Es ist günstig, wenn ein Implantat so lang, d.h. so tief im Kieferknochen verankert ist, wie die Wurzel des natürlichen Zahnes, welchen es ersetzt. Übliche Längen des osseointegrierten Implantatteils liegen zwischen 11 und 13 mm, es gibt aber auch deutlich längere und

Form des Kieferkammes

17

kürzere Implantate. Der Standarddurchmesser von Implantaten beträgt 3,5–4,5 mm. Entsprechend der Implantatbreite kann man folgende Indikationen definieren (modifiziert nach Streckbein):

◢ Schmale, aber eher längere Implantate (Durchmesser ca. 1,8–3 mm):
  – Schmale Einzelzahnlücke (z.B. obere seitliche Schneidezähne, untere Schneidezähne, durch Zahnwanderung eingeengte Einzelzahnlücke)
  – Schmaler Kieferkamm, bei ausreichendem vertikalem Knochenangebot (z.B. im zahnlosen Unterkiefer zwischen den Austrittstellen der Nn. mentales)
◢ Standardimplantate (Durchmesser 3,5–4,5 mm):
  – Alle Indikationen, je nach Breite der Lücke und Konfiguration des Kieferknochens
◢ Breite, aber eher kürzere Implantate (Durchmesser ca. 5–6,5 mm):
  – Breiter Kieferkamm, bei nicht ausreichendem vertikalem Knochenangebot (Lücken im Seitenzahngebiet)

Anatomische Strukturen

Im Seitenzahngebiet limitieren häufig **anatomische Strukturen** wie der Nervus alveolaris inferior oder der Sinus maxillaris die Länge der Implantate oder machen eine Implantation primär unmöglich. Es gibt jedoch zahlreiche chirurgische Möglichkeiten zum Aufbau des atrophierten Kieferknochens oder zum Aufbau des knöchernen Bodens der Kieferhöhle (sog. Sinuslift). Um nach der Extraktion eines Zahnes die postoperative Resorption der Alveolarränder zu reduzieren, kann man die Alveole mit einem Knochenersatzmaterial auffüllen. Man versucht so, den Kieferknochen für eine spätere Implantation zu erhalten (sog. **Socket preservation**). Bestimmte Allgemeinerkrankungen setzen die Erfolgschancen einer Implantation herab. Wichtig, wie bei jeder Form der oralen Rehabilitation, ist auch bei implantatverankertem Zahnersatz eine **gute Mundhygiene**.

17.2.4 Insertion von Implantaten

Offene Einheilung

Implantate können so in eine implantatkongruente Bohrung in den Kieferknochen eingesetzt werden, dass sie die Kieferschleimhaut durchdringen, also Kontakt zur Mundhöhle haben **(offene Einheilung)**. Häufig werden sie aber so inseriert, dass sie mit dem Kieferknochen abschließen. Die zur Implantation abgeklappte Schleimhaut wird in diesem Fall über dem mit einer **Abdeckschraube** aus Titan verschlossenen Implantat vernäht **(geschlossene Einheilung).** Bei klassischem Vorgehen beträgt die Einheilungszeit der Implantate im Unterkiefer 3 und im Oberkiefer 6 Monate, bevor sie prothetisch versorgt werden können. Es gibt jedoch Ausnahmen.

Geschlossene Einheilung

Nach abgeschlossener knöcherner Einheilung **(Osseointegration)** wird die Schleimhaut über dem Implantat entfernt und eine sogenannte

Einheilkappe aus Titan aufgeschraubt, die temporär die Distanz zwischen Implantat und der Mundhöhle überbrückt (Abb. 17.20). Das Implantat kann jetzt prothetisch versorgt werden. Dies geschieht, wie bei konventionellem Zahnersatz, vermittels Abformung und Modell.

In Ausnahmefällen (z.B. bei hoher Primärstabilität der Implantate und/oder der Möglichkeit zur Verblockung mehrerer Implantate) können diese auch direkt nach ihrer Insertion (meist provisorisch) prothetisch versorgt werden (**Sofortversorgung**). Wenn unmittelbar nach ihrer Insertion prothetisch versorgte Implantate in Okklusionskontakt stehen, entspricht dies einer **Sofortbelastung**.

Im geeigneten Fall ist es auch möglich, das Implantat direkt nach der Extraktion des Zahnes in dessen Alveole zu inserieren. Man spricht dann von einer **Sofortimplantation**.

Sofortversorgung

Sofortbelastung

Sofort-implantation

17.2.5 Abformung von Implantaten

Man benötigt dazu **Abformpfosten**, die auf die Implantate aufgeschraubt werden, und einen **individuellen Abformlöffel**. Die Abformpfosten werden in eine einzeitige Abformung (z.B. Doppelmischabformung) einbezogen, wobei sie durch vorher im Löffel angebrachte Perforationen aus demselben hinausragen (**offene Abformung**). Dies ermöglicht es, die Schrauben zu lösen, welche die Abformpfosten fixieren. Die Abformung kann dann samt dem darin verankerten Abformpfosten aus dem Mund des Patienten entnommen werden.

Es gibt auch Abformpfosten, die wie bei der Abformung von Zähnen ein direktes Entnehmen der Abformung aus dem Mund erlauben (**geschlossene Abformung**). In die in der Abformung fixierten Abformpfosten werden vor der Modellherstellung sogenannte **Laborimplantate**

Abformpfosten

Offene Abformung

Geschlossene Abformung Laborimplantate

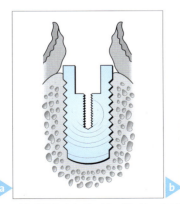
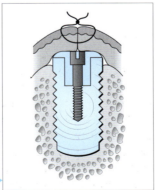
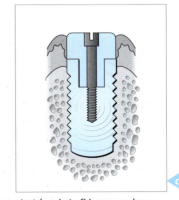

Abb. 17.20: Arbeitsablauf bei Implantation (schematisch). **a)** Implantat inseriert (nach Aufklappung der Schleimhaut und niedrigtouriger Präparation einer implantatkongruenten Bohrung im Kieferknochen unter Wasserkühlung), **b)** Implantat mit Abdeckschraube versehen, Schleimhaut speicheldicht über dem Implantat vernäht, **c)** Zustand nach knöcherner Einheilung (Osseointegration) und Freilegung des Implantats, Versorgung mit einer sog. Heilungskappe

17

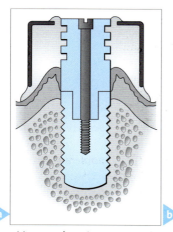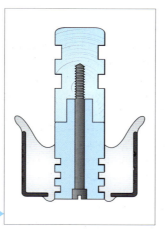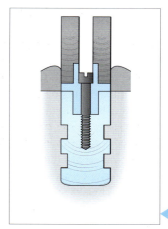

Abb. 17.21: a) Implantat mit Abformpfosten versehen. Es folgt eine einzeitige Abformung (z.B. Doppelmisch-abformung). Durch die im Abformlöffel angelegte Perforation (sog. offene Abformung) kann die Schraube, welche den Abformpfosten fixiert, gelöst und die Abformung (samt Abformpfosten) aus dem Mund ent-nommen werden. **b)** Auf dem in der Abformung sicher fixierten Abformpfosten wird ein Laborimplantat (Implantatanalog) verschraubt. **c)** Modell mit elastischer Zahnfleischpartie. Auf dem Laborimplantat wird ein Implantataufbau verschraubt (verdrehsichere Verbindung zum Implantat und damit fest verbundener Keramikaufbau).

eingeschraubt. Diese repräsentieren auf dem Modell die Implantate. Das Modell soll in der Gegend der Implantate eine Zahnfleischmaske aus elastischem Material aufweisen, da dies die zervikale Gestaltung der auf dem Modell herzustellenden Implantatsuprastruktur erleichtert (Abb. 17.21, 17.22).

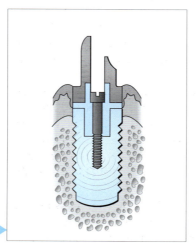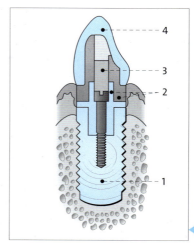

Abb. 17.22: Der Aufbau wurde auf dem Modell präpariert und mit einer Mantel-krone versehen. **a)** Aufbau auf dem Implantat im Mund verschraubt, **b)** Schraub-kanal im Implantataufbau mit plastischer Füllung verschlossen und Mantelkrone zementiert. **1:** Implantat, **2:** Aufbau, **3:** plastische Füllung, **4:** Mantelkrone

17.2.6 Implantathilfsteile

Neben den schon erwähnten **Abdeckschrauben, Einheilkappen** und **Abformpfosten** dienen weitere Implantathilfsteile der Vorbereitung des Implantats zur Aufnahme von Zahnersatz. Bei geschlossener Einheilung des Implantats benötigt man nach der Freilegung der Implantate Hilfsteile, welche die Distanz zwischen dem Implantat und der Mundhöhle überbrücken. Dies kann eine auf dem Implantat verschraubte **Distanzhülse** oder aber der Implantataufbau selbst sein.

Die zur Herstellung einer Implantatsuprastruktur benötigten **Implantataufbauten** werden entweder unter Zwischenschaltung einer Distanzhülse, besser aber direkt mit dem Implantat verschraubt. Im letzteren Fall überbrückt der Aufbau selbst die Distanz zwischen dem Implantat und der Mundhöhle. Alle Implantathilfsteile für Einzelzahnimplantate müssen im Implantat rotationssicher fixierbar sein.   **Implantataufbauten**

Implantataufbauten können aus verschiedenen **Werkstoffen** bestehen. Die **Individualisierung von Implantataufbauten** (Abb. 17.21, 17.22) ist werkstoffbedingt wie folgt möglich: **Individuelle Aufbauten**

◢ Edelmetallaufbauten durch Anguss
◢ Titan-Aufbauten durch Beschleifen und/oder Laserschweißung
◢ Keramikaufbauten durch Beschleifen (auch CAD/CAM) und/oder Anbrennen von Keramik.

17.2.7 Befestigung der Implantatsuprastruktur

Alle im System benutzten Schrauben müssen abschließend am Patienten mit definiertem Drehmoment festgezogen werden. Die Höhe des Drehmoments hängt u.a. von der Festigkeit des Materials der Schraube, aber auch von der Festigkeit des Sitzes des Implantats im Kieferknochen ab. Letztere korreliert u.a. mit der Knochenqualität (Knochendichte) und der **Osseointegrationsfläche** des Implantats (Kontaktfläche zwischen Knochen und Implantat).

Die Suprastruktur (Krone, Brücke, Steg) kann so gestaltet werden, dass sie über eine **Verschraubung** durch den Zahnarzt fakultativ abnehmbar bleibt. Die Schraube kann bei Kronen auf der Oralseite horizontal angeordnet sein oder ihren Zugang durch die Kaufläche der Restauration haben, also vertikal verlaufen. In letzterem Fall wird der Zugang zu der Schraube (reversibel) mit einer Füllung verschlossen (s. Abb. 17.17). Stege werden vertikal verschraubt.   **Verschraubung**

Auf den in Form eines Zahnstumpfes individualisierten Aufbauten kann der Zahnersatz (Krone, Brücke) auch durch temporäres oder definitives **Zementieren** oder durch **Verkleben** (Komposit) fixiert werden. Der Vorteil einer auf Implantaten zementierten Krone oder Brücke besteht darin, dass sich zwischen Aufbau und Krone keine Spalträume befinden und dass die Restauration durch den Zugang zu der Schraube   **Zementieren Verkleben**

17

nicht perforiert wird, also unversehrt ist. Definitives Zementieren oder Verkleben bedeutet aber auch, dass die Befestigungsschraube des Implantataufbaus nur noch nach Trepanation oder Zerstörung der Überkronung zugänglich ist (Abb. 17.19, 17.22).

18 Lückenschluss durch herausnehmbare Teilprothesen

18.1 Indikation und Aufbau der partiellen Prothese

Indikation

> **!** Teilprothesen sind herausnehmbarer, partieller Zahnersatz. Sie dienen zur Versorgung teilbezahnter Kiefer in allen Fällen, in denen festsitzender Zahnersatz nicht angezeigt oder nicht möglich ist. Auch Teilprothesen dienen zur Wiederherstellung der Kaufunktion, der Phonetik und Ästhetik.

Eine Teilprothese besteht aus:

Bestandteile

◢ Der **Prothesenbasis**, zu welcher die Prothesensättel und die Verbinder gehören.
◢ Den **Prothesensätteln**, als Teil der Prothesenbasis.
◢ Den **Verbindern** oder Ausgleichselementen, wie etwa Transversalbügel, Sublingualbügel oder Umgehungsbügel. Sie verbinden einzelne Prothesensättel miteinander und sind Teil der Prothesenbasis.
◢ Den **künstlichen Zahnreihen**, die auf den Prothesensätteln befestigt sind.
◢ Den **Verankerungselementen**, welche die Teilprothese mit den restlichen Zähnen verbinden (Abb. 18.1).

Die nachfolgend für Teilprothesen im Zusammenhang mit Zähnen beschriebenen Gestaltungskriterien gelten im Prinzip auch für Teilprothesen im Zusammenhang mit Implantaten.

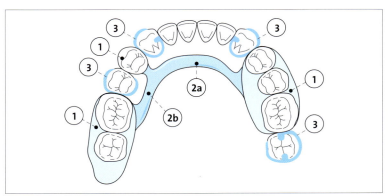

Abb. 18.1: Aufbau einer Teilprothese. **1:** Prothesensättel mit den künstlichen Zähnen, **2:** Ausgleichselemente, **2a:** großer Verbinder, hier Sublingualbügel, **2b:** kleiner Verbinder bzw. Umgehungsbügel, **3:** Verankerungselemente, hier Klammern

18

18.2 Einteilung und Gestaltung der partiellen Prothese

Partielle Prothesen kann man nach folgenden Kriterien klassifizieren:
◢ Technische Ausführung
◢ Tragedauer
◢ Topografie des Lückengebisses
◢ Funktion

18.2.1 Einteilung der partiellen Prothese nach der technischen Ausführung

Häufig werden die technische Ausführung, das Material oder spezielle Konstruktionselemente zur Klassifizierung und Bezeichnung einer Prothese herangezogen. So spricht man etwa von Kunststoffprothesen, Modellgussprothesen, Teleskopprothesen, Klammerprothesen, Geschiebeprothesen oder Implantatprothesen.

18.2.2 Einteilung der partiellen Prothese nach der Tragedauer

Interimsprothese

Nach der Tragedauer kann eine weitere Einteilung erfolgen. Von der **definitiven Prothese** wird die **Interimsprothese** (temporäre Prothese) unterschieden. Letztere ist nur für eine kurz begrenzte Tragedauer vorgesehen, z.B. für die Zeit der Wundheilung nach Zahnextraktion.

Immediatprothese

Eine unmittelbar nach der Zahnextraktion eingegliederte Prothese wird als Sofortprothese oder **Immediatprothese** bezeichnet. Meist handelt es sich dabei um eine Interimsprothese, die nach Abheilung der Extraktionswunden durch einen definitiven Zahnersatz ersetzt wird. Es ist in geeigneten Fällen auch möglich, direkt nach der Extraktion die definitive Prothese als Immediatersatz einzugliedern. Dieser muss nach der Ausheilung der Extraktionswunden durch Unterfütterung der Prothesensättel an die zahnlosen Kieferabschnitte angepasst werden.

18.2.3 Einteilung der partiellen Prothese entsprechend der Topografie des Lückengebisses

Eine weitere Klassifizierung der partiellen Prothese wird entsprechend der Topografie des Lückengebisses vorgenommen. Sie enthält keine Aussage über die Lagerungsart der Teilprothese. Man unterscheidet:

Schaltprothese

◢ Die **Schaltprothese** (einseitig, beidseitig, mehrere Sättel). Sie ist bei der **einfach oder mehrfach unterbrochenen Zahnreihe** angezeigt.

Freiendprothese

◢ Die **Freiendprothese** (einseitig, beidseitig) wird bei der einseitig oder beidseitig **verkürzten Zahnreihe** angewendet.

◢ Die **Schalt-Freiendprothese** kommt bei der **unterbrochenen und gleichzeitig verkürzten Zahnreihe** in Betracht.

Schalt-Freiend-prothese

18.2.4 Funktionelle Einteilung der partiellen Prothese

Rumpel hat bereits 1927 die partielle Prothese nach ihrem **Funktions-wert bzw. nach ihrer** Lagerungsart eingeteilt. Er unterschied:

◢ Die **parodontal** (dental) **getragene** Teilprothese, die ausschließlich auf Zähnen abgestützt ist (physiologische Abstützung).

◢ Die **parodontal**(dental)-**gingival**(mukosal) **gelagerte** Prothese, die von Zähnen und dem zahnlosem Kieferkamm getragen wird (halb-physiologische Abstützung).

◢ Die **gingival** (mukosal) **getragene** Prothese, die ausschließlich auf dem zahnlosen Kieferkamm ruht (unphysiologische Abstützung).

Seit der Einführung der Implantate kommen folgende Lagerungsarten hinzu:

◢ Die **implantär getragene** Teilprothese, die ausschließlich auf Implantaten abgestützt ist.

◢ Die **dental-implantär** getragene Teilprothese, die auf Zähnen und Implantaten abgestützt ist.

◢ Die **implantär-gingival** gelagerte Prothese, die von Implantaten und dem zahnlosem Kieferkamm getragen wird.

◢ Die **dental-implantär-gingival** gelagerte Prothese, die von Zähnen, Implantaten und dem zahnlosem Kieferkamm getragen wird.

Die Belastbarkeit einer Prothese insgesamt – und damit ihr funktionel-ler Wert – nimmt von der voll abgestützten über die parodontal- bzw. implantär-gingival getragene zur gingival gelagerten Teilprothese ab (Abb. 18.2).

> **!** Bezüglich ihrer Funktion und ihres Aufbaus sind dental gelagerte Teilprothesen mit implantatgelagerten Teilprothesen vergleich-bar. Dies gilt auch für dental-gingival gelagerte und implantär-gingival gelagerte Teilprothesen.

Die parodontal (oder implantär) gelagerte Teilprothese

> **!** Die parodontal (oder implantär) gelagerte Teilprothese ist stets eine Schaltprothese. Sie ist angezeigt bei zahnbegrenzten bzw. implantatbegrenzten Lücken oder deren Kombination.

Schaltprothese

18

Sie ist dadurch charakterisiert, dass Kaudruck, der die künstlichen Zahn-reihen trifft, ausschließlich auf Zähne (oder Implantate) weitergeleitet wird. Dies ist nur möglich, wenn die Prothese allseitig abgestützt ist.

Belastbarkeit

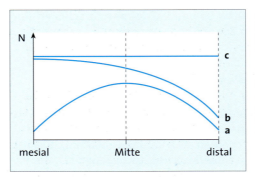

Abb. 18.2: Belastungsdiagramme verschiedenartig gelagerter Teilprothesen, nach [Strack]. Abszisse: Belastungsort. Ordinate: Belastbarkeit des Prothesensattels in N. **a:** gingivale Lagerung, **b:** parodontalgingivale Lagerung (mesial abgestützt), **c:** parodontale Lagerung

Wenn die verschiedene Belastbarkeit der einzelnen Zähne bzw. Zahngruppen außer Acht gelassen wird, so ist eine parodontal (implantär) getragene Teilprothese, ähnlich wie eine Brücke, an allen Sattelabschnitten gleich hoch belastbar (Abb. 18.2).

Basisgestaltung   Da bei der parodontal (implantär) getragenen Prothese kein Kaudruck auf die Schleimhaut weitergeleitet wird, kann die **Prothesenbasis kleinflächig** gestaltet werden (Abb. 18.3).

Im Oberkiefer soll die Prothesenbasis das anteriore Drittel des harten Gaumens, die phonetisch wichtige Zone, nicht bedecken. Die Prothesenbasis darf auch nicht auf den weichen Gaumen ausgedehnt werden (Abb. 18.4).

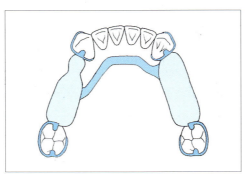

Abb. 18.3: Parodontal getragene Teilprothese mit Sublingualbügel im Unterkiefer (vgl. Abb. 18.7)

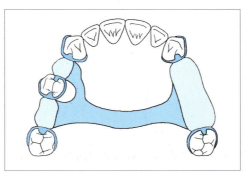

Abb. 18.4: Parodontal getragene Teilprothese im Oberkiefer mit Transversalband und Umgehungsbügel

> Der Zahnfleischsaum bzw. das periimplantäre Gewebe sollen nicht durch Zahnersatz abgedeckt werden, da diese sonst der physiologischen Selbstreinigung entzogen werden.

Parodontalhygiene

Es kommt zwischen der Prothesenbasis und dem abgedeckten Zahnfleischsaum bzw. dem periimplantären Gewebe zu einem funktionstoten Raum ohne ausreichenden Speicheldurchfluss (Abb. 18.5). In dieser feuchten Kammer vermehren sich anaerob oder fakultativ anaerob wachsende Bakterien, die zu einer Gingivitis bzw. zu einer Parodontitis oder Periimplantitis führen können. Dies ist besonders der Fall, wenn eine schlechte Mund- und Prothesenpflege vorliegt.

Verbinder wie etwa Umgehungsbügel oder Transversal- bzw. Sublingualbügel sollten daher stets einen Mindestabstand von 5 mm vom Zahnfleischsaum haben (s. Abb. 18.3, 18.4). Analoges gilt bei Implantaten. Der sagittale Abstand eines Sublingualbügels vom Kieferkamm richtet sich nach dessen lingualem Verlauf. Bei flach abfallenden Kieferkämmen sollte der Sublingualbügel einen Sicherheitsabstand von 0,5 mm vom Zahnfleisch haben. Dadurch wird bei einer eventuellen Einlagerung des Sublingualbügels die Schleimhaut nicht gequetscht. Bei steil

Verbinder

Abb. 18.5: Falsche Basisgestaltung bei parodontal getragener Prothese im Oberkiefer. Das marginale Parodontium ist überdeckt, ebenso die phonetisch wichtige Zone des vorderen Gaumens (sog. Kragenprothese).

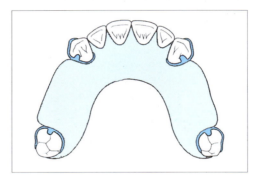

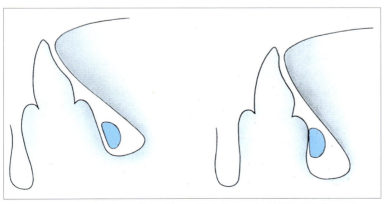

Abb. 18.6: Lage des Sublingualbügels zum Kieferkamm in Abhängigkeit von dessen Form

18

abfallenden Kieferkämmen kann ein geringerer Abstand des Sublingualbügels gewählt werden (Abb. 18.6).

Material

Verbinder werden in der Regel gemeinsam mit der restlichen Metall-
basis und eventuellen Klammern aus einer Kobalt-Chrom-Molybdän-Legierung im Modellgussverfahren hergestellt. Aus dieser Herstellungsart

Einstückguss

resultiert der Name **Modellgussprothese** oder **Einstückgussprothese**.

Dimensionierung der Verbinder

Die **Verbinder** (Transversalband, Umgehungsbügel, Sublingualbügel) sollen möglichst starr sein. Ihre Dimensionierung ist materialab-
hängig. Bei Verwendung einer Kobalt-Chrom-Molybdän-Legierung soll
ein Sublingualbügel 4 mm breit und 2 mm stark sein, mit abgerundeten
Kanten (Abb. 18.6). Die transversale Verbindung im Oberkiefer (s. Abb.
18.4) soll bandförmig gestaltet sein, mit mindestens 15 mm Breite und
0,7 mm Stärke. Verbinder aus Titan oder aus einer harten Goldlegierung
müssen wegen des geringeren Elastizitätsmoduls dieser Werkstoffe entsprechend stärker gestaltet werden.

Bei hoch liegendem Mundboden sollte der für den Sublingualbügel
zur Verfügung stehende Raum über eine funktionelle Abformung
(s. Kap. 19) ermittelt werden. Dann ist es möglich, von dem konfektionierten, halbrunden Bügelprofil abzuweichen und dem Bügel einen
tropfenförmigen Querschnitt zu geben, dessen kaudal abgerundeter
Rand der Funktionsform der lingualen Umschlagfalte entspricht.

Die parodontal-gingival (implantär-gingival) gelagerte Teilprothese

Freiendprothesen

> **!** Bei verkürzten Zahnreihen können Freiendprothesen angezeigt
> sein. Wenn Freiendprothesen an Zähnen oder an Implantaten ab-
> gestützt sind, liegt eine parodontal-gingivale bzw. eine implantär-
> gingivale Lagerung des Zahnersatzes vor.

Sattelbelastung

Erfolgt die Belastung des Prothesensattels der parodontal-gingival bzw.
implantär-gingival gelagerten Teilprothese nahe dem Abstützungsort,
wird ein großer Teil des Kaudrucks auf den natürlichen Zahn bzw. dessen Zahnhalteapparat oder auf das abstützenden Implantat übertragen.
Wird die künstliche Zahnreihe nahe dem frei endenden Sattelabschnitt
belastet, wird ein großer Teil des Kaudrucks auf den zahnlosen Kieferkamm weitergeleitet. Da die Kieferschleimhaut weniger durch Druck belastbar ist als der Zahnhalteapparat oder ein Implantat, nimmt die Belastbarkeit einer parodontal-gingival (implantär-gingival) gelagerten
Teilprothese vom abgestützten Ende zum frei endenden Sattelabschnitt
kontinuierlich ab (s. Abb. 18.2).

Basisgestaltung

Bezüglich der Basisgestaltung für die parodontal-gingival (implantär-
gingival) getragene Prothese gelten am abgestützten Sattelteil die gleichen Regeln wie bei der parodontal getragenen Prothese. Frei endende
Sattelabschnitte hingegen sollten auf alle belastbaren Kieferabschnitte
extendiert werden. Dadurch kommt es zu einer größtmöglichen Belastungsverteilung am zahnlosen Prothesenlager (Abb. 18.7, 18.8).

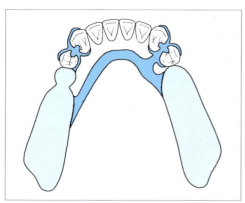

Abb. 18.7: Parodontal-gingival getragene Teilprothese im Unterkiefer. **Rechts:** Konventionelle Basisgestaltung. Der mesiale Prothesensattel liegt breit auf, der Klammerschwanz der Auflageklammer überdeckt das marginale Parodontium, der Sublingualbügel setzt zu weit mesial an. Dies ergibt eine ungenügende Parodontienfreiheit an den Klammerzähnen. **Links:** Durch Änderung der Klammerkonstruktion, Verschmälerung der mesialen Sattelauflage und ein Ansetzen des Sublingualbügels weiter distal wird das Parodontium der Klammerzähne besser freigehalten (Parodontalhygiene!) (vgl. Abb. 18.3).

Parodontalhygiene

Abb. 18.8: Verbesserung der Parodontalhygiene bei Freiend- und Schaltprothesen durch weite Freihaltung des marginalen Parodontiums. Der an den Ankerzahn anschließende Prothesenzahn liegt der Schleimhaut nur kleinflächig auf, der Sublingualbügel setzt distal des ersten Prothesenzahnes an. **a)** Ansicht von bukkal, **b)** Ansicht von lingual (vgl. Abb. 18.3, 18.7)

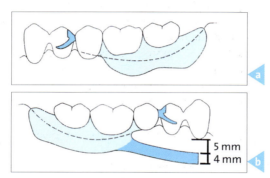

5 mm
4 mm

Die gingival (mukosal) gelagerte Teilprothese

> **!** Gibt es keine belastbaren Pfeiler, an denen eine Teilprothese abgestützt werden kann, so ist lediglich ein schleimhautgetragener, d.h. nicht abgestützter Zahnersatz möglich. Dann wird der gesamte Kaudruck auf zahnlose Kieferabschnitte übertragen.

Bei Randbelastung einer gingival getragenen Prothese kommt es zur Randeinsenkung (Abb. 18.9). Daher ist eine gingival gelagerte Teilprothese in der Mitte ihres Prothesensattels am höchsten belastbar (s. Abb. 18.2).

Belastbarkeit

Da der gesamte Kaudruck auf die zahnlosen Kieferabschnitte übertragen wird, soll die Prothesenbasis im Sinne einer maximalen Extension auf alle belastbaren Kieferpartien ausgedehnt werden (Abb. 18.10).

Basisgestaltung

Bei der schleimhautgetragenen Teilprothese besteht die Gefahr, dass besonders die dem Zahnfleischsaum anliegenden Teile der Prothesenbasis das marginale Parodontium mechanisch schädigen. Daher wird die Prothesenbasis im Bereich des Zahnfleischsaums an ihrer Unterseite hohl gelegt (s. Abb. 18.22).

18

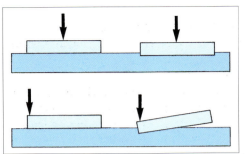

Abb. 18.9: Die gingival getragene Prothese ist in ihrer Mitte am höchsten belastbar, sie kippt bei Randbelastungen ab.

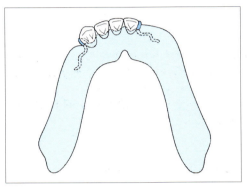

Abb. 18.10: Gingival getragene Prothese im Unterkiefer

18.3 Maßnahmen zur Schonung und Erhaltung des Prothesenlagers bei der Versorgung des Lückengebisses mit abnehmbaren Teilprothesen

Zur Schonung und Erhaltung des Lückengebisses und des gesamten Prothesenlagers dienen, im Rahmen der Versorgung mit Teilprothesen, verschiedene Maßnahmen. Dazu zunächst eine tabellarische Übersicht:

Okklusion:
Ausgeglichene statische und dynamische Okklusion
- aller natürlichen Zähne
- des festsitzenden Zahnersatzes
- des abnehmbaren Zahnersatzes
- Harmonie zwischen Okklusion und Kiefergelenk

Belastbarkeit:
Erhöhung der Belastbarkeit des Lückengebisses durch
- Ausheilung parodontaler Schäden
- Verblockung von Zahngruppen (direkt oder indirekt)
- Pfeilervermehrung durch Implantate

Belastungsausgleich:

Ausgeglichene Belastung des zahnlosen Prothesenlagers

◢ Abstützung des Zahnersatzes an Zähnen bzw. Implantaten, wo sinnvoll und möglich

◢ Stabilisierung der Prothese in sich

◢ Extension frei endender Sattelabschnitte und Sattelführung bei parodontal-gingival bzw. implantär-gingival getragenen Prothesen

◢ Sattelextension und Mittenbelastung bei gingival getragenen Prothesen

◢ Bei Freiendprothesen keine Belastung (keine künstlichen Zähne) des frei endenden Satteldrittels

Abstützung

Parodontalhygiene:

Parodontalhygienisch (perioprothetisch) einwandfreie Basisgestaltung

◢ Marginales Parodontium und, soweit möglich, auch das periimplantäre Gewebe, nicht mit der Prothesenbasis bedecken.

◢ Zwischen Ankerzahn und angrenzendem Prothesensattel Führungsfläche für Interdentalraumbürstchen.

18.3.1 Erhöhung der Belastbarkeit des Lückengebisses

Im Rahmen der prothetischen Versorgung des Lückengebisses können zwei Faktoren dazu führen, dass die Belastbarkeit der noch vorhandenen Zähne erhöht werden muss. Eine Ursache kann **die reduzierte Belastbarkeit des Zahnhalteapparates** sein, da es nach Ausheilung parodontaler Schäden häufig zu einer quantitativen Reduktion des Zahnhalteapparates kommt.

Der zweite Grund liegt in der **vermehrten Belastung der Ankerzähne durch den Zahnersatz**. Kaudruck, der auf die Prothesenzähne trifft, wird bei abgestützten Prothesen auf die Ankerzähne weitergeleitet. Wenn Zahnersatz an Zähnen abgestützt ist, werden diese stärker belastet als die Zähne in einer vollen Zahnreihe.

> ❗ Die Belastbarkeit des Lückengebisses kann durch stabilisierende Maßnahmen (Blockbildung, Versteifung) erhöht werden.

Hier ist zum einen die **direkte** (primäre) **Versteifung** zu nennen. Sie erfolgt mit festsitzenden Behelfen. Durch miteinander verblockte Kronen, durch Stege, Brücken oder festsitzende Schienen können einzelne Pfeiler zu einem Widerstandsblock verbunden werden. Belastungen, die auf einen Pfeiler auftreffen, werden dann von den anderen in den Block integrierten Pfeilern mitgetragen.

Primäre Versteifung

Die **indirekte** (sekundäre) **Versteifung** geschieht mittels abnehmbarer Behelfe (abnehmbare Schienen, Schienungsklammern, Teilprothesen). Auch dadurch ist es möglich, die restlichen Zähne gegeneinander zu stabilisieren.

Sekundäre Versteifung

18

Gleichgültig, ob es sich um eine primäre oder um eine sekundäre Stabilisierung handelt, unterscheidet man verschiedene Versteifungsarten nach ihrem Verlauf (Abb. 18.11).

Topografie

◢ Eine in einer Linie verlaufende Blockierung wird als **lineare Versteifung** bezeichnet. Unterformen der linearen Versteifung sind die **transversale**, die **tangentiale** und die **sagittale** Stabilisierung.

◢ Stabilisierungsformen, die eine Fläche einschließen, werden als **flächenhafte Versteifung** bezeichnet. Hier sind die **trigonale** Versteifung und die **zirkuläre** Versteifung zu nennen.

Funktioneller Wert

Der funktionelle Wert einer Stabilisierung hängt von verschiedenen Faktoren ab. Wesentlich ist die Zahl der in den Block einbezogenen Zähne. Je mehr Zähne miteinander verbunden werden, umso kräftiger ist der Widerstandsblock. Primär verblockte Zähne sind massiver gegeneinander stabilisiert als sekundär verblockte Zähne.

> Stabilisierungsarten, die eine Fläche einschließen, sind in funktioneller Hinsicht günstiger zu bewerten als linear verlaufende Versteifungsformen.

Die oben getroffenen Aussagen zur Stabilisierung von Zähnen treffen im Prinzip auch auf Implantate zu. Die massivste Stabilisierung von Zähnen stellt die **direkte, zirkuläre Verblockung** eines Zahnbogens dar, in dem noch viele Zähne vorhanden sind. Eine derartige Stabilisierung ist aber nicht sinnvoll, da hierbei nicht mehr alle in die Verblockung einbezoge-

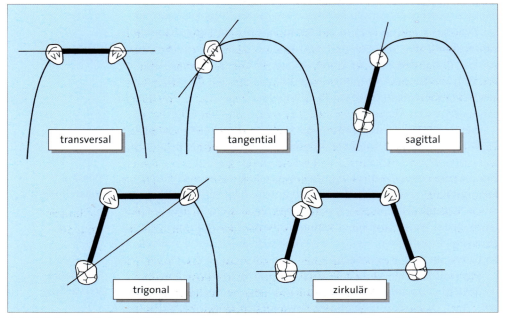

Abb. 18.11: Topografie der Stabilisierungsarten (**oben:** lineare, **unten:** flächenhafte Stabilisierungen)

nen Zähne ausreichend funktionell belastet werden. Bei zirkulären Verblockungen im Unterkiefer kommt als Problem die in Kapitel 17 angesprochene Deformation der Kieferspange durch Muskelzug hinzu.

Sind noch wenige Zähne vorhanden, ist zu erwägen, diese direkt gegeneinander zu stabilisieren. Sind dagegen viele Zähne vorhanden, die stabilisiert werden sollen, ist es besser, die direkte Versteifung in einzelnen kleinen Verblockungsgruppen vorzunehmen oder aber die indirekte Stabilisierung über abnehmbare Behelfe zu wählen. Es kann dann angenommen werden, dass alle Zähne ausreichend funktionell belastet werden.

18.3.2 Pfeilervermehrung durch Implantate

Die Langzeitverweildauer einer herausnehmbaren Teilprothese hängt auch von der Zahl der abstützenden Pfeiler ab. Durch zusätzliche Implantate können die noch vorhandenen Zähne und auch das zahnlose Prothesenlager wirkungsvoll entlastet werden. Dies gilt ganz besonders für das **reduzierte Lückengebiss**. In geeigneten Fällen ist es möglich, durch Implantate herausnehmbaren Zahnersatz ganz zu vermeiden. Letzteres ist z.B. von Bedeutung bei der **einseitig verkürzten Zahnreihe**, da sich dort für herausnehmbaren Zahnersatz eine ungünstige Prothesenkinematik ergibt.

Pfeilerzahl

Reduziertes Lückengebiss Verkürzte Zahnreihe

18.3.3 Ausgeglichene Okklusion im Lückengebiss

Zur Schonung und Erhaltung des Zahnhalteapparates dient weiterhin eine ausgeglichene statische und dynamische Okklusion. Überbelastungen des Zahnhalteapparates durch vorzeitige Kontakte beim Zahnreihenschluss oder durch Störungen bei der dynamischen Okklusion können in Kombination mit entzündlichen Erkrankungen des Zahnhalteapparates zu dessen Abbau führen und den Zahnverlust zur Folge haben.

Zur Schonung der Pfeiler dient auch eine ausgeglichene Okklusion der künstlichen Zahnreihen. Fehlbelastungen durch vorzeitige Kontakte und Artikulationshindernisse, die im Bereich der künstlichen Zahnreihen auftreten, werden über die Verankerungselemente auf die Pfeiler weitergeleitet.

Die **Okklusionskonzepte** bei der Teilprothese sind von der Zahl und der Stellung der vorhandenen Zähne sowie von der Gegenbezahnung abhängig:

Okklusionskonzepte

18

◢ Ist die Teilprothese, bei erhaltenen und belastbaren Eckzähnen, parodontal bzw. parodontal-gingival gelagert, so wird das Prinzip der **Eckzahn-** bzw. der **Frontzahnführung** oder der **unilateral balancierten Okklusion** angewendet. Es wird verfahren wie bei festsitzendem Zahnersatz.

◢ Gingival gelagerte Prothesen oder die Anwesenheit einer totalen Prothese im Gegenkiefer erfordern eine **bilateral balancierte Okklusion**.

Achsengerechte Pfeilerbelastung

Wenn Teilprothesen am Restgebiss abgestützt werden, ist dafür zu sorgen, dass die Kaukräfte in Richtung der Achse der Pfeilerzähne übertragen werden. Bei Kippungen des Zahnes wird nur ein Teil des Zahnhalteapparates belastet. Ein Zahn ist auf Kippung weniger beanspruchbar als in axialer Richtung.

18.3.4 Schonung der zahnlosen Kieferabschnitte

Sattelgestaltung

Bei parodontal- oder implantär-gingival gelagerten getragenen Teilprothesen, besonders aber bei gingival getragenem Zahnersatz werden zahnlose Kieferabschnitte zur **Aufnahme von Kaudruck** herangezogen. Insbesondere bei kleinflächigen Druckzonen unter einem Prothesensattel, wie sie bei Kipp- und Scherkräften auftreten, kommt es zu einem verstärkten Abbau des zahnlosen Fundamentes. Durch geeignete Maßnahmen kann jedoch das zahnlose Prothesenlager weitgehend erhalten werden. Bei der Basisgestaltung wurde schon die Notwendigkeit der **Sattelextension** besprochen. Weiterhin sollten Randbelastungen bzw. Randeinsenkungen des Zahnersatzes vermieden werden. Randeinsenkungen der Prothese führen am zahnlosen Prothesenlager stets zu kleinflächigen Zonen erhöhter Pressung. Wichtig ist auch die einwandfreie Passung der Prothesensättel.

Abstützung

Wenn belastbare Pfeiler (Zähne, Implantate) vorhanden sind, sollte die Teilprothese abgestützt werden. Die **Abstützung** vermeidet zuverlässig Einsenkungen des an die Pfeiler angrenzenden Prothesenrandes mit entsprechend kleinflächigen Druckzonen.

Bei der schleimhautgetragenen Teilprothese sollte ähnlich wie bei der Totalprothese versucht werden, eine Mittenbelastung der Prothesensättel zu erreichen.

18.3.5 Die künstlichen Zahnreihen der Teilprothese

Kippkräfte

Bei parodontal (oder implantär) abgestützten Prothesen sollen die künstlichen Zahnreihen nach Möglichkeit geradlinig zwischen den Abstützungspunkten verlaufen. Liegen die künstlichen Zähne außerhalb der Unterstützungslinie, können bei Kaubelastung Kippkräfte auftreten (vgl. Klammerstützlinie, Kap. 18.5.2).

> Bei parodontal-gingival oder implantär-gingival abgestützten Prothesen (Freiendprothesen) sollen die Prothesenzähne auf dem Kieferstamm stehen. Das distale Satteldrittel soll nicht mit Zähnen besetzt werden. Dies reduziert die Einsenkung des nicht abgestützten Sattelendes in die Schleimhaut des zahnlosen Prothesenlagers.

18.3.6 Stabilisierung der Prothese in sich

Zur Verbindung und Stabilisierung einzelner Prothesenabschnitte untereinander dienen Transversalband, Umgehungs- oder Unterzungenbügel, also große und kleine **Verbinder**. Diese Elemente gewährleisten, dass Kaudruck, der auf einen Prothesenabschnitt trifft, auch auf die anderen Prothesenabschnitte übertragen wird. Es wird so eine **Belastungsverteilung** herbeigeführt. Verbinder können eine Prothese nur dann stabilisieren, wenn sie möglichst starr, also ausreichend stark dimensioniert sind.

Belastungsverteilung

18.3.7 Bewegungsführung der parodontal-gingival getragenen Teilprothese

> Jede parodontal-gingival (implantär-gingival) gelagerte Teilprothese lagert sich bei Kaubelastung an ihrem nicht abgestützten Ende entsprechend der Resilienz der Schleimhaut in das Tegument ein.

Durch Bewegungsführung des Freiendsattels soll dafür gesorgt werden, dass sich dieser in Richtung der zahnlosen Alveolarfortsätze und möglichst parallel zur Kieferkammoberfläche einlagert. Die Sattelführung kann durch eine geeignete **Auflageachse** bewirkt werden. Dazu kann z.B. ein Steg dienen, aber auch entsprechend angeordnete Klammern können im Sinne einer Auflageachse wirksam sein (Abb. 18.12, 18.13).

Auflageachse

Abb. 18.12: Distale, senkrecht zum Prothesensattel verlaufende breite Auflageachse

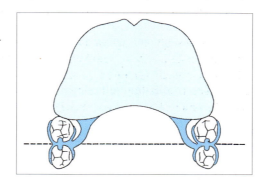

18

trägt etwa 0,5 mm. Die Kippung eines Prothesensattels ist umso stärker, je kürzer dieser ist. Lange Prothesensättel lagern sich paralleler in die Schleimhaut ein als kurze. Aber auch bei kurzen Prothesensätteln kann eine weitgehend parallele Einlagerung in die Schleimhaut erreicht werden, wenn die Abstützung des Prothesensattels nicht sattelnah (direkt auf den an den Zahnersatz angrenzenden Pfeiler), sondern sattelfern, d.h. peripher erfolgt (Abb. 18.14).

Aus diesem Grund wurde vorgeschlagen, Freiendprothesen möglichst **sattelfern** starr zu lagern, unter Berücksichtigung der Kriterien für eine geeignete Auflageachse.

Der **sattelnah** abgestützte Prothesensattel (Abb. 18.15) senkt sich kippend ein. Durch die kurze Abstützung wird aber vom Zahnersatz ein größerer Anteil an Kaudruck auf die Pfeiler übertragen als beim sattelfern abgestützten Prothesensattel. Der sattelfern abgestützte Prothesensattel senkt sich zwar weniger gekippt ein, aber es kommt dabei zu einer Einsenkung des an die Pfeiler anschließenden Prothesenrandes. Dies bedingt die Gefahr der mechanischen Läsion des marginalen Parodontiums. Aus den genannten Gründen hat die sattelferne starre Lagerung keine wesentlichen Vorteile.

Sattelferne Lagerung
Sattelnahe Lagerung

Abb. 18.14: Sattelferne, starre Lagerung einer Freiendprothese mit frontalem Schaltsattel

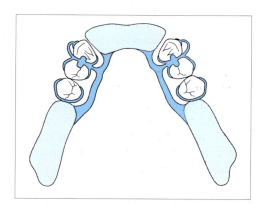

Abb. 18.15: Sattelnahe, starre Lagerung einer Freiendprothese

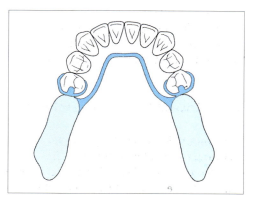

18

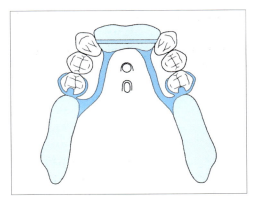

Abb. 18.16: Sofern sich die Verbindung zwischen Freiendprothese und Restgebiss als Auflageachse eignet (z.B. ovaler oder runder Steg), kann nur die anteriore Auflageachse wirksam werden. Hier besteht (fehlerhaft) durch die distalen Klammerauflagen eine zweite Achse, über die der frontale Schaltsattel abgehebelt werden kann (vgl. Abb. 18.14).

> Sofern die Möglichkeit zur ausreichenden Stabilisierung der restlichen Zähne besteht, ist bei parodontal-gingival getragenen Prothesen die konstruktiv einfachere sattelnahe Lagerung vorzuziehen.

Doppelachsen Stets wird nur die den Prothesensätteln am nächsten gelegene Auflageachse wirksam. Doppelachsen sind daher zu vermeiden (Abb. 18.16).

Bei dieser Betrachtung muss auch berücksichtigt werden, dass nur ganz bestimmte Verankerungselemente zwischen den Pfeilern und dem Zahnersatz im Sinne einer Auflageachse wirksam werden können. Eine ganze Reihe von Verankerungselementen (z.B. Geschiebe, Doppelkronen) lässt die Rotation der Freiendsättel nicht zu. Man kann dann nicht mehr von einer Auflageachse im klassischen Sinne sprechen.

18.3.9 Schonung der Kaumuskulatur und des Kiefergelenks

Bei den prothetischen Maßnahmen zur Schonung der Kaumuskulatur und des Kiefergelenks gelten ganz ähnliche Richtlinien wie für die Prophylaxe von Schäden am Zahnhalteapparat. Störungen der statischen und dynamischen Okklusion, insbesondere auch eine fehlerhafte Bisslage, können zu Veränderungen im Kiefergelenk oder in der Kaumuskulatur führen, auf deren pathologisch-anatomische Ursachen und Folgen im Rahmen dieser Einführung nicht eingegangen werden soll.

18.4 Verankerungselemente

Definition Verankerungselemente sind Konstruktionselemente der Teilprothese. Sie dienen zur Verbindung der Prothese mit den Zähnen oder mit Implantaten.

18.4.1 Aufgaben der Verankerungselemente

Gemäß der oben genannten Indikation besitzen die Verankerungselemente verschiedene voneinander abgrenzbare Aufgaben: **Aufgaben**

- ◢ Haltefunktion
- ◢ Stützfunktion
- ◢ Kippmeiderfunktion
- ◢ Führungsfunktion

Nicht jedes Verankerungselement besitzt alle diese Eigenschaften. So gibt es Elemente, die eine reine Haltefunktion haben (Halteelemente). Die Mehrzahl der Verankerungselemente besitzt Halte- und Stützfunktion (Halte-Stütz-Elemente).

Die **Haltewirkung** eines Verankerungselements soll eine Teilprothese gegen Abzug sichern. Während des Kauvorgangs soll die Prothese lagestabil bleiben. Abziehende bzw. abhebelnde Kräfte durch die mimische Muskulatur oder die Kaumuskulatur sollten durch eine funktionsgerechte Basisgestaltung vermieden werden. Wichtig ist auch eine störungsfreie Okklusion der Teilprothese, da okklusale Fehlkontakte ebenfalls zu abhebelnden Kräften führen können. Die übrigen auf eine Prothese einwirkenden abziehenden Kräfte werden durch klebrige Nahrungsbestandteile und das Eigengewicht der Prothese verursacht. Diese **Abzugskräfte** liegen zwischen 4 und 5 N. Ein Halteelement soll Kräften dieser Höhe Widerstand leisten können, wobei das Halteelement dieselben auf den entsprechenden Pfeiler überträgt.

Haltefunktion

Abzugskraft

> Man nimmt an, dass extrudierende Kräfte bis zu 10 N den gesunden Zahnhalteapparat nicht schädigen können. Aus diesen Gründen sollen Verankerungselemente Retentionskräfte zwischen 5 und 10 N besitzen.

Die Haltewirkung kann auf verschiedene Weise zustande kommen. Bei manchen Verankerungselementen beruht die Haltewirkung auf **Federkraft** (Klammer, Federbolzen, federnde Stegreiter). Häufig findet man auch eine Haltewirkung, die auf der **Gleitreibung parallelisierter Teile** beruht (Geschiebe, Teleskopkronen, Steggeschiebe). (In der zahnmedizinischen Literatur hat sich hierfür der Begriff Friktion eingebürgert, der aber nach J. Lenz in den Ingenieur- und Naturwissenschaften nicht verwendet wird.) Weiterhin gibt es Beispiele für die Haltewirkung durch **Verkeilung** (Konuskrone, konische Geschiebe). Bei den oben genannten Formen der Haltewirkung wird beim Lösen des Verankerungselements eine extrudierende Kraft auf den Ankerzahn wirksam, man spricht von einer **aktiven Haltewirkung**.

Federkraft

Gleitreibung

Verkeilung
Aktive
Haltewirkung

Ist die Haltewirkung eines Verankerungselements derart, dass beim Lösen des Zahnersatzes keine Abzugskraft auf den Ankerzahn übertragen wird, spricht man von **passiver Haltewirkung**. Dies ist der Fall bei

Passive
Haltewirkung

18

feinmechanischen Halteelementen, die vom Patienten selbst bedient werden müssen, den sogenannten **Riegeln**.

Stützfunktion

Die **Stützfunktion** des Verankerungselements bewirkt die Übertragung von Kaudruck vom Prothesensattel auf den entsprechenden Ankerzahn. Der Anatomie und Physiologie des Zahnhalteapparates entspricht eine axiale Belastung des Zahnes.

> Die vom Prothesensattel auf den Ankerzahn übertragene Kaukraft sollte durch das Verankerungselement möglichst zentral in Richtung der Zahnachse des Ankerzahnes übertragen werden.

Kippmeider-funktion
Führungsfunktion

Die **Kippmeiderfunktion** eines Verankerungselements verhindert das Abkippen eines frei endenden Sattelabschnitts. Verankerungselemente mit **Führungsfunktion** sind in der Lage, die Bewegung und Einlagerungsrichtung der Prothesensättel zu definieren (s. **Sattelführung**).

18.4.2 Art der Prothesenlagerung

> ❗ Auswahl und Einteilung der Verankerungselemente sind davon abhängig, auf welche Weise die Teilprothese gelagert wird. Man unterscheidet die Elemente der **starren Lagerung** von den Elementen der **beweglichen Lagerung**.

Starre Lagerung

Die **starre Prothesenlagerung** ist dadurch charakterisiert, dass sich die Prothese am Ort der Verankerung unter Kaudruck nicht einlagern kann,

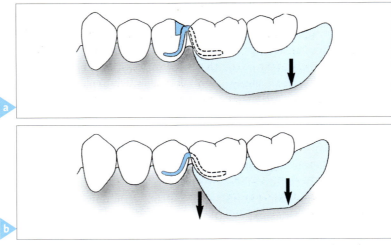

Abb. 18.17: Prothesenlagerung. **a)** Starre Prothesenlagerung durch Halte-Stütz-Klammer. Die Prothese kann sich am Ort des Verankerungselements unter Kaudruck nicht in die Schleimhaut einlagern. **b)** Bewegliche Prothesenlagerung (Halteklammer). Der Prothesensattel kann sich am Ort des Verankerungselements unter Kaudruck in die Schleimhaut einlagern.

was durch die Abstützung der Prothese erzielt wird (Abb. 18.17). Elemente der starren Lagerung sind angezeigt, wenn Zustand, Belastbarkeit und Topografie der Pfeiler eine Abstützung des Zahnersatzes erlauben.

Bei der **beweglichen Lagerung** ist die Prothese nicht abgestützt (Abb. 18.17). Dies bedeutet, dass sich der Prothesensattel unter Kaudruck am Ort der Verbindung in die Schleimhaut – ihrer Resilienz entsprechend – einsenken kann. Elemente der beweglichen Lagerung werden dann empfohlen, wenn im stark reduzierten Lückengebiss die Möglichkeit zur ausreichenden Stabilisierung bzw. Verblockung der restlichen Zähne oder aber eine Pfeilervermehrung durch Implantate nicht möglich ist.

Bewegliche Lagerung

In diesem Fall werden gingival getragene, also beweglich gelagerte Teilprothesen eingegliedert.

Neben den Begriffen starre oder bewegliche Prothesenlagerung werden auch die Begriffe gelenkige oder federnde Lagerung verwendet. Den funktionellen Wert der letztgenannten Lagerungsarten kann man an den oben genannten Kriterien prüfen. Eine **gelenkig** am Restgebiss verankerte Prothese ist dann starr gelagert, wenn diese sich am Ort der Verbindung nicht einsenken kann. Die Begriffe starr und gelenkig stehen in diesem Fall in keinem Widerspruch. Andererseits darf man die Begriffe auch nicht gleichsetzen, da es Gelenke gibt, welche die Einlagerung der Prothese am Ort der Verankerung zulassen (Resilienzgelenke). Eine **federnde Abstützung** gleicht immer einer beweglichen Verbindung, da sich hier die Prothese am Ort der Verbindung unter Kaudruck einlagern kann.

Gelenkige Verankerung

Federnde Verankerung

18.4.3 Einteilung der Verankerungselemente

Die Verankerungselemente sind sehr unterschiedlich aufgebaut. Es gibt Klammern, Geschiebe, Stege, Knopfanker, Doppelkronen, Riegel, Magnete und Gelenke, wenn auch Letztere heute nur noch in Form des Steggelenks nach Dolder (s. Stege). Man kann sie, auch nach der Art der durch sie bewirkten Prothesenlagerung, wie folgt unterteilen:

Einteilung

Klammern
- Klammern als Elemente der beweglichen Lagerung
  - Halteklammern (gebogen oder gegossen)
- Klammern als Elemente der starren Lagerung
  - Gebogene Auflageklammern
  - Gegossene Auflageklammern

Geschiebe
- Geschiebe als Elemente der starren Lagerung
  - Konfektionierte Fertiggeschiebe (Präzisionsfertiggeschiebe)
  - Individuell gefräste Geschiebe

18

◢ Geschiebe als Elemente der beweglichen Lagerung
- Nicht abgestützte Geschiebe (z.B. okklusal offenes Kugelgeschiebe)

Stege

◢ Stege als Elemente der starren Lagerung
- Konfektionierte Stege mit Reiter (z.B. Steggelenk nach Dolder)
- Individuell gefertigte Stege (Barrenstege bzw. Steggeschiebe, z.B. gefräste Stege)

◢ Stege als Elemente der beweglichen Lagerung
- Steggelenk nach Dolder mit Resilienzspielraum zwischen Steg und Reiter (Resilienzsteg)

Knopfanker

◢ Knopfanker als Elemente der starren Lagerung
- Knopfanker mit federndem Knopf und starrer Hülse
- Knopfanker mit federnder Hülse und starrem Knopf

◢ Knopfanker als Elemente der beweglichen Lagerung mit Resilienzspielraum zwischen Patrize und Matrize

Doppelkronen

◢ Doppelkronen als Elemente der starren Lagerung
- Teleskopkronen
- Konuskronen
- Doppelkronen mit Spielpassung

◢ Doppelkronen als Elemente der beweglichen Lagerung
- Doppelkronen mit (lateraler) Spielpassung und (okklusalem) Resilienzspielraum zwischen Primärkrone und Sekundärkrone (resiliente Doppelkrone)

Riegel

◢ Konfektionierte Riegel
◢ Individuell hergestellte Riegel

Magnete

◢ Magnete auf Wurzelkappen
◢ Magnete auf Implantaten

18.5 Klammern

> Die Klammern gehören zu den ältesten Verankerungselementen. Sie bestehen aus einem federnden Metalldraht bzw. Metallband, welche dem Zahn so angelegt werden, dass sie in einer unter sich gehenden Stelle am Zahn enden.

18.5.1 Klammerhalt

Die natürliche Zahnkrone bietet aufgrund ihrer gewölbten Form die Voraussetzung für den Klammerhalt, da jede Klammer am Zahn in einer unter sich gehenden Zone endet. Der größte Umfang einer Zahnkrone, bezogen auf die Längsachse des Zahnes, wird als **anatomischer** Äquator bezeichnet. Der anatomische Äquator teilt die Zahnkrone in eine **Suprawölbung** und in eine **Infrawölbung** (Abb. 18.18). Die Infrawölbung liegt zervikalwärts des Zahnäquators. Wird die in die Infrawölbung greifende Klammer vom Zahn abgezogen, muss sie sich elastisch aufbiegen, was die Haltewirkung erzeugt.

Anatomischer Äquator

Wird ein Zahnersatz über mehrere Klammern verankert, so ist es nicht möglich, jede einzelne Klammer nach dem anatomischen Äquator des jeweiligen Zahnes auszurichten, da die Zahnachsen selten genau parallel zueinander verlaufen. Es ist somit notwendig, den größten Umfang der Zahnkronen zu bestimmen, der im Bezug zur gemeinsamen Einschubrichtung aller Klammern steht.

> Der größte Umfang einer Zahnkrone, bezogen auf die gemeinsame Einschubrichtung aller Klammern einer Prothese, wird als **prothetischer Äquator** bezeichnet (Abb. 18.18). Die auf die Einschubrichtung bezogene Infrawölbung wird für den Klammerhalt genutzt.

Prothetischer Äquator

18.5.2 Aufbau und Aufgaben einer Klammer

Trotz des unterschiedlichen Aufbaus der einzelnen Klammerformen kann man an den Klammern einheitliche Partien unterscheiden (Abb. 18.19):
◢ Der **Klammerschwanz** dient zur Fixierung der Klammer an der Prothesenbasis.

Elemente einer Klammer

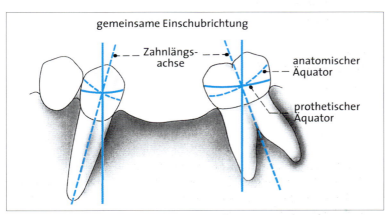

Abb. 18.18: Zahnlängsachse mit anatomischem Äquator im Vergleich zur Einschubrichtung der Prothese mit prothetischem Äquator

18

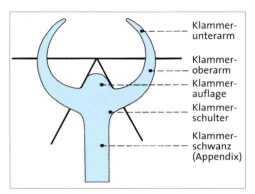

Abb. 18.19: Aufbau einer Klammer

Klammer-unterarm

Klammer-oberarm

Klammer-auflage

Klammer-schulter

Klammer-schwanz (Appendix)

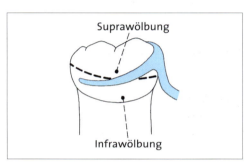

Suprawölbung

Infrawölbung

Abb. 18.20: Die starren Anteile einer Gussklammer liegen in der Suprawölbung, lediglich der elastische Klammerunterarm greift in die Infrawölbung des Zahnes. Die Anteile des Klammerschwanzes im Bereich der Infrawölbung dürfen dem Zahn nicht anliegen.

◢ Die **Klammerschulter** stellt den Übergang zwischen Klammerschwanz und Klammeroberarm dar.

◢ Der **Klammeroberarm** liegt in der Suprawölbung. Er soll möglichst starr sein und Lateralbewegungen der Prothese verhindern.

◢ Der **Klammerunterarm**, der in der Infrawölbung verläuft, bewirkt den Klammerhalt (Abb. 18.20).

◢ Bei abstützenden Klammern kommt als zusätzliches Element noch die **Klammerauflage** dazu.

Alle Klammerteile sollen in Endposition dem Zahn passiv anliegen. Beim Herausnehmen der Teilprothese gleitet der Klammerunterarm über den prothetischen Äquator, wird dabei elastisch deformiert und übt dabei eine extrudierende Kraft auf den Zahn aus. Es muss darauf geachtet werden, dass in dieser Phase der Zahn auf der gegenüberliegenden Seite gefasst ist, um eine Auslenkung des Zahnes zu verhindern. Diese Fassung kann durch einen zweiten Klammerarm oder den Prothesenkörper erfolgen. Das Ende des Klammerunterarms soll mindestens 1 mm Abstand zum Zahnfleischsaum aufweisen. Dies gilt besonders für nicht abgestützte Prothesen, wo bei einer absinkenden Prothese die Klammern das Zahnfleisch verletzen können.

Klammer-haltelinie

Klammer-stützlinie

Die Verbindungslinie zwischen Halteklammern soll diagonal zum Zahnersatz verlaufen (**Klammerhaltelinie**). Dadurch wird das Abkippen der Prothesenbasis verhindert. Bei abgestützten Prothesen soll die Verbindungslinie zwischen den Klammerauflagen (**Klammerstützlinie**) möglichst peripher am Zahnbogen liegen, um die gesamte parodontale Unterstützungsfläche auszunutzen.

18.5.3 Einteilung der Klammern

Entsprechend den Funktionen einer Klammer unterscheidet man **Halteklammern** und **Halte-Stütz-Klammern**. Weitere Kriterien sind z.B. die Herstellungsart oder das Material (Drahtklammern, Gussklammern).

Halteklammern   **Klammerformen**
◢ Einseitig am Zahn angreifende Halteklammern
   – Einarmklammer
   – Zahnhalsklammern
◢ Doppelseitig am Zahn angreifende Halteklammern
   – Doppelarmklammer

Halte-Stütz-Klammern (Auflageklammern)
◢ Gebogene Auflageklammern (Auswahl)
   – Dreiarmklammer (Doppelarmklammer mit Auflage)
   – G-Klammer
   – Jackson-Klammer
   – Kugelkopfklammer
◢ Gegossene Auflageklammern nach Ney
   – Klammer Nr. I
   – Klammer Nr. II
   – Klammer Nr. I/II
   – Einarmklammer (Back-action-Klammer)
   – Ringklammer

18.5.4 Drahtklammern

Für Drahtklammern wird im Allgemeinen ein federharter und mundbeständiger Stahldraht oder ein Draht aus einer harten, federnden Edelmetalllegierung verwendet. Die runden Drähte haben einen Durchmesser von 0,9–1 mm. Für bestimmte Drahtklammern werden Halbfertigfabrikate wie etwa Klammerkreuze benutzt.

Einarmklammer
Die Einarmklammer hat den typischen Klammerverlauf (Abb. 18.21). Sie liegt dem Zahn nur auf der vestibulären Seite an. Damit diese einseitig angreifende Klammer keine orthodontischen Kräfte auf den Zahn ausübt, muss sie ein Widerlager in der Prothesenbasis haben (Abb. 18.22). Diese Forderung gilt für alle einseitig am Zahn angreifenden Klammern.

18

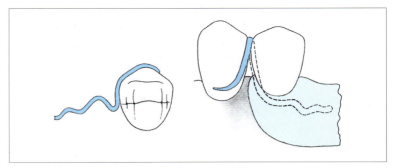

Abb. 18.21: Einarmklammer aus Draht

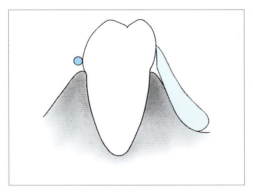

Abb. 18.22: Jede einseitig am Zahn ansetzende Klammer soll in der Prothesenbasis ein Widerlager haben. Am Zahnfleischrand wird die Prothese zur Vermeidung einer Zahnfleischquetschung hohl gelegt.

Doppelarmklammer

Die Doppelarmklammer umfasst den Klammerzahn beidseitig. Sie wird meistens aus einem Klammerkreuz gebogen (Abb. 18.23).

Zahnhalsklammern

Zahnhalsklammern greifen ebenfalls einseitig am Zahn an. Die bekannteste Zahnhalsklammer ist die **J-Klammer** (Abb. 18.24). Sie wird aus einem entsprechend geformten, vorgefertigten Teil hergestellt.

Dreiarmklammer

Auflagebett Die Dreiarmklammer oder E-Klammer wird aus einem Klammerkreuz mit Auflage gebogen. Sie gleicht in ihrem Verlauf und Aufbau der Doppelarmklammer, besitzt aber zusätzlich eine abstützende **Auflage** (Abb. 18.25). Die Auflage soll kräftig dimensioniert sein. In der Randleiste des Klammerzahnes muss für die Auflage eine entsprechende **Auflagemulde** präpariert werden (s. Gussklammer).

G-Klammer

Die G-Klammer wird wie die Doppelarmklammer aus einem Klammerkreuz ohne Auflage gebogen, wobei ein Klammerarm, im Allgemeinen der vestibuläre, den typischen Verlauf aufweist. Der orale Klammerarm verläuft in Höhe des Äquators, um in einer Auflage zu enden, die dem

Abb. 18.23: Doppelarmklammer und entsprechendes Klammerkreuz

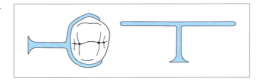

Abb. 18.24: Zahnhalsklammer

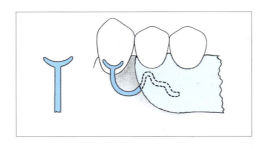

Abb. 18.25: Dreiarmklammer (Doppelarmklammer mit Auflage) und entsprechendes Klammerkreuz

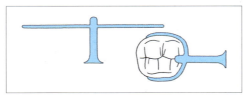

Abb. 18.26: G-Klammer

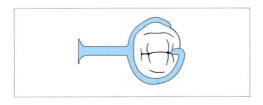

Abb. 18.27: Jackson-Klammer

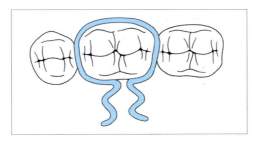

Klammerschwanz gegenüberliegt (Abb. 18.26). Die Stützfunktion dieser Klammer ist wegen der federnden Eigenschaften des abstützenden Klammerarms eingeschränkt.

Jackson-Klammer
Die Jackson-Klammer kann im Gegensatz zu den beiden vorgenannten abstützenden Klammern in einer geschlossenen Zahnreihe verwendet werden. Sie führt girlandenförmig um den Zahn herum, wobei sie vestibulär in die Infrawölbung des Klammerzahnes greift (Abb. 18.27).

18

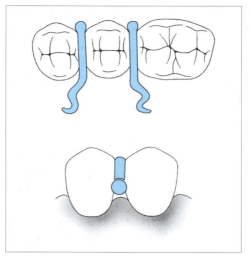

Kugelkopfklammer
Auch die Kugelkopfklammer wird in der geschlossenen Zahnreihe angewendet. Sie wird aus einem Klammerdraht mit knopfartig verdicktem Ende angefertigt. Die Klammer wird so angelegt, dass der Kugelkopf vestibulär interdental im unter sich gehenden Bezirk einrasten kann (Abb. 18.28).

18.5.5 Das Gussklammersystem nach Ney

> ! Die Klammern nach Ney umfassen ein System abgestützter, aufeinander abgestimmter und vermessener Gussklammern.

Grundsätzlich ist es möglich, jede beliebige Klammerform, auch nicht abgestützte Klammern, zu vermessen und im Gussverfahren anzufertigen. **Alle Ney-Klammern sind abgestützt** und werden im Modellgussverfahren hergestellt. Als **Material** werden überwiegend Kobalt-Chrom-Molybdän-Legierungen verwendet. Im Allgemeinen wird mit den Klammern gemeinsam die Prothesenbasis in einem Stück gegossen (**Einstückgussprothese**, Modellgussprothese).

Aufbau und Aufgaben von Gussklammern

Elemente einer Gussklammer

Eine Gussklammer nach Ney ist aus denselben Elementen aufgebaut wie jede Halte-Stütz-Klammer. Man unterscheidet auch hier den Klammerschwanz, die Klammerauflage, den Klammeroberarm und den Klammerunterarm (s. Abb. 18.19). Mit Ausnahme des Klammerunterarms sind alle Teile einer Gussklammer starr:

- ◢ Der **Klammerschwanz** dient zur Befestigung der Klammer an der Prothesenbasis.
- ◢ Der **Klammeroberarm** läuft in der Suprawölbung und umfasst den Klammerzahn körperlich. Er stabilisiert die Prothese gegen Seitschübe.

◢ Der **Klammerunterarm** greift in die Infrawölbung. Er ist für den Klammerhalt verantwortlich und wird elastisch deformiert, wenn die Klammer beim Herausnehmen der Teilprothese über den größten Umfang des Zahnes gleitet.

◢ Die **Klammerauflage** überträgt Kaudruck, welcher die Zahnreihen der Teilprothese trifft, auf den Klammerzahn.

Klammerauflage

Am Klammerzahn muss ein muldenförmiges Auflagebett präpariert werden, in welchem die Klammerauflage liegt. Dies dient der besseren Abstützung der Klammerauflage und soll verhindern, dass diese die ursprüngliche Kontur des Zahnes überragt und so ein Okklusionshindernis darstellt. **Auflagebett**

Das Klammerauflagebett sollte mindestens 1 mm tief und 1,5 mm lang und breit sein (Abb. 18.29). Aus kariesprophylaktischen Gründen muss es sorgfältig poliert und anschließend mit einer geeigneten Lösung fluoridiert werden. Wird bei der Präparation der Klammerauflagemulde das Dentin erreicht, ist es aus kariesprophylaktischen Gründen notwendig, zumindest eine Füllung zu legen, die dann die Auflagemulde aufnimmt. Möglich ist auch die Überkronung des Klammerzahnes mit einem Klammerauflagebett in der Krone. Die Überkronung von Klammerzähnen ist besonders im kariesanfälligen Gebiss zu erwägen.

Vermessen der Gussklammern

Im Lückengebiss kommt es sehr häufig zu mehr oder minder starken Wanderungen und Kippungen der Zähne. Dies hat zur Folge, dass man nur selten Zähne findet, deren Zahnachsen parallel verlaufen, zumal auch im orthognathen Gebiss nicht alle Zahnachsen parallel zueinander sind. Aus diesem Grund kann die Zahnlängsachse nicht als gemeinsame Einschubrichtung für alle Klammern einer Prothese gewählt werden. **Einschubrichtung**

> Mit Hilfe eines Parallelometers wird die für alle Klammern einer Prothese gültige Einschubrichtung bestimmt (Abb. 18.30, 18.31).

Dabei sollte beachtet werden, dass in der Infrawölbung eines jeden Klammerzahns zwei, mindestens aber eine Retentionsstelle mit ausreichender Unterschnittstiefe vorhanden sind. Mit dem Vermessungsgerät **Retention**

Abb. 18.29: Klammerauflagemulde für eine Gussklammer

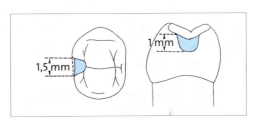

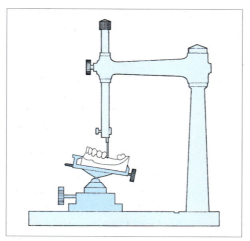

Abb. 18.30: Klammerver-messungsgerät (Parallelo-meter)

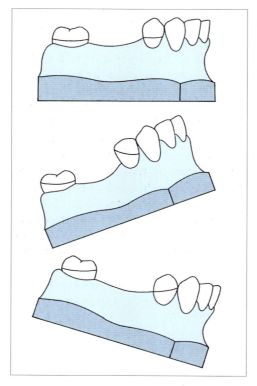

Abb. 18.31: Die Lage des pro-thetischen Äquators ist ab-hängig von der gewählten Vermessungsrichtung (ge-meinsame Einschubrich-tung der Klammern).

wird an den Klammerzähnen der größte Umfang angezeichnet, der sich auf die gemeinsame Einschubrichtung aller Klammern bezieht (**prothe-tischer Äquator**) (s. Abb. 18.18).

Klammer-vermessung

Mit dem Vermessen der Gussklammern soll erreicht werden, dass die Kraft, die benötigt wird, um eine Gussklammer abzuziehen, und die Ein-schubrichtung bei allen Klammern einer Prothese identisch sind. Diese Kraft ist von verschiedenen Faktoren abhängig:

◢ Vom Weg, um welchen der Klammerunterarm elastisch deformiert werden muss, um über den Äquator des Zahnes zu gleiten
◢ Vom Querschnitt des Klammerunterarms
◢ Von der Länge des Klammerunterarms
◢ Vom Elastizitätsmodul der für die Klammer verwendeten Legierung

> Das Vermessen gegossener Klammern hat zum Ziel, die Einschubrichtung und die Haltekraft und aller Klammern einer Prothese einander anzugleichen.

Nach dem Festlegen der gemeinsamen Einschubrichtung und Einzeichnen des prothetischen Äquators wird die Infrawölbung des Zahnes mithilfe eines Messtellers ausgemessen. Der **Messteller** selbst definiert den **Federweg** des elastischen Klammerunterarms. Er wird an den prothetischen Äquator dergestalt angelegt, dass der Stift des Vermessungstellers den prothetischen Äquator berührt, während der Messteller selbst in der Infrawölbung des Zahnes Kontakt hat (Abb. 18.32). Der Berührungspunkt des Messtellers mit dem Zahn gibt die Stelle an, wo die Spitze des Klammerunterarms liegen soll. Je flacher die Zahnwölbung, umso tiefer muss für einen bestimmten Federweg der Klammerunterarm in die Infrawölbung eingreifen.

Messteller
Federweg

Da die elastische Verformbarkeit des Klammerunterarms auch von der Länge des Klammerarms abhängig ist, wird für Klammerformen mit einem langen Unterarm ein größerer Messteller verwendet als für solche mit einem kurzen Klammerunterarm. Der kleinste Messteller im Ney-System hat eine Breite (X) von 0,25 mm, der mittlere von 0,5 mm, der größte von 0,75 mm. Die Maße beziehen sich auf die ursprünglich für Gussklammern verwendeten Gold-Platin-Legierungen.

Länge des
Klammerarms

Heute werden vorwiegend Kobalt-Chrom-Molybdän-Legierungen angewendet, die starrer sind. Bei diesen wird für alle Klammern die Anwendung des kleinsten bzw. mittleren Vermessungstellers empfohlen,

Abb. 18.32: An Zähne mit unterschiedlicher Wölbung angelegte Messteller gleicher Größe. Der Weg **x**, um den der Klammerunterarm auffedern muss, ist in beiden Fällen gleich groß. Unterschiedlich und von der Zahnwölbung abhängig ist der Abstand **y** der Klammerspitze vom prothetischen Äquator. Nach [Ney]

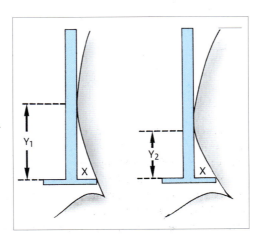

18

da sonst zu hohe Kräfte beim Klammerabzug wirksam werden. Beim Ney-System werden unterschiedliche **Klammerarmlängen** nicht voll berücksichtigt. Bei neueren Vermessungssystemen werden sie neben dem **Klammerquerschnitt**, dem **Federweg des Klammerunterarms** (Unterschnitt) und dem **E-Modul der Klammerlegierung** beachtet. Dabei kann die Unterschnittstiefe (X) stufenlos festgelegt werden.

Variable Klammerformen

Aus dem Vorgenannten ergibt sich, dass bei den verschiedenartigen Kippungen und Drehungen, welche die Klammerzähne aufweisen können, eine einzige Klammerform nicht ausreichend ist. Die zu wählende Klammerform richtet sich nach der Kippung des Klammerzahnes in Bezug auf die gemeinsame Einschubrichtung aller Klammern.

Klammer Nr. I (nach Ney)

Zwei sattelferne Klammerunterarme

Die Klammer Nr. I ist eine gegossene Dreiarmklammer (Abb. 18.33). Der Retentionsteil, also die **zwei Klammerunterarme**, liegen der Klammerauflage gegenüber. Dies bedeutet, dass die Klammer Nr. I dann angewendet werden kann, wenn der an die Prothese angrenzende Klammerzahn auf der dem Prothesensattel abgewendeten Seite ein orales und ein vestibuläres Retentionsfeld besitzt. Dies ist der Fall bei senkrecht stehenden Zähnen oder bei Zähnen, die vom Prothesensattel weg gekippt sind.

Eine Klammerauflage

Bonwill-Klammer

Die **Bonwill-Klammer** ist eine Modifikation der Klammer Nr. I, da sie aus zwei Auflageklammern zusammengesetzt ist. Von der Bonwill-Klammer werden zwei Zähne umfasst und gegeneinander stabilisiert (Abb. 18.34).

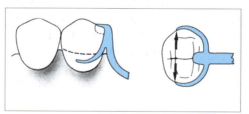

Abb. 18.33: Klammer Nr. I nach Ney (Die **Pfeile** markieren die Lage der Klammerunterarme in den sattelfernen Retentionsgebieten.)

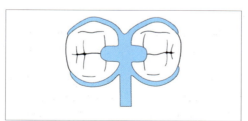

Abb. 18.34: Bonwill-Klammer (doppelte Klammer Nr. I)

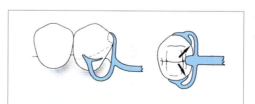

Abb. 18.35: Klammer Nr. II nach Ney (sattelnahe Retentionsgebiete)

Klammer Nr. II (nach Ney)

Bei der Klammer Nr. II liegen die **zwei Klammerunterarme** der Klammerauflage zugewandt (Abb. 18.35). Sie hat demnach ihre Indikation bei Zähnen, welche zum Prothesensattel hin gekippt sind und dort zwei Retentionsfelder besitzen. Bei der Klammer Nr. II liegen die Klammeroberarme dem Zahn nur im Endabschnitt auf. Sie greifen wie zwei sich gegenüberliegende Zahnhalsklammern in die vestibuläre und bukkale Infrawölbung des Klammerzahns. Sonst verlaufen sie dicht über der Gingiva und sind Retentionsstellen für Speisereste.

Zwei sattelnahe Klammerunterarme

Eine Klammerauflage

Kombinationsklammer I/II (nach Ney)

Auch die Kombinationsklammer I/II besitzt **zwei Klammerunterarme**, einen Klammerarm Nr. I und einen Klammerarm Nr. II (Abb. 18.36). Ihre Indikation ist bei Zähnen gegeben, bei denen die Retentionsgebiete einander diagonal gegenüberliegen. Dies ist z.B. der Fall bei um ihre Achse gedrehten Zähnen.

Die Klammern Nr. II und I/II sind aus den oben genannten Gründen parodontalhygienisch ungünstig. Sie können durch perioprothetisch besser zu bewertende Klammerformen wie die Einarmklammer oder die Ringklammer ersetzt werden.

Zwei Klammerunterarme (sattelnah und sattelfern)

Eine Klammerauflage

Parodontalhygiene

Ringklammer (nach Ney)

Die Ringklammer hat im Gegensatz zu den bisher besprochenen Klammern nur **einen Klammerunterarm**. Sie findet Anwendung, wenn an einem Klammerzahn nur **ein Retentionsfeld** ausgemessen werden kann. Die Klammer besitzt **zwei Auflagen** und umfasst den Zahn ringförmig. Diese stabile Klammer stabilisiert den Zahn optimal und findet Anwendung bei Molaren mit nur einem Retentionsfeld, wie dies z.B. bei Molaren im Unterkiefer der Fall ist, die nach mesio-lingual gekippt sind. Die Form der Klammer variiert je nach Lage des Retentionsfeldes und damit des Klammerunterarms (Abb. 18.37).

Ein Klammerunterarm

Zwei Klammerauflagen

Einarmklammer (nach Ney)

Der Aufbau der Einarmklammer (Back-action-Klammer) nach Ney ist ähnlich dem der Ringklammer. Die Einarmklammer besitzt jedoch nur **eine Klammerauflage** (Abb. 18.38).

Diese kann mesial oder distal am Zahn liegen. Sie ist graziler als die Ringklammer und wird gerne bei Prämolaren oder Eckzähnen mit nur einem Retentionsfeld angewendet. Wie bei der Ringklammer variiert die

Ein Klammerunterarm

Eine Klammerauflage

18

Abb. 18.36: Kombinationsklammer I/II (diagonal einander gegenüberliegende Retentionsgebiete)

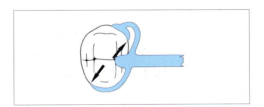

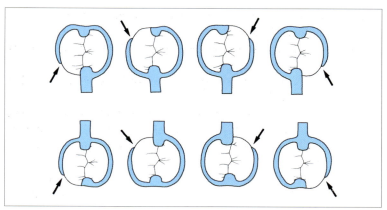

Abb. 18.37: Die Ringklammer (hier modifiziert nach Ney) ist gekennzeichnet durch zwei Klammerauflagen. Ein Klammerarm (Klammeroberarm und Klammerunterarm) umfasst den Zahn ringförmig. Entsprechend dieser Definition kann man für die Ringklammer je nach der Lage des Klammerstiels zu Klammerarm und Auflagen acht verschiedene Formen konstruieren.

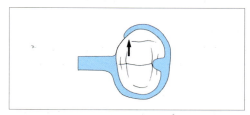

Abb. 18.38: Einarmklammer nach Ney, modifiziert. Sie besitzt im Gegensatz zur Ringklammer nur eine Klammerauflage.

Form der Einarmklammer je nach der Lage des Retentionsfeldes und zusätzlich nach der Lage der Klammerauflage.

Die Modellgussprothese

Einstückguss

> Das Metallgerüst für partielle Prothesen wird einschließlich der Klammern aus einer Kobalt-Chrom-Molybdän-Legierung in einem Stück gegossen (**Einstückguss**).

Sie wird in den folgenden **Arbeitsschritten hergestellt**:

Planungsmodell
- Nach Untersuchung und eventueller Vorbehandlung des Patienten werden beide Kiefer abgeformt und es wird ein **Planungsmodell** hergestellt.
- Die Vermessung des Planungsmodells gibt Aufschluss über den Klammerverlauf und die Lage der Klammerauflagen. Je nach Gegenbezahnung muss das Planungsmodell samt dem Modell des Gegenkiefers einartikuliert werden, um bezüglich der Klammerauflagen die okklusalen Platzverhältnisse beurteilen zu können.
- Nach der Klammervermessung am Modell können die Auflagemulden am Patienten gezielt eingeschliffen werden.

Meistermodell
- Nach einer erneuten Abformung des Kiefers wird das sogenannte **Meistermodell** hergestellt. Dieses wird noch einmal vermessen. Der

Klammerverlauf und die Form der Prothesenbasis werden auf dem Modell eingezeichnet.

◢ Das Meistermodell wird doubliert und die Doublierform wird mit Einbettmasse ausgegossen.

◢ Die Modellation des Prothesengerüsts in Wachs erfolgt auf dem **Einbettmassemodell**.

◢ Das einschließlich Klammern modellierte Prothesengerüst wird samt dem Einbettmassemodell eingebettet und gegossen (**Modellguss, Einstückguss**), auf das Meistermodell aufgepasst, ausgearbeitet und poliert.

◢ Die Anprobe des gegossenen Prothesengerüstes am Patienten (**Gerüstanprobe**) wird mit der definitiven Kieferrelationsbestimmung verbunden.

◢ Nach der erneuten Anprobe des Gerüstes, mit der Zahnaufstellung in Wachs (sog. **Wachsanprobe**), erfolgt die **Fertigstellung** des Zahnersatzes durch Überführung der Prothesensättel in Kunststoff.

◢ Wie bei jedem Zahnersatz ist eine Nachkontrolle erforderlich.

Einbettmassemodell

Modellguss

Gerüstanprobe

Wachsanprobe
Fertigstellung

Vor- und Nachteile von Gussklammern

Beim Vergleich von Gussklammern und Drahtklammern ist als wesentlicher **Vorteil** der gegossenen Klammern zu nennen, dass sie stabiler sind als Drahtklammern.

Vorteile

> Gussklammern sind in ihrem Aufbau definierbar in starre und elastische Teile. Die Federkraft des Klammerunterarms ist bestimmbar.

Die körperliche Umfassung des Klammerzahnes ist wegen der starren Klammeroberarme bei Gussklammern besser als bei Drahtklammern. Letztere werden wegen ihrer geringen Stabilität nur für temporären Zahnersatz (Interimsprothesen) angewendet.

Als **Nachteil** der Gussklammern ist zu nennen, dass sie dem Zahn flächenhaft anliegen und dass dadurch die Kariesanfälligkeit nicht überkronter Klammerzähne erhöht sein kann (Mundhygiene).

Nachteile

> Gemeinsam ist allen Klammern die ungünstige ästhetische Wirkung im Frontzahnbereich.

18.6 Feinmechanische Verankerungselemente (Attachments)

18

Attachments setzen, mit Ausnahme der Klebeattachments, die Überkronung des Ankerzahnes voraus. Sie sind bezüglich ihrer ästhetischen Wirkung den Gussklammern überlegen. Man unterscheidet Attachments, die in die Ankerkrone eingelassen sind (**intrakoronale Verankerungselemente**), von denen, die an die Ankerkrone angehängt sind (**ex-**

Intrakoronal

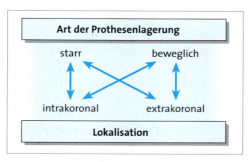

Abb. 18.39: Einteilung der Attachments nach Art der Prothesenlagerung und der Lokalisation

Extrakoronal

trakoronale Verankerungselemente) (Abb. 18.39). Über extrakoronale Elemente wird der Ankerzahn extraaxial, d.h. kippend belastet. Der Bereich zum marginalen Parodont zwischen Krone und extrakoronalem Attachment sollte so gestaltet werden, dass er gut für ein Interdentalbürstchen zugänglich ist (**Parodontalhygiene**).

Parodontalhygiene

18.6.1 Geschiebe

Haltewirkung

> Geschiebe bestehen aus einer Patrize und einer Matrize (Abb. 18.40). Die Haltewirkung von Geschieben entsteht zumeist durch Gleitreibung parallelisierter Geschiebeflächen.

Sind die in Kontakt stehenden Geschiebeflächen zu klein, entsteht keine ausreichende dauerhafte Retention für die Teilprothese. Geschiebe zur Verankerung von Teilprothesen sind als Fertigfabrikate erhältlich. Die Patrize dieser **Präzisionsfertiggeschiebe** ist häufig aktivierbar (Abb. 18.40). Bei der Verarbeitung von Präzisionsfertiggeschieben ist darauf zu achten, dass das Geschiebe nicht zu stark gekürzt wird, da sonst die Haltewirkung durch Verschleiß schnell verloren geht.

Präzisionsfertiggeschiebe

Es wird empfohlen, jeden Prothesensattel mit zwei Geschieben zu verankern. Bei Schaltprothesen muss dazu jeder die Lücke begrenzende

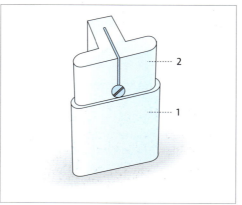

Abb. 18.40: Präzisionsfertiggeschiebe. Die Matrize (**1**) wird in die Wand einer Krone eingegossen oder eingelötet. Die Patrize (**2**) ist z.B. über eine Schraube aktivierbar und wird mit dem Prothesensattel verbunden.

Zahn überkront und mit einem Geschiebe versehen werden. Substanz-schonender ist es, das distale (nicht sichtbare) Geschiebe durch eine ge-gossene Klammer zu ersetzten. Bei Freiendprothesen kann man zwei quer zueinander gestellte Geschiebe in zwei miteinander verblockte An-kerkronen einbauen (Abb. 18.41). Es ist möglich, das sattelferne Ge-schiebe durch einen oral verlaufenden gefrästen Umgehungsarm zu er-setzen, was die Überkronung nur des sattelnahen Zahnes erfordert.

Geschiebe können auch individuell, z.B. in Form eines **extrakoro-nalen Stabgeschiebes**, mithilfe der **Parallelfrästechnik** hergestellt wer-den. Die Haltewirkung zwischen dem Primärteil und dem passgenau ge-fertigten Sekundärteil geschieht durch die Gleitreibung zwischen den parallelisierten Flächen. Heute werden bei konfektionierten Stabge-schieben zunehmend Kunststoffmatrizen angewendet, da diese bei Ver-schleiß ausgetauscht werden können, sodass die Haltewirkung wieder hergestellt werden kann.

Stabgeschiebe

Extrakoronale Anker in Form von Stabgeschieben (Abb. 18.42) oder Kugelgeschieben können auch über eine adhäsiv befestigte Teilkrone mit dem Ankerzahn verbunden werden **(Klebeattachment, Adhäsivat-tachment)**. Die Präparation des Ankerzahnes erfolgt ähnlich wie für eine Klebebrücke.

Geklebte Anker

Abb. 18.41: Bei der Anwen-dung intrakoronaler Fertig-geschiebe soll ein Prothe-sensattel, wenn möglich, über zwei Geschiebe fixiert werden (s. Text).

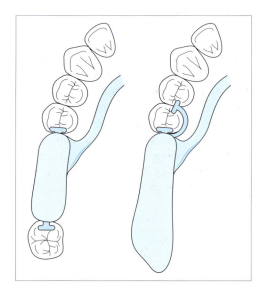

Abb. 18.42: Am Ankerzahn mittels einer metallischen Teilkrone adhäsiv verklebtes Stabgeschiebe (Klebeat-tachment, Ansicht von ok-klusal). In die Geschiebema-trize ist in der Regel ein fe-dernder, bei Verschleiß austauschbarer Kunststoff-einsatz integriert.

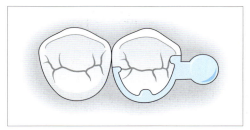

18

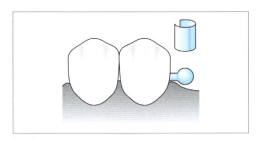

Abb. 18.43: Kugelgeschiebe. Die Matrize kann aus einer federnden Metallhülse bestehen oder einen austauschbaren Kunststoffeinsatz enthalten.

Kugelgeschiebe

Kugelgeschiebe wie z.B. das **Kugelgeschiebe** nach Roach sind primär Halteelemente (Abb. 18.43). Wird die Geschiebematrize okklusal geschlossen, besitzen Kugelgeschiebe Halte- und Stützfunktion.

18.6.2 Stege

> Unter einem Steg versteht man einen Metallstab mit rundem oder rechteckigem Querschnitt, der zwischen zwei überkronten Zähnen oder zwei Implantaten ausgespannt ist und diese miteinander verblockt.

Stegform

Stege dienen dazu, eine Prothese abzustützen. Sie erschweren jedoch wie die extrakoronalen Attachments die Parodontalhygiene (Abb. 18.44). Bei Stegen mit rundem oder ovalem Querschnitt kommt die Haltefunktion über ein zusätzliches Halteelement, den **Reiter** zustande (Abb. 18.45a). Dieser rastet federnd über dem Steg ein. Stege mit rundem oder ovalem Querschnitt besitzen neben der Halte- und Stützfunk-

Führungssteg

tion auch eine Führungsfunktion (**Führungssteg**, s. Sattelführung). Sie wirken wie ein **Scharniergelenk**, um welches die Prothesensättel rotieren (Rotationssteg).

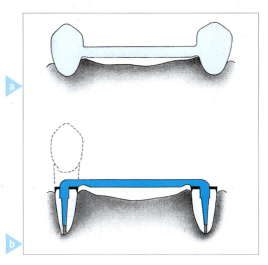

Abb. 18.44: Stege eignen sich sowohl zur Anbringung zwischen Kronen (**a**) als auch zwischen Wurzelkappen (**b**) oder Implantaten

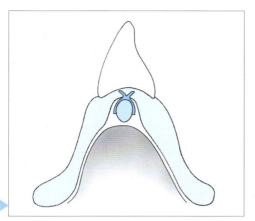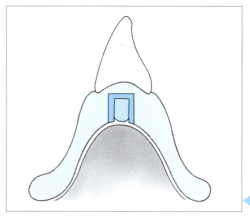

Abb. 18.45: Die Haltefunktion von Stegen kann erzielt werden über einen Reiter (runder oder ovaler Steg, Steggelenk) (**a**) bzw. über ein Steggeschiebe (Barrensteg) (**b**).

Stege mir parallelen Seitenflächen (Barrenstege, sog. Steggeschiebe) werden vorwiegend als **Stützstege** eingesetzt. Sie haben einen rechteckigen Querschnitt. Über ein passgenaues Sekundärteil in der Prothesenbasis wird eine gute Halte- und Stützfunktion erzielt (Abb. 18.45b).

Stützsteg

> Stege können auch der beweglichen Lagerung einer Prothese dienen.

Beim **Steggelenk** nach Dolder besteht zwischen einem Steg mit ovalem Querschnitt und dem Reiter – in Ruhelage der Prothese – ein **Resilienzspielraum** zwischen 0,5 und 1 mm (Abb. 18.46). Dieser Abstand wird verringert, wenn der Zahnersatz belastet wird. In der Endphase des Kaudrucks kann der Steg, je nach Größe des Resilienzspielraums, noch abstützende Funktion haben. Ein Großteil des Kaudrucks wird somit nicht von den Zähnen, sondern von den zahnlosen Kieferabschnitten aufgenommen, was dann sinnvoll ist, wenn die Zähne nicht mehr voll belastbar sind. Bei dieser Modifikation des Steggelenks wird der Steg häufig auf Wurzelkappen befestigt (s. Abb. 18.44b). Durch die Dekapitierung der Pfeilerzähne wird der extraalveoläre Hebelarm der Pfeiler gekürzt, was ihre Belastung reduziert. Vergleichbare Konstruktionen sind mit Implantaten möglich (s. Abb. 19.26).

Bewegliche Lagerung Resilienz

18.6.3 Druckknopfanker

Bei diesen handelt es sich um nach dem Druckknopfprinzip aufgebaute Verankerungselemente. Auch sie bestehen aus einer Patrize und einer Matrize. Die Haltewirkung entsteht dadurch, dass entweder ein geschlitzter, also federnder Knopf in eine starre Hülse einrastet, oder dass ein starrer Knopf in eine federnde Hülse eingreift.

Haltewirkung

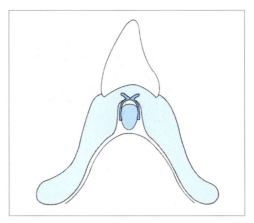

Abb. 18.46: Steggelenk mit Resilienzspielraum zwischen Steg und Reiter (bewegliche Lagerung)

Extrakoronale Anker

Bei den Druckknopfankern mit federndem Knopf wird der Ring, in den der Federknopf einrasten soll, **extrakoronal** an eine Krone angegossen. Der Federknopf wird in der Prothesenbasis befestigt.

Bei dieser Verankerungsart werden extraaxiale Kräfte auf den Ankerzahn übertragen. Diese können vermieden oder reduziert werden, wenn solche Druckknopfanker entweder in Stege eingebaut werden oder wenn zwei Kronen miteinander verblockt werden. Auch eine Auflage im Ankerzahn kann extraaxiale Krafteinwirkungen vermeiden (Abb. 18.47).

Anker auf Wurzelkappe

Druckknopfanker können auch so verarbeitet werden, dass der Druckknopf auf einer **Wurzelkappe** sitzt (Abb. 18.48). Die federnde, ringförmige Matrize wird in der Prothesenbasis befestigt. Bei dieser bei wenigen Pfeilern angewendeten Modifikation kann eine bewegliche Lagerung erzielt werden, indem mittels eines Platzhalters ein Resilienzspielraum zwischen Patrize und Matrize des Druckknopfankers erzeugt wird. Es gibt auch Knopfanker, welche mittels eines basalen Gewindes mit einem Implantat verschraubt werden können. Bei den sogenannten Kugelkopfimplantaten ist die Patrize des Knopfankers bereits herstellerseitig Teil des Implantats (s. Abb. 19.29).

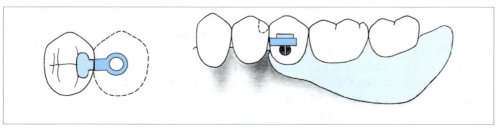

Abb. 18.47: Extrakoronaler Druckknopfanker. Geschlitzter, federnder Knopf und starrer Ring, hier verarbeitet mit zusätzlich abstützender Auflage

Abb. 18.48: Knopfanker. Starrer Knopf (**a**) auf Wurzelkappe. Das federnde Sekundärteil (**b**) wird in die Prothesenbasis eingebaut.

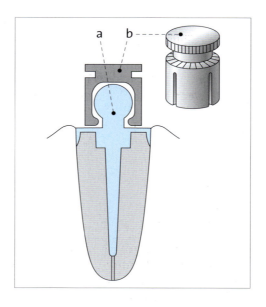

18.6.4 Doppelkronen

Doppelkronen sind geteilte Kronen. Sie bestehen aus einer auf den Pfeiler fest zementierten Innenkrone (Patrize, Primärkrone) und einer davon abnehmbaren Außenkrone (Matrize, Sekundärkrone). Auch Doppelkronen dienen zur Verbindung einer Teilprothese mit den restlichen Zähnen und/oder mit Implantaten. Der amerikanische Zahnarzt R. Starr hat schon 1886 eine über Teleskopkronen abgestützte, abnehmbare Brücke vorgestellt.

Die **Primärkronen** bestehen in der Regel aus Metall. Dies bedingt, dass sie im sichtbaren Bereich der Zahnreihen auffällig sind, wenn die Sekundärkonstruktion abgenommen wird. Dieser Effekt kann gemindert werden, wenn die Primärkronen aus einer hochfesten, zahnfarbenen Keramik hergestellt werden. Bei Implantaten kann der Implantataufbau die Funktion der Primärkrone übernehmen. Er kann aber auch mit einer zementierten Primärkrone versehen werden (s. Abb. 19.27). **Primärkrone**

Die **Sekundärkronen** sind in ein Prothesengerüst aus Metall integriert. Sie können verblendet werden, wozu im Allgemeinen Komposit verwendet wird. Keramische Verblendungen sind möglich, unterliegen aber wegen der Herausnehmbarkeit des Zahnersatzes einer erhöhten Bruchgefahr. Die Sekundärkonstruktion kann auf den Primärkronen modelliert, abgehoben und gegossen werden. Auch das **Modellgussverfahren** wird angewendet. Dazu muss das Modell samt den darauf enthaltenen Primärkronen dubliert und in ein Einbettmassemodell umgesetzt werden (vgl. Modellgussprothese). **Sekundärkrone**

Gusstechnik

Bei einem weiteren Verfahren wird zunächst galvanisch auf jeder Primärkrone ein davon trennbares, sehr exakt passendes, dünnes Käppchen aus Feingold abgeschieden. Diese **Galvanokäppchen** werden mit **Galvanokäppchen**

18

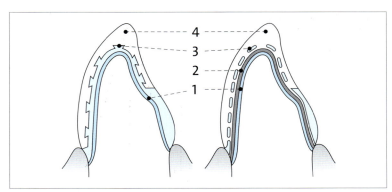

Abb. 18.49: Doppelkronen (verblendet). **Links:** Konventionelle Doppelkrone. **Rechts:** Doppelkrone mit in die Sekundärkrone integriertem Galvanokäppchen. **1:** Primärkrone. **2–4:** Sekundärkrone. **2:** Mit dem Metallgerüst der Sekundärkrone verklebtes Galvanokäppchen. **3:** Metallgerüst. **4:** Verblendung. Bei der „Galvanodoppelkrone" (rechts) wird das Metallgerüst der Sekundärkrone auch als Tertiärgerüst bezeichnet.

dem darüber gefertigten Metallgerüst verklebt und sind damit Bestandteil der Sekundärkonstruktion (Abb. 18.49).

Formen der Doppelkrone

Nach der Art der Haltewirkung und der Form der Primärkrone unterscheidet man verschiedene Formen der Doppelkrone:

◢ Teleskopkrone
◢ Konuskrone
◢ Doppelkrone mit Spielpassung   *Resilienzteleskop*

Teleskopkrone

Unter einer **Teleskopkrone** versteht man eine Doppelkrone mit parallelisierten Wänden (Abb. 18.50). Die Parallelität der Wände der Primärkrone wird ebenso wie bei den gefrästen Geschieben oder Stegen mithilfe des Parallelfräsverfahrens erreicht. Die Haltewirkung der Teleskopkrone entsteht somit durch die **Gleitreibung** der parallelisierten Flächen zwischen Primär- und Sekundärkrone.

Gleitreibung

Konuskrone

Die von K.H. Körber **entwickelte Konuskrone** ist eine Doppelkrone, deren Primärkrone konisch gestaltet ist (Abb. 18.51). Die exakte technische Definition der Primärkrone wird mit einem konischen Fräser im Fräsgerät erzielt. Die Sekundärkrone wird passgenau zur Primärkrone hergestellt. Bei aufgeschobener Sekundärkrone soll zwischen der okklu-

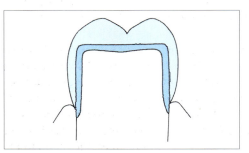

Abb. 18.50: Teleskopkrone (friktive Haltewirkung über die Kronenflächen)

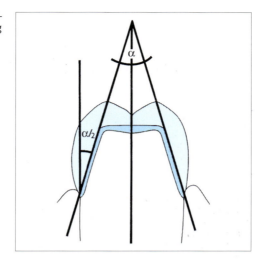

Abb. 18.51: Konuskrone (Haltewirkung durch Verkeilung der Primärkrone in der Sekundärkrone. α/2: Konuswinkel)

salen Außenfläche der Primärkrone und der okklusalen Innenfläche der Sekundärkrone noch ein Spalt von etwa 0,1 mm bestehen, während die Seitenflächen der beiden Kronen exakt aneinanderliegen.

Beim vollständigen Ineinanderschieben der beiden Teile der Konuskrone kommt es zu einer **Verkeilung** der Primärkrone in der Sekundärkrone und somit zu einer Haltewirkung.

Verkeilung

Bei einem **Konuswinkel** von 6–8° beträgt die Haftkraft der Konuskrone ca. 8–10 N. Je größer der **Konuswinkel**, umso kleiner die Haftkraft. Mit diesem Verankerungselement ist es möglich, das Ausmaß der Haftkraft zu bestimmen. Da die Primärkrone bei der Konuskrone aufgrund ihrer spezifischen Konstruktion zervikal stets breiter sein muss als okklusal, kann das ästhetische Resultat durch einen zu breiten Zahnhals der Sekundärkrone beeinträchtigt werden.

Konuswinkel

Bei den **Doppelkronen mit Spielpassung** (Abb. 18.52) entsteht die Haltewirkung zwischen der Primärkrone und der Sekundärkrone nicht durch die technische Gestaltung der Kronenflächen. Primär- und Sekundärkrone gleiten im Sinne einer Spielpassung ohne Friktion oder Verkeilung gegeneinander. Für den Prothesenhalt ist daher an ausgewählten Kronen ein **Halteelement** erforderlich. Dies kann ein Riegel sein (s. Abb. 18.56), oder, wie bei der **Marburger Doppelkrone**, ein federndes Halteelement (Abb. 18.53). Die Wände der Primärkrone sollen möglichst parallel sein, ohne jedoch eine Gleitreibung oder Verkeilung zur Sekundärkrone zu erzeugen.

Doppelkronen mit Spielpassung

Halteelement

Anders als die Teleskopkrone oder die Konuskrone können Doppelkronen mit Spielpassung auch als Elemente der **beweglichen Lagerung** eingesetzt werden. Diese Modifikation der Doppelkrone mit Spielpassung ist die von M. Hofmann entwickelte **Doppelkrone mit Resilienzspielraum**. Hier besteht in Ruhelage der Prothese **okklusal** zwischen der Primärkrone und der Sekundärkrone ein Abstand, welcher der Schleimhautresilienz entspricht, also von 0,3–0,5 mm. Die Seitenwände

Doppelkrone mit Spielpassung und Resilienzspielraum

18

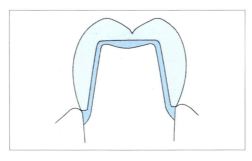

Abb. 18.52: Doppelkrone mit Spielpassung (Sie kann mit und ohne zervikale Stufe an der Primärkrone gestaltet werden.)

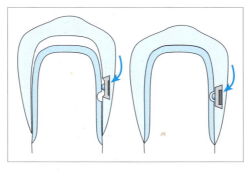

Abb. 18.53: Doppelkrone mit Spielpassung und zusätzlichem Halteelement

der Primärkrone sind in der unteren Hälfte, zumindest im unteren Drittel, parallelisiert.

> Der Resilienzspielraum befindet sich okklusal, die Spielpassung besteht zwischen den Wänden von Primär- und Sekundärkrone.

Bei Belastung des Zahnersatzes gleitet die Sekundärkrone weiter über die Primärkrone, um bei Entlastung des Zahnersatzes durch die zurückstellende Schleimhaut wieder in die Ausgangslage gebracht zu werden (vgl. Steggelenk nach Dolder mit Resilienzspielraum, Abb. 18.46). Diese Doppelkronenart hat keine oder nur eine gering abstützende Funktion und primär keine Haltefunktion. Der Prothesenhalt wird wie bei einer Totalprothese über die funktionelle Randgestaltung des Zahnersatzes erzielt, oder – parodontalhygienisch günstiger – bei der resilienten Version der Marburger Doppelkrone über ein die Resilienzbewegung des Zahnersatzes nicht behinderndes Halteelement. Dieses gleitet dann in einer Nut, deren Länge dem Ausmaß der Resilienzbewegung entspricht (Abb. 18.54).

Wird der Prothesenhalt über einen Funktionsrand erzeugt, muss die Prothesenbasis das marginale Parodontium bzw. das periimplantäre Gewebe der Pfeiler überdecken. Derartige **Deckprothesen** (Cover denture) sind perioprothetisch ungünstig (s. Kap. 18). Wird der Prothesenhalt über Halteelemente erreicht, ist eine parodontalhygienisch günstige Basisgestaltung ohne Überdeckung der marginalen oder periimplantären Gewebe möglich (Abb. 18.55). Diese Basisgestaltung setzt voraus, dass in den Zahnersatz ein stabiles Metallgerüst integriert wird, welches die Sekundärkronen einschließt.

Abb. 18.54: Doppelkrone mit Spielpassung und Resilienzspielraum zwischen Patrize und Matrize (bewegliche Lagerung)

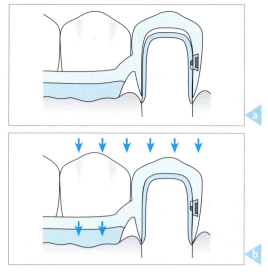

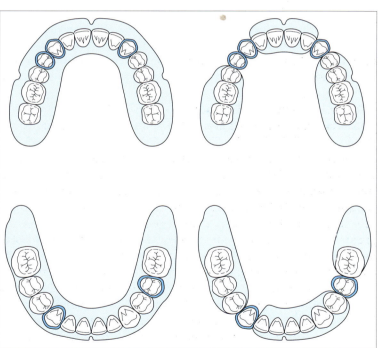

Abb. 18.55: Im reduzierten Lückengebiss (Oberkiefer **oben**, Unterkiefer **unten**) werden häufig doppelkronenverankerte Deckprothesen eingegliedert (**links**). Parodontalhygienisch günstiger ist es, wenn die Prothesenbasis das marginale Parodontium nicht überdeckt (**rechts**). Dies gilt auch für entsprechende Prothesen, welche auf Implantaten abgestützt sind. Wenn in den Zahnersatz ein stabiles Metallgerüst integriert wird, welches die Sekundärkronen einschließt, kann bei den nach perioprothetischen Kriterien gestalteten Teilprothesen auf Transversal- bzw. Umgehungs- oder Sublingualbügel verzichtet werden.

18

Tab. 18.1: Differenzierung der Doppelkronen nach Art der damit realis erbaren Prothesenlagerung und der Art der Haltewirkung

Art der Doppelkrone	Art der Prothesenlagerung	Art der Haltewirkung
Teleskopkrone	Starr	Gleitreibung
Konuskrone	Starr	Verkeilung
Doppelkrone mit Spielpassung	Starr	Halteelement
	Beweglich (mit Resilienz)	Halteelement oder Funktionsrand

Über Doppelkronen mit Resilienzspielraum gelagerte Prothesen sind somit im Funktionsprinzip primär schleimhautgetragene Prothesen. Aus diesem Grund gleicht ihr okklusaler Aufbau dem einer Totalprothese. Die noch vorhandenen Pfeiler nehmen zwar keine oder nur in geringen Maße Kaukräfte auf, bewirken aber im Verbund mit den Doppelkronen eine Abpufferung von Seitschüben und verhindern Kippungen des Zahnersatzes.

> Ähnlich wie das Steggelenk nach Dolder mit Resilienzspielraum ist eine Doppelkrone mit Resilienzspielraum dann indiziert, wenn noch wenige, gering belastbare Zähne vorhanden sind. Sie setzt aber im Gegensatz zum Steg keine spezielle Anordnung der Pfeiler voraus.

In Tabelle 18.1 sind die verschiedenen Formen der Doppelkronen zusammengefasst nach der Art der Prothesenlagerung und der Art der Haltewirkung aufgeführt.

18.6.5 Riegel

Passive Haltewirkung   Riegel sind Halteelemente mit passiver Haltewirkung. Sie werden in Kombination mit abstützenden Elementen wie etwa Doppelkronen oder Stegen angewendet.

> **!** Unter einem Riegel versteht man einen Schieber oder Bolzen, welcher sich am abnehmbaren Prothesenteil befindet und vom Patienten bewegt werden kann. Der Schieber oder Bolzen wird zur Verriegelung des Zahnersatzes in eine Aussparung am festsitzenden Ankerteil geschoben.

Nach Öffnen des Riegels kann der Zahnersatz ohne jede Belastung des Ankerzahnes (Extrusion), wie sie bei den Elementen mit aktiver Haltewirkung stets vorkommt, gelöst werden.

Drehriegel   Der **Drehriegel** wird häufig in Kombination mit Doppelkronen verarbeitet (Abb. 18.56). Die Doppelkrone mit Riegel besteht aus einer Pri-

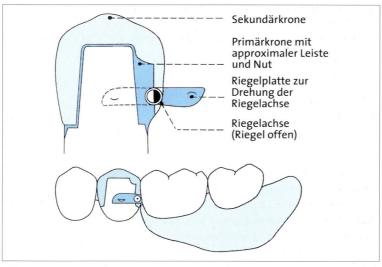

Abb. 18.56: Drehriegel (in Doppelkrone eingebaut). **Oben:** Riegel geöffnet, **unten:** Doppelkrone mit Riegel in Verbindung mit Teilprothese; Riegel geschlossen

Abb. 18.57: Schwenkriegel (hier in Doppelkrone eingebaut)

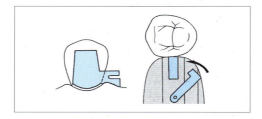

märkrone mit einer approximalen Leiste mit einer Nut. In die Wand der passgenauen Sekundärkrone ist die Riegelachse eingearbeitet. Diese kann so gedreht werden, dass sie in die Nut an der Primärkrone eingreift. Primärkrone und Sekundärkrone werden auf diese Weise fest, aber wieder durch den Patienten lösbar miteinander verbunden.

Beim **Schwenkriegel** (Abb. 18.57) handelt es sich um einen Schieber, der sich im abnehmbaren Prothesenteil befindet und in horizontaler Richtung in eine Aussparung eingeschwenkt werden kann, die in den festsitzenden Ankerteil eingearbeitet ist.

Schwenkriegel

18.6.6 Magnete

Kreisrunde, flache Magnete mit einem Durchmesser von wenigen Millimetern werden auch zum Prothesenhalt eingesetzt. Dies geschieht meist in Verbindung mit Wurzelkappen auf Zähnen oder in Verbindung mit Implantaten. Da ferromagnetische Materialien nicht oder nur begrenzt mundbeständig sind, werden die Magnete in eine Kapsel aus Titan eingeschweißt. Der eine Teil des Magneten sitzt auf der Wurzelkappe und ist mit ihr fest verbunden (z.B. verschweißt), der andere Teil stützt

Wurzelkappe

18

sich darauf ab und wird in die Prothesenbasis eingearbeitet. Zur Fixierung auf Implantaten sind die Magnete wie Druckknopfanker an ihrer Basis mit einer zum Implantat passenden Schraube versehen.

18.6.7 Auswahl des Verankerungselements

Prothesen-lagerung

Die Auswahl des Verankerungselements erfolgt nach der Art der Lagerung der Prothese. Zunächst muss festgelegt werden, ob die Prothese **starr** oder **beweglich** gelagert werden soll. Entsprechend ist das Verankerungselement zu wählen (Tab. 18.2). Auch die **ästhetischen Belange** und die **Platzverhältnisse** sind zu berücksichtigen. Bei Elementen, die viel Platz beanspruchen, hat es sich bewährt, anstelle des bedeckenden Prothesenzahnes eine gegossene **Metallkaufläche** zu verwenden. Diese kann eine abstützende Auflage in der sattelnahen Ankerkrone besitzen.

> Im Zweifelsfall sollte dem stabileren, einfacher zu verarbeitenden und zu handhabenden Verankerungselement der Vorzug gegeben werden.

Handhabung

So sind Riegel für den manuell weniger geschickten Patienten nicht zu empfehlen. Ebenso ist die Handhabung parallelisierter Verankerungselemente (Parallelgeschiebe, Zylinderteleskope) für Patienten nicht einfach, da die Prothese nur in der Einschubrichtung der Elemente entfernt oder eingesetzt werden kann. Diesbezüglich sind konische Elemente (Konuskrone, konische Geschiebe) oder Elemente mit Spielpassung günstiger zu beurteilen. Auch Gussklammern sind einfacher zu handhaben.

Tab. 18.2: Schema zur Auswahl der Verankerungselemente in Abhängigkeit von der Belastbarkeit des Lückengebisses

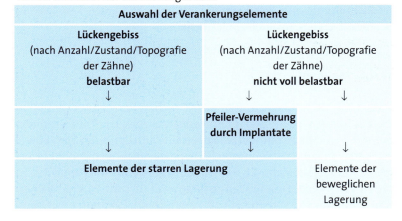

Auswahl der Verankerungselemente		
Lückengebiss (nach Anzahl/Zustand/Topografie der Zähne) **belastbar** ↓	**Lückengebiss** (nach Anzahl/Zustand/Topografie der Zähne) **nicht voll belastbar** ↓	↓
	Pfeiler-Vermehrung durch Implantate	
↓	↓	↓
Elemente der starren Lagerung		Elemente der beweglichen Lagerung

18.7 Ausgleichselemente

> ! Ausgleichselemente dienen der Verteilung von Kaudruck auf weitere Abschnitte der Zahnreihe oder auch des Zahnersatzes.

Definition

Die **Verteilung von Kaudruck** auf alle Partien des Zahnersatzes wird durch **Verbinder** wie Unterzungenbügel, Transversalbügel oder Umgehungsbügel, also durch Teile der Prothesenbasis bewirkt. Diese Elemente der Teilprothesen können somit zu den Ausgleichselementen gerechnet werden.

Verbinder

Die Übertragung von Kaudruck auf eine Zahngruppe oder den Zahnbogen insgesamt geschieht durch eine spezielle Form der Ausgleichselemente, die **Schienen**. Sie verblocken eine Zahngruppe direkt oder indirekt und werden bei Zahngruppen, die infolge einer qualitativen oder quantitativen Reduktion des Zahnhalteapparates (Parodontopathie) nur reduziert belastbar sind, angewendet. Man unterscheidet die **festsitzenden** von den **abnehmbaren** Schienen.

Schienen

Die Ausführungen über die Schienen müssen im Zusammenhang mit den Darstellungen über die Stabilisierung des Lückengebisses und die Verblockung gesehen werden. Dort wurde schon angesprochen, dass die Ausheilung parodontaler Schäden durch parodontaltherapeutische Maßnahmen entscheidend ist. Wichtig ist auch die ausgeglichene Okklusion der Zähne. Seit dem vermehrten Einsatz dieser Therapieformen haben die **abnehmbaren Stabilisierungsschienen** an Bedeutung verloren. Sie wurden früher sehr häufig angewendet, auch in Verbindung mit partiellen Prothesen. Sie sollen in dieser Einführung nur noch exemplarisch dargestellt werden (Abb. 18.58). Sie bestehen aus einer Kobalt-Chrom-Molybdän-Legierung und werden wie Gussklammern gemeinsam mit dem Prothesengerüst im Modellgussverfahren hergestellt.

Abnehmbare Schienen

Unter **festsitzenden Schienen** im engeren Sinne versteht man einen Verband aus miteinander verbundenen Teilkronen.

Festsitzende Schienen

Zeitgemäß ist die adhäsiv am Schmelz befestigte, festsitzende Schiene.

Adhäsivtechnik

Abb. 18.58: Beispiel für abnehmbare Schiene. Hier in Kombination mit einer Teilprothese

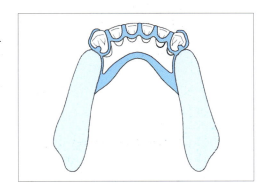

18

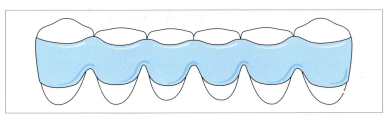

Abb. 18.59: An der Lingualfläche der unteren Frontzähne verlaufende, festsitzende, adhäsiv befestigte Schiene aus einer Kobalt-Chrom-Legierung

Temporäre Schienen

Die Präparation der zu schienenden Zähne erfolgt analog der Präparation für eine Klebebrücke überwiegend im Schmelz. Die Schiene verläuft an der Oralfläche der zu schienenden Zähne, besteht in der Regel aus Metall (Kobalt-Chrom-Molybdän-Legierung, Edelmetalllegierung) und wird meist zur Stabilisierung unterer Frontzähne eingesetzt (Abb. 18.59). Temporäre, adhäsiv befestigte Schienen können aus Komposit hergestellt werden. Im einfachsten Fall, als Provisorium, direkt im Mund, besser aber indirekt auf dem Modell aus glasfaserverstärktem Komposit. Auch miteinander verblockte Kronen, ein Steg oder auch Brücken wirken wie festsitzende Schienen.

19 Die prothetische Versorgung zahnloser Kiefer

19.1 Die zahnlosen Kiefer

> **!** Ursachen für kompletten Zahnverlust in einem oder in beiden Kiefern sind hauptsächlich die Karies und ihre Folgeerscheinungen sowie Erkrankungen des Zahnhalteapparates.

Nach der **Extraktion** eines Zahnes bildet sich in der leeren Alveole ein **Blutkoagulum**. Dieses wird langsam von Bindegewebe durchwachsen, das aus den Wänden der Alveole sprosst. Gleichzeitig findet ein resorptiver Abbau des knöchernen Limbus alveolaris sowie von dünnen Alveolarwänden statt (Abb. 19.1, 19.2).

 Etwa ein halbes Jahr nach der Extraktion ist der Defekt verknöchert. Im Idealfall ist ein gut ausgebildeter, abgerundeter Alveolarfortsatz entstanden (Abb. 19.3). Er ist von einer derben und unverschieblichen Schleimhaut bedeckt, die sich aus der Gingiva propria des bezahnten Kiefers gebildet hat. Beim zahnlosen Kiefer spricht man nicht von Gingiva propria, sondern von **Kammhaut**. Form und Verlauf der zahnlosen Kieferabschnitte sind vom Zeitpunkt der Extraktion und vom Ausmaß des Knochenabbaus abhängig. So werden nach einer Extraktion die dünnen bukkalen Wände der Alveolen im Oberkiefer und im Unterkieferfrontzahngebiet stärker resorbiert als die stärkeren Wände palatinal im Oberkiefer und im Seitenzahngebiet des Unterkiefers. Die Form der zahnlosen Kieferkämme hängt nicht nur vom postoperativen Knochenabbau ab, sondern auch wesentlich davon, ob und wie weit der Alveolarknochen durch eine Erkrankung des Zahnhalteapparates schon vor der Extraktion abgebaut war.

Extraktion

Wundheilung

Kammhaut

Form der Kieferkämme

> Für die Lagerung einer Totalprothese sind hohe und breite Kieferkämme günstig, die von einer breiten Zone unverschieblicher Schleimhaut bedeckt sind.

Der unterschiedliche Abbau des zahnlosen Prothesenlagers führt dazu, dass der Verlauf der höchsten Erhebung der Alveolarfortsätze (**Kammlinie**) ein anderer ist als die Fissurenverbindungslinie beim Vollbezahnten (Abb. 19.3).

 Häufig kommt es dazu, dass infolge der stärkeren bukkalen Resorption im Seitenzahngebiet des Oberkiefers dieser distal schmäler wird als der Unterkiefer.

Kammlinie

19

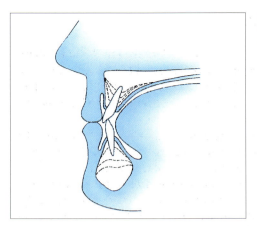

Abb. 19.1: Unterschiedlich
starker Schwund der Kiefer
nach Extraktion von Zähnen

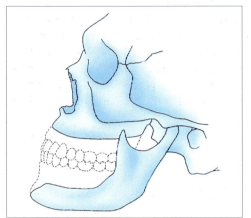

Abb. 19.2: Veränderung der
Kiefer durch den Zahnver-
lust

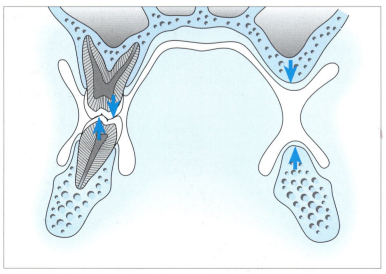

Abb. 19.3: Veränderung der Kieferkämme, der Kieferhöhle und der Zunge durch
Zahnverlust

19.1.1 Der zahnlose Oberkiefer

Beim zahnlosen Oberkiefer ist der Alveolarfortsatz von der **Kammhaut** bedeckt (sog. **fibröse Randzone**). Die Gaumenschleimhaut gleicht klinisch derjenigen des Vollbezahnten. Auch die Raphe mediana des harten Gaumens ist von einer Zone unverschieblicher Schleimhaut bedeckt (sog. **fibröse Medianzone**).

    Zwischen fibröser Medianzone und Kammhaut findet sich unter der Schleimhaut im Bereich der Gaumenfalten Fettgewebe (**Fettgewebszone**). Nach dorsal sind zwischen der Gaumenschleimhaut und den knöchernen Gaumen serös-muköse Speicheldrüsen eingebettet (**Drüsenzone**) (Abb. 19.4). Fettgewebszone und Drüsenzone sind stärker eindrückbar (resilient) als die Kammhaut und die Medianzone. An den harten Gaumen grenzt dorsal der weiche Gaumen.

    Die Abgrenzung zwischen hartem und weichem Gaumen kann man darstellen, indem man den Patienten auffordert, bei zugehaltener Nase durch diese auszuatmen. Dann wölbt sich das Gaumensegel in einer zum harten Gaumen abgegrenzten Linie nach kaudal (**Nasenblaseffektlinie**). Die sogenannte **A-Linie** ist ebenfalls eine Abgrenzungslinie zwischen hartem und weichem Gaumen. Bei der Phonation des Vokals A

Kammhaut

Fibröse Medianzone

Fettgewebszone

Drüsenzone

Abgrenzung harter/weicher Gaumen

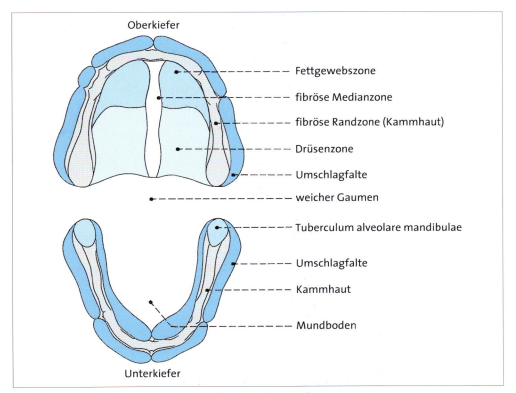

Abb. 19.4: Schleimhautzonen des zahnlosen Ober- und Unterkiefers

19

wölbt sich das Gaumensegel etwas nach kranial. Die Nasenblaseffektlinie und die A-Linie sind weitgehend identisch.

A. Mucosa vestibularis Umschlagfalte

Nach vestibulär grenzt an die Kammhaut des zahnlosen Oberkiefers als bewegliche Schleimhautzone der Umschlagfalte die **Mucosa vestibularis**, deren Lage vom Funktionszustand der angrenzenden mimischen Muskulatur bzw. Kaumuskulatur abhängig ist.

19.1.2 Der zahnlose Unterkiefer

Kammhaut Tuberculum alveolare mandibulae

Im zahnlosen Unterkiefer findet man im Bereich der Alveolarfortsätze ebenfalls eine **Kammhaut**. Dorsal am zahnlosen Alveolarfortsatz befindet sich das **Tuberculum alveolare mandibulae**. Es handelt sich um ein bindegewebiges, mit Schleimhaut überzogenes Tuberculum. An die Kammhaut des zahnlosen Unterkiefers grenzt nach vestibulär, wie im Oberkiefer, die Mucosa vestibularis. Nach lingual schließen die beweglichen Partien des Mundbodens an (Abb. 19.4).

19.2 Die Totalprothese

Definition

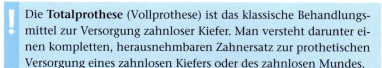

Die **Totalprothese** (Vollprothese) ist das klassische Behandlungsmittel zur Versorgung zahnloser Kiefer. Man versteht darunter einen kompletten, herausnehmbaren Zahnersatz zur prothetischen Versorgung eines zahnlosen Kiefers oder des zahnlosen Mundes.

Funktionen

Es handelt sich somit um den Ersatz der natürlichen Zähne bei deren völligem Verlust in einem Kiefer oder in beiden Kiefern, mit gingival gelagertem Zahnersatz. Mit Totalprothesen sollen so weit wie möglich wieder hergestellt werden:
- Die **Kaufunktion**
- Die **Sprache**
- Die **ästhetische Wirkung** der natürlichen Zahnreihen

Ohne die Phonetik und Ästhetik zu vernachlässigen, soll die Totalprothese aber in erster Linie zur Wiederherstellung der Kaufunktion dienen. Wie bei jedem Zahnersatz ist zu beachten, dass die Gewebe, die den Zahnersatz tragen oder an ihn grenzen, nicht geschädigt, sondern vielmehr erhalten werden.

Mit einer reinen Totalprothese kann niemals der Kaueffekt wie bei einem Vollbezahnten erreicht werden (s. Abb. 18.2). Dies hängt damit zusammen, dass lediglich zahnlose Kieferabschnitte zur Lagerung des Zahnersatzes herangezogen werden können. Zudem fehlen die natürlichen Zähne nicht nur bezüglich der Unterstützung des Zahnersatzes, sondern sie stehen auch als taktile Elemente zur Steuerung des neuromuskulären Regelkreises nicht mehr zur Verfügung (Abb. 19.5). Die

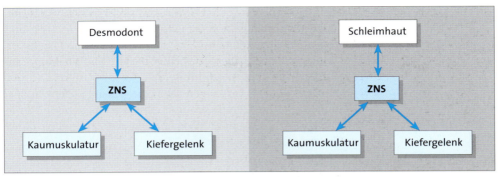

Abb. 19.5: Beim Zahnlosen steht das Desmodont als peripherer taktiler Sensor nicht mehr zur Verfügung (**rechts**), wie dies beim Vollbezahnten der Fall ist (**links**).

Funktion von totalem Zahnersatz kann durch die Insertion von Implantaten wesentlich verbessert werden.

Die **Herstellung einer Totalprothese** gliedert sich in folgende Abschnitte:

Herstellung

◢ Zuerst erfolgt die **Untersuchung** des Patienten (Kiefergelenk, Kaumuskulatur, Ruhelage des Unterkiefers), speziell der zahnlosen Kieferabschnitte.

◢ Nach einer **Situationsabformung** des Oberkiefers und des Unterkiefers werden **Situationsmodelle** hergestellt.

◢ Auf diesen werden **individuelle Abformlöffel** (Funktionslöffel) für den Oberkiefer und den Unterkiefer gefertigt.

◢ Danach erfolgt mit den individuellen Löffeln die **Funktionsformung** des zahnlosen Unterkiefers und Oberkiefers.

◢ Aus den Funktionsabformungen werden **Funktionsmodelle** gewonnen.

◢ Auf den Funktionsmodellen werden **Registrierschablonen** hergestellt.

◢ Der nächste Arbeitsgang ist die **Kieferrelationsbestimmung**, d.h. die Bestimmung der Lagebeziehung zwischen Ober- und Unterkiefer in vertikaler und horizontaler Richtung. Zusätzlich werden in diesem Arbeitsschritt wichtige Informationen zur Auswahl und Aufstellung der Prothesenzähne erfasst.

◢ Wichtig sind auch die **Bestimmung der Lagebeziehung der Kiefer zum Kiefergelenk** und die **Registrierung der Bewegungen des Kiefergelenks.** Beides wird mit einem Gesichtsbogen vorgenommen.

◢ Danach erfolgt die **Orientierung der Kiefermodelle im Artikulator** mithilfe der bei der Kieferrelationsbestimmung gewonnenen Registrate.

◢ Jetzt können im Artikulator die künstlichen Zahnreihen aufgestellt (**Zahnaufstellung**) und die Prothesen in Wachs ausgestaltet werden (**Wachsmodellation**).

◢ Nach der sogenannten **Wachsanprobe** am Patienten folgt die Überführung der in Wachs modellierten Prothesen in Kunststoff.

19

◢ Die fertigen Prothesen werden in den Artikulator zurückgesetzt (**Re-okkludieren**), die Okklusion der Zahnreihen wird kontrolliert und gegebenenfalls eingeschliffen.

◢ Die Totalprothesen können jetzt eingegliedert und im Mund auf ihre Funktionstüchtigkeit geprüft werden.

◢ Verschiedene Autoren empfehlen dazu eine erneute Kieferrelationsbestimmung mit den Prothesen und die **Remontage** derselben in den Artikulator. Falls erforderlich, müssen die Zahnreihen durch Einschleifen korrigiert werden.

19.3 Prothesenhalt und Abformung der zahnlosen Kiefer

> Im Gegensatz zur Teilprothese ist es bei der Totalprothese nicht mehr möglich, Zähne zum Prothesenhalt heranzuziehen. Der Halt der Totalprothese kann aus funktionellen und physikalischen Gegebenheiten abgeleitet werden.

19.3.1 Funktionelle Faktoren des Prothesenhalts

Angrenzende Weichteile
Unter den **funktionellen Faktoren** für den Prothesenhalt versteht man die Einlagerung der Prothesenränder in das Funktionsspiel der an den Zahnersatz angrenzenden Weichteile, damit die Prothese nicht durch die mimische Muskulatur und die Kaumuskulatur von ihrer Unterlage abgehoben wird. Darüber hinaus wird angestrebt, dass die an die Prothese angrenzende Muskulatur auf den Zahnersatz stabilisierend wirkt. Dies kann man sich am Beispiel des ringförmig um die Mundspalte verlaufenden Musculus orbicularis oris vorstellen. Wie oben ausgeführt wird vorausgesetzt, dass der Rand der Prothese störungsfrei in das Funktionsspiel der an die Prothese angrenzenden Weichteile eingelagert ist. Aus dieser Betrachtungsweise abgeleitet wird der Rand einer Totalprothese als **Funktionsrand** bezeichnet.

Funktionsrand
Zu den funktionellen Faktoren des Prothesenhaltes gehört auch die kaustabile Aufstellung der Zähne bei ausgeglichener statischer und dynamischer Okklusion. Kippende Belastungen können totalen Zahnersatz vom unterstützenden Tegument abhebeln.

19.3.2 Physikalische Faktoren des Prothesenhalts

Kapillarkräfte
Für den Prothesenhalt sind zusätzlich **Kapillarkräfte** verantwortlich, die im Spalt zwischen Prothesenbasis und Kieferschleimhaut durch den sich dort befindenden **Speichelfilm** entstehen. Wirksame Kräfte sind hierbei **Unterdruck** und **Adhäsion**. Um **Kapillarkräfte** oder einen Unterdruck unter der Prothesenbasis zu erzielen, ist es in jedem Fall notwendig, die

Adhäsion

Prothesenbasis möglichst dicht der Kieferschleimhaut anzulagern. Wird eine Prothese fest an ihre Unterlage, also die nachgiebige Kieferschleimhaut angedrückt, wird die Speichelschicht zwischen Prothesenbasis und Kieferschleimhaut zu einem feinen Film verdünnt. Der Speichel hat die Tendenz, vom Rand der Prothese her nachzufließen. Je langsamer dies geschieht, umso länger ist ein Unterdruck unter der Prothese wirksam.

Das Fließen des Speichels im kapillaren Spalt zwischen Prothesenbasis und Kieferschleimhaut ist somit wohl der wesentlichste Faktor für die physikalische Komponente des Prothesenhalts. Der Speichel kann umso langsamer von den Prothesenrändern her nachfließen, je visköser er ist, je länger der kapillare Spalt ist und je besser die Prothese an ihren Rändern abgedichtet ist. Wegen dieser abdichtenden Wirkung des Prothesenrands (Ventilfunktion) bezeichnet man den Rand der Totalprothese nicht nur als Funktionsrand, sondern auch als **Ventilrand**. Wenig und dünnflüssiger Speichel wirkt sich negativ auf den Prothesenhalt aus. Bei Patienten mit Mundtrockenheit (z.B. aufgrund von durch Medikamente stark verringertem oder fehlendem Speichelfluss) fehlt die physikalische Komponente des Prothesenhaltes, oder sie ist erheblich reduziert und die Prothese haftet nicht oder nur ungenügend am Kiefer.

Ventilrand

19.3.3 Abformung

Bei der Abformung der zahnlosen Kiefer sollen die unverschieblichen Partien (Kammhaut) möglichst originalgetreu wiedergegeben werden. Zusätzlich ist es notwendig, die an die Kammhaut angrenzenden beweglichen Weichteile in ihrer Funktion zu erfassen. Geschieht Letzteres nicht, so werden Prothesen mit zu langen Prothesenrändern durch die Bewegungen der mimischen Muskulatur, der Kaumuskulatur und der Bänder von ihrer Unterlage abgehoben. Zu kurze Prothesenränder hingegen erzeugen nicht die erwünschte Ventilfunktion.

Eine Abformung, welche die an die Kammhaut angrenzenden beweglichen Schleimhäute der Umschlagfalte bzw. des Mundbodens während ihrer Funktion wiedergibt, bezeichnet man als Funktionsabformung. Eine Abformung hingegen, welche dieselben in einem beliebigen Funktionszustand erfasst, ist eine Situationsabformung.

Eine **Situationsabformung** ist die Voraussetzung zur Anfertigung einer Funktionsabformung. Eine Situationsabformung wird mit einem geeigneten Abdruckmaterial, meistens Alginat, mittels eines **konfektionierten Löffels** genommen. Auf dem daraus erstellten **Situationsmodell** ist es möglich, einen verwindungsstabilen Abformlöffel aus Kunststoff speziell für diesen Kiefer zu fertigen. Ein solcher Abformlöffel wird als **individueller Löffel** oder **Funktionslöffel** bezeichnet.

Situationsabformung

Situationsmodell

Eine **Funktionsabformung** (Abb. 19.6) kann mit verschiedenen Materialien durchgeführt werden. Wesentlich ist, dass der Patient während einer ausreichend langen Plastizitätsphase des Abformmaterials Bewe-

Funktionsabformung

19

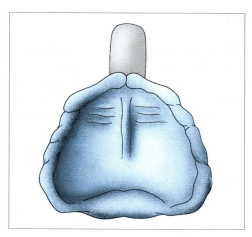

Abb. 19.6: Funktionsabformung des Oberkiefers

gungen mit der mimischen Muskulatur und der Kaumuskulatur durchgeführt. Dadurch werden die Ränder der Abformung funktionell ausge-
formt.

Gleichzeitig soll eine Funktionsabformung die unbeweglichen Kieferschleimhäute möglichst exakt reproduzieren. Aus der Funktionsab-

Funktionsmodell formung werden **Funktionsmodelle** erstellt. Wichtig ist, dass diese den
Funktionsrand vollständig wiedergeben, denn danach richtet sich spä-
ter die Form des Prothesenrandes.

19.4 Die Kieferrelationsbestimmung

Kieferrelation Nach Fertigstellung der Funktionsmodelle des Oberkiefers und des Unterkiefers besteht die nächste Maßnahme darin, die **Lagebeziehung der
Kiefer zueinander** zu bestimmen und die Modelle entsprechend einander zuzuordnen.

> Die Funktionsmodelle des Oberkiefers und des Unterkiefers sollen
> dieselbe räumliche Orientierung zueinander besitzen wie die Kiefer
> des Patienten, wenn sie eine Prothese aufnehmen sollen.

Schädelbezügli- Darüber hinaus sollen die Modelle nicht nur zueinander, sondern auch
che Orientierung **schädelbezüglich** ausgerichtet werden. Die Lage beider Kiefermodelle
zum Gelenk des Artikulators soll der Lage der zahnlosen Kiefer des Patienten zum Kiefergelenk entsprechen.

> Die **Kieferrelationsbestimmung** dient somit zur räumlichen Ori-
> entierung der Kiefermodelle zueinander sowie zur schädelbezügli-
> chen Orientierung beider Modelle im Artikulator.

19.4.1 Registrierschablonen

Zur **Bestimmung der Lagebeziehung der Kiefer zueinander** bedient man sich sogenannter Registrierschablonen (Abb. 19.7). Ihre Basis besteht in der Regel aus Kunststoff. Sie soll verwindungsstabil und dem Funktionsmodell genau angepasst sein. Entsprechend dem Verlauf des Kieferkamms wird darauf ein knapp 1 cm breiter Wall aus Wachs aufgebaut.

Der Verlauf der Wachswälle soll dem Verlauf der zu rekonstruierenden **Kauebene** schon etwa entsprechen. Dies erreicht man dadurch, dass der Wachswall der Unterkieferschablone frontal, vom tiefsten Punkt der Umschlagfalte aus gemessen, rund 18 mm hoch ist.

Kauebene

Von diesem Bezugspunkt aus verläuft der Wachswall beidseitig geradlinig zum höchsten Punkt des Tuberculum alveolare mandibulae.

Die Höhe des Wachswalls im Oberkiefer wird frontal wiederum vom tiefsten Punkt der Umschlagfalte aus gemessen und mit etwa 18–20 mm angenommen. Dorsal soll der Wachswall einer Oberkieferbissschablone ab dem Kieferkamm ca. 5 mm hoch sein. Die nach Richtwerten im zahntechnischen Labor gestalteten Wachswälle müssen im Mund des Patienten entsprechend dem Verlauf der Kauebene ausgerichtet werden und dem individuellen Lippenbild sowie der vertikalen Kieferrelation entsprechend korrigiert werden (Abb. 19.8).

Richtwerte

Abb. 19.7: Registrierschablonen mit Wachswällen

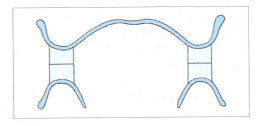

Abb. 19.8: Frontale Gestaltung der Registrierschablonen nach dem Lippenbild. Die Kauebene verläuft (bei festgelegter, korrekter Bisshöhe) in Höhe der Lippenschlusslinie.

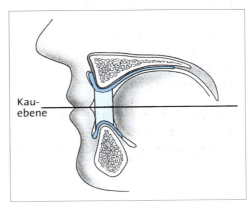

Kauebene

19

19.4.2 Die Bestimmung der vertikalen Kieferrelation

Vertikale Relation Der Abstand der zahnlosen Kiefer voneinander in vertikaler Richtung (sog. **Bisshöhe**) soll etwa demjenigen im voll bezahnten Gebiss entsprechen. Beim Vollbezahnten haben die Zahnreihen keinen Kontakt, wenn die Lippen bei entspannter Kaumuskulatur und entspannter mimischer Muskulatur lose geschlossen werden. Diese Abstandshaltung des Oberkiefers zum Unterkiefer bezeichnet man als **Ruhelage**. Der interokklusale Abstand beträgt dabei im Regelfall 2–4 mm. Bei tiefem Überbiss kann er auch größer sein. Man nimmt an, dass die Ruhelage des Unterkiefers auch nach dem kompletten Zahnverlust etwa konstant bleibt.

Ruhelage

Ausgehend von der Ruhelage ist es beim Zahnlosen möglich, die **vertikale Kieferrelation** neu zu bestimmen. Dazu wird der Wachswall der Registrierschablone im Oberkiefer so gestaltet, dass er dem Verlauf der Kauebene entspricht. Diese wird bei feststehender vertikaler Kieferrelation in Höhe der Lippenschlusslinie, parallel zur **Camper-Ebene** sowie parallel zur **Bipupillarlinie** angenommen. Beim Einnehmen der Ruhelage soll zwischen den Wachswällen ein Abstand von etwa 2–4 mm sein. Der Wachswall im Unterkiefer wird demjenigen im Oberkiefer so angepasst, dass sich die Wachswälle beim Einnehmen der Schlussbisslage in korrekter vertikaler Relation gleichmäßig berühren.

Camper-Ebene

Sprechprobe

> Bei richtiger vertikaler Kieferrelation dürfen sich die Bissschablonen beim Sprechen gerade eben nicht berühren (**Sprechprobe**).

19.4.3 Die Bestimmung der sagittalen und transversalen Kieferrelation

Horizontale Relation Nach der Bestimmung der vertikalen Relation muss auch die Lagebeziehung der zahnlosen Kiefer in transversaler und sagittaler Richtung zueinander registriert werden. Die einfachste Möglichkeit besteht darin, dass der Patient mit eingefügten Registrierschablonen mehrere Adduktionsbewegungen mit dem Unterkiefer ausführt. Die so ermittelte Bisslage ist muskulär bedingt und entspricht der habituellen Interkuspidation.

Stützstift-registrierung Eine genauere Bestimmung der transversalen und sagittalen Kieferrelation ist möglich, wenn man die Grenzbewegungen des Unterkiefers aufzeichnet. Dazu wird am Wachswall der Registrierschablone des Unterkiefers eine horizontal verlaufende Schreibplatte fixiert, deren Lage und Verlauf der Kauebene entspricht. Im Zentrum der Registrierschablone des Oberkiefers wird ein höhenverstellbarer Registrierstift angebracht (Abb. 19.9). Wenn dieser **Stützstift** in der richtigen Höhe (vertikale Relation, Bisshöhe) eingestellt ist, wird der Wachswall im Oberkiefer um etwa 2 mm gekürzt. Zur Aufzeichnung der Grenzbewegungen des Unterkiefers ist es notwendig, dass sich die Bisswälle nicht berühren und

Abb. 19.9: Stützstiftregistrierung bei zahnlosen Kiefern. Die Bissschablonen werden der Schleimhaut über den zentralen Stützstift gleichmäßig angepresst. Der Unterkiefer ist über den Stützstift und beide Kiefergelenke stabil zum Oberkiefer abgestützt. Der Verlauf der Registrierplatte im Unterkiefer entspricht der Kauebene.

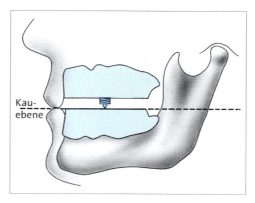

dass die vertikale Kieferrelation korrekt ist, wenn bei Kieferschluss der Registrierstift auf der Schreibplatte auftrifft (**Stützstiftregistrierung**).

Bei Lateral- und Protrusionsbewegungen des Unterkiefers zeichnet der Stützstift auf der Schreibplatte im Unterkiefer den sogenannten gotischen Bogen (Pfeilwinkel) auf (vgl. Abb. 4.12). Da der Schreibstift an der Oberkieferschablone befestigt ist, wird die retrudierte Position des Unterkiefers durch die nach ventral zeigende Pfeilspitze dargestellt.

Aus dieser Grenzposition soll der Unterkiefer zwanglos Protrusionsbewegungen sowie Lateralbewegungen nach rechts und links ausführen können. Die anzustrebende Kieferrelation liegt knapp distal der Pfeilspitze. In dieser Stellung des Schreibstiftes und bei korrekt eingestellter vertikaler Relation werden die Registrierschablonen z.B. durch Abdruckgips gegeneinander fixiert.

Pfeilwinkel

Retrudierte Position

19.4.4 Einzeichnung von Hilfslinien auf der Registrierschablone

Zunächst werden, als Orientierungshilfe für die Aufstellung der Frontzähne, die Wachswälle frontal so weit mit Wachs aufgebaut, bis ein natürliches **Lippenbild** entsteht. Die Frontzähne der Totalprothese sollen die durch den Zahnverlust eingefallenen Lippen in ihrer ursprünglichen Lage unterstützen (s. Abb. 19.8).

An den Wachswällen müssen noch **Hilfslinien für die Zahnaufstellung** angebracht werden. Dazu wird zunächst die **Kauebene** markiert, die, wie oben beschrieben, in Höhe der Lippenschlusslinie und parallel zur Camper-Ebene verläuft. Danach wird auf dem Wachswall des Oberkiefers die **Mittellinie** (Gesichtsmitte) eingezeichnet. Die ebenfalls auf dem Wachswall des Oberkiefers einzuzeichnende **Lachlinie** entspricht dem Verlauf der Oberlippe beim Lachen und gibt Hinweise für die Länge der oberen Frontzähne. Die Stellung der oberen Eckzähne kann auf den Wachswällen als sogenannte **Eckzahnlinie** markiert werden (Abb. 19.10). Der Abstand von Eckzahnspitze zu Eckzahnspitze entspricht in etwa der Breite der Nasenbasis und ist ein Maß für die Breite der künstlichen Frontzähne.

Lippenbild

Hilfslinien

19

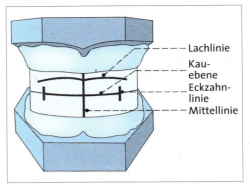

Abb. 19.10: Einzeichnung der Hilfslinien für die Zahnaufstellung an den Bissschablonen

Lachlinie

Kau-
ebene

Eckzahn-
linie

Mittellinie

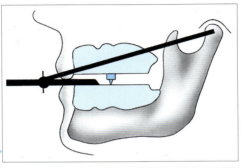

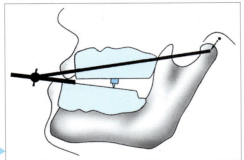

Abb. 19.11: Gesichtsbogen zur Bestimmung der Lagebeziehung der Kiefer zum Kiefergelenk (**a**). Der Gesichtsbogen dient gleichermaßen zur extraoralen Registrierung der Gelenkbahnneigung (**b**). Bei Protrusion des Unterkiefers durchläuft das auf das Gelenk eingestellte Ende des Gesichtsbogens die gleiche Bahn wie das Kiefergelenk selbst (bzw. dessen Projektion auf die äußere Haut).

19.4.5 Die Lagebeziehung der Kiefer zum Kiefergelenk

> **!** Nach der Bestimmung der Lagebeziehung der Kiefer zueinander wird die Lagebeziehung der Kiefer zum Schädel und zum Kiefergelenk festgelegt.

Orientierung nach dem Bonwill-Dreieck

Im einfachsten Fall richtet man sich beim Einbau der Kiefermodelle in den Artikulator nach dem **Bonwill-Dreieck**. Der Inzisalpunkt (Schnittpunkt der an den Wachswällen markierten Kauebene und Mittellinie) soll etwa 10 cm von beiden Kiefergelenken entfernt sein.

Wenn keine weiteren Informationen vorliegen, genügt ein Mittelwertartikulator. Die Kauebene wird in diesem Fall parallel zur Tischplatte angenommen.

Es ist korrekter, wenn die räumliche Orientierung der Kiefer zum Schädel und zum Kiefergelenk individuell mit einem **Gesichtsbogen** bestimmt wird. Als Referenzebene zur Ausrichtung des Gesichtsbogens dient entweder die **Camper-Ebene**, wie im System nach Gerber (s. Kap. 19.5.6), oder die **Frankfurter Horizontale**. Als dorsalen Referenzpunkt für den Gesichtsbogen kann man die durch Palpation bzw. durch Mittelwerte arbiträr ermittelte Lage des Kiefergelenks wählen. Exakter sind die Scharnierachspunkte.

Mit einem Gesichtsbogen können auch die **Kondylenbahnen** aufgezeichnet werden. Zumindest sollte die sagittale Kondylenbahn beider Kiefergelenke registriert und auf den Artikulator übertragen werden (Abb. 19.11). Werden individuelle Patientenparameter registriert, wird auch ein individueller Artikulator benutzt.

Die Tabelle 19.1 stellt die Hilfsmittel und die damit zu bestimmenden Parameter bei der Kieferrelationsbestimmung für totalen Zahnersatz zusammen.

Schädelbezügliche Orientierung

19.5 Die Aufstellung der künstlichen Zahnreihen und die Gestaltung der Totalprothese

> ! Bei der Aufstellung der künstlichen Zahnreihen für totalen Zahnersatz richtet man sich im Frontzahngebiet nach ästhetischen und funktionellen Gesichtspunkten, im Seitenzahngebiet vorwiegend nach funktionellen Kriterien.

Zahnaufstellung

Tab. 19.1: Kieferrelationsbestimmung (Hilfsmittel und damit zu bestimmende Parameter)

Kieferrelationsbestimmung		
Hilfsmittel	Registrierschablone (mit Wachswällen oder Stützstiftregistrierung)	Gesichtsbogen (vgl. Kap. 4)
Parameter	**Zuordnung des Unterkiefers zum Oberkiefer** • vertikal • sagittal • transversal **Festlegung von** • Kauebene • Mittellinie • Eckzahnlinie • Lachlinie • Lippenprofil	**Schädelbezügliche Zuordnung der Kiefer** **a) Abstand der Kiefer zum Kiefergelenk** • arbiträr oder • zur Scharnierachse **b) Lage der Kiefer zu einer Bezugsebene am Gesichtsschädel** • Camper-Ebene oder • Frankfurter Horizontale **Bestimmung der Bewegungskapazität des Kiefergelenkes** (grafisch oder elektronisch) • sagittale Kondylenbahn • horizontale Kondylenbahn

19

19.5.1 Die Aufstellung der Frontzähne

> ❗ Als Anhaltspunkte für die Aufstellung der Frontzähne dienen die Kauebene, die Mittellinie, die Lachlinie, die Eckzahnlinien und der faziale Randverlauf des Bisswalls im Oberkiefer.

Frontzahnbreite

Die Frontzähne werden bilateral symmetrisch zur **Mittellinie** angeordnet, wobei man als Mittellinie nicht die Kiefermitte, sondern die Gesichtsmitte wählt. Die **Lachlinie** gibt einen Hinweis für die Länge der Zähne. Die **Eckzahnlinien** weisen auf die Position der Eckzähne und damit auf die Breite der Frontzähne hin. Als weiterer Bezugspunkt für die Stellung der Eckzähne dient die Verlängerungslinie der ersten gro-

Frontzahnlänge

ßen Gaumenfalte (Abb. 19.12). Die **Kauebene** dient zur Orientierung der Frontzähne in vertikaler Richtung.

Die Oberkieferfrontzähne werden entsprechend dem fazialen Verlauf des Wachswalles der Oberkieferregistrierschablone aufgestellt.

Die obere Frontzahnreihe soll so aufgestellt werden, dass sie die durch den Zahnverlust eingesunkenen Lippen natürlich unterstützt (Abb. 19.13, 19.14). Dabei überragen die mittleren oberen Schneidezähne und die oberen Eckzähne die Kauebene um 1–2 mm (Abb. 19.15).

Dies bedeutet, dass die Unterlippe, wie es meist auch beim Vollbezahnten der Fall ist, von den Schneidekanten der Oberkieferfrontzähne abgestützt wird.

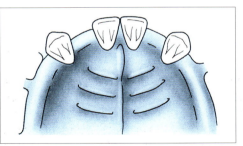

Abb. 19.12: Als Anhaltspunkt für die Aufstellung der Eckzähne im Oberkiefer dient die Verlängerung der ersten großen Gaumenfalte.

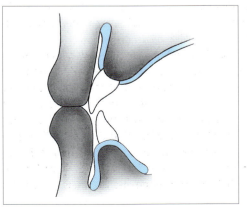

Abb. 19.13: Frontzahnaufstellung bei der Totalprothese (ohne Okklusionskontakt und nach Maßgabe des Lippenbildes)

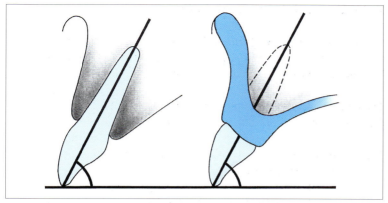

Abb. 19.14: Bei der Totalprothese soll zumindest die Position der oberen Frontzähne derjenigen der natürlichen Zähne entsprechen.

Abb. 19.15: Anordnung der Frontzähne bei der Totalprothese in Bezug zur Kauebene

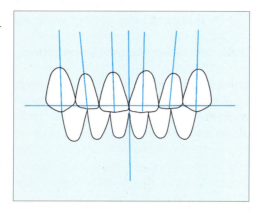

Aus ästhetischen Gründen müssen die Oberkieferfrontzähne häufig vor den Kieferkamm gestellt werden. Der **Überbiss der Frontzähne** des Oberkiefers über diejenigen des Unterkiefers richtet sich, sofern man diese Angaben hat, nach dem früher vorhandenen Überbiss. Im Regelfall wählt man beim Scherenbiss einen vertikalen Überbiss von 1–2 mm. Sind Anhaltspunkte vorhanden, dass früher ein tiefer Überbiss bzw. ein Deckbiss oder eine Progenie vorlagen (Profilverlauf), sollten diese Zahnstellungen reproduziert werden.

Die Frontzähne des Oberkiefers und des Unterkiefers sollen keinen Okklusionskontakt besitzen, sondern in Schlussbisslage in sagittaler Richtung einen Abstand von 1–2 mm aufweisen. Dies bezieht sich auf einen vertikalen Überbiss von 1–2 mm. Bei tieferem Überbiss muss auch der sagittale Abstand größer gewählt werden (Abb. 19.13–19.16). Als funktionelles Kriterium hierfür kann eine Position der Frontzähne gelten, bei der sich die Schneidekanten der oberen und unteren Frontzähne im Regelfall in der Protrusions- bzw. Laterotrusionsposition berühren. Dies entspricht der bei Totalprothesen anzustrebenden bilateral balancierten Okklusion.

Frontzahnüberbiss

Profil

Frontzahnrelation

19

Wird bei Totalprothesen das Konzept der Front-Eckzahnführung verfolgt (s.u.), müssen die oberen und unteren Frontzähne in Schlussbisslage okkludieren [Gausch, Grunert].

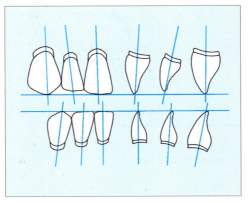

Abb. 19.16: Richtung der Achsen der Frontzähne bei der Totalprothese, nach [Gysi]

19.5.2 Die Aufstellung der Seitenzähne

Kauebene

Okklusionskurve

Als Orientierungslinie für die Aufstellung der Seitenzähne werden die **Kauebene** bzw. die Okklusionskurve, die Kammlinien und die Kammverbindungslinien herangezogen. Von der Kauebene ausgehend werden die Seitenzähne im Unterkiefer in einer **sagittalen Okklusionskurve** aufgestellt, deren tiefster Punkt etwa in Gegend des zweiten Prämolars und des ersten Molars, etwa 1–2 mm kaudal der Kauebene liegt. Weiterhin ist es richtig, die Kauflächen der Unterkieferseitenzähne mit einer Neigung zum Mundboden aufzustellen (**transversale Okklusionskurve**) (Abb. 19.17). Sagittale und **transversale Okklusionskurve** ergänzen sich zu einer Kugelkalotte.

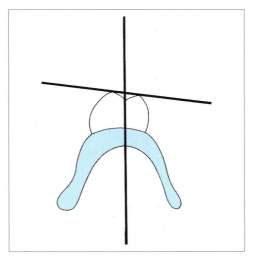

Abb. 19.17: Stellung der Seitenzähne auf dem Kieferkamm im Unterkiefer mit einer Neigung zum Mundboden (transversale Okklusionskurve)

Die Seitenzähne sollen auf den Kieferkamm (**Kammlinie**) gestellt werden. Werden die Seitenzähne zu weit nach vestibulär gesetzt, kann die Prothese bei Kaubeanspruchung kippen, da sie nicht mehr vom Kieferkamm unterstützt ist. Werden die Zähne zu weit nach lingual gesetzt, sind zwar keine Kippungen des Zahnersatzes möglich, aber der Zungenraum wird eingeengt. Dies bedeutet, dass die Zähne möglichst in der Zone des muskulären Gleichgewichtes zwischen Zunge und Wange stehen sollten (sog. neutrale Zone nach Strack, vgl. Abb. 19.23).

Kammlinie

Muskuläres Gleichgewicht

Weiterhin sollen die Seitenzähne in der **Kammverbindungslinie** stehen. Die Kammverbindungslinie verläuft in Gegend des zweiten Prämolars und des ersten Molars häufig senkrecht. Das heißt, dass sich dort die übereinander projizierten Kammlinien schneiden.

Kammverbindungslinie

Solange die Kauebene zur Kammverbindungslinie einen rechten Winkel bzw. einen Winkel bildet, der nicht kleiner als 80° ist, kann man nach Gysi die Seitenzähne im Normalbiss aufstellen (Abb. 19.18). Wird dieser Winkel kleiner als 80°, kann man die Seitenzähne auch dann noch in der Kammverbindungslinie anordnen, wenn man sie im Kopfbiss oder gar im Kreuzbiss aufstellt.

Durch die Aufstellung der Seitenzähne in einer Okklusionskurve wird das Christensen-Phänomen kompensiert (Abb. 19.19a). Die Okklusionskurve wird daher auch als **Kompensationskurve** bezeichnet. Es ist möglich, das Christensen-Phänomen allein durch die Aufstellung von Zähnen in einer **Kompensationskurve** auszugleichen. Dies wird dann deutlich, wenn man Zähne mit Abrasionskauflächen, d.h. mit Kauflächen ohne Höcker, verwendet (**Schlittenartikulation**, Kalottenartikulation). Für solche Aufstellungsarten wurde jedoch beschrieben, dass der Unterkiefer wegen der fehlenden Verzahnung die Orientierung in der Schlussbisslage verliert und dass die Bisslage nach frontal oder lateral verlagert werden kann. Schon aus diesem Grund, aber auch zur Erzie-

Christensen-Phänomen

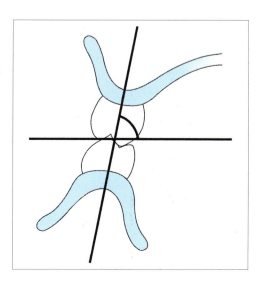

Abb. 19.18: Aufstellung der Seitenzähne in der Kammverbindungslinie. Wird der Winkel zwischen Kauebene und Kammverbindungslinie kleiner als 80° (Zahnbogen im Oberkiefer kleiner als im Unterkiefer), ist die Zahnaufstellung im Kopfbiss oder im Kreuzbiss empfehlenswert. Nach [Gysi]

19

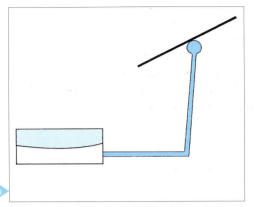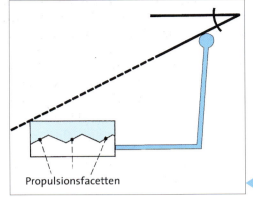

Propulsionsfacetten

Abb. 19.19: Kompensation des Christensen-Phänomens, **a)** durch Gestaltung des Kauflächenkomplexes in einer sagittalen Okklusionskurve, **b)** durch Anwendung von Höckerzähnen, bei denen die Neigung der Propulsionsfacetten der Gelenkbahnneigung entspricht.

lung eines optimalen Kaueffekts ist es notwendig und sinnvoll, auch bei der Totalprothese Zähne mit ausgeprägten Höckern zu verwenden. Dabei ist ähnlich wie bei der natürlichen Zahnreihe in Schlussbisslage eine **Höcker-Fissuren-Verzahnung** anzustreben.

Höcker-Fissuren-Verzahnung

Auch über die **Interkuspidation der Seitenzähne** allein wäre es möglich, das Christensen-Phänomen zu kompensieren, und zwar dann, wenn die Höckerneigung der Gelenkbahnneigung entspricht (Abb. 19.19b). Dies führt jedoch zu einer sehr scharfen Verzahnung, die gleitende Artikulationsbewegungen nicht zulässt. Deshalb werden beide Möglichkeiten zur Kompensation des Christensen-Phänomens miteinander kombiniert, d.h., man stellt Prothesenzähne mit einer eher flachen Höckerneigung (ca. 20°) in einer Kompensationskurve auf.

19.5.3 Lage des Kauzentrums

Belastbarkeit

Da es sich bei der Totalprothese um eine gingival (mukosal) gelagerte Prothese handelt, besteht die höchste Belastbarkeit des Zahnersatzes nicht an seiner Peripherie, sondern zentral. Dies ist ein Grund, die Frontzähne nicht in Okklusionskontakt zu stellen. Ebenso werden die distalen Partien der Totalprothese entweder nicht mit künstlichen Zähnen besetzt, oder die zweiten Molaren werden ohne Okklusionskontakt aufgestellt.

Kauzentrum Mittenbelastung

> Ein **Kauzentrum** in Gegend der Zähne 4, 5 und 6 entspricht bei der bei Totalprothesen günstigen Form der **Mittenbelastung**.

Diese Lage des Kauzentrums ist auch deshalb sinnvoll, da in dieser Gegend häufig der Verlauf der interalveolären Linie senkrecht ist und somit die Zähne senkrecht auf den Kamm des Ober- und Unterkiefers gestellt werden können. Im Bereich dieser Zähne wird auch die höchste Muskelkraft wirksam. Schließlich ist bei vielen Kiefern die tiefste Einsenkung des Unterkiefers in dieser Gegend zu finden.

Ungünstig ist es, wenn der Alveolarfortsatz des Unterkiefers nach frontal abfällt. Dann besteht die Gefahr, dass die Unterkiefertotalprothese in dieser Richtung abgleitet (**Proglissement**). Aus diesem Grund ist nach Gerber eine Aufstellung der Unterkieferzähne parallel zur Resorptionslinie des Unterkieferkamms empfehlenswert.

Proglissement

19.5.4 Berücksichtigung der statischen und dynamischen Okklusion

Bei totalen Prothesen soll die Schlussbisslage (**statische Okklusion**) durch eine eindeutige **Verzahnung** gesichert sein. **Dynamische Okklusion** soll aber zumindest in Form von regulatorischen Kontrollbewegungen innerhalb eines **Okklusionsfeldes** von ca. 2 mm möglich sein. Darüber hinaus ist es günstig, die Seitenzähne so aufzustellen, dass eine **bilateral balancierte Okklusion** möglich ist. Man versteht darunter bei der dynamischen Okklusion Gruppenkontakt auf der **Arbeitsseite** zwischen den bukkalen Höckern der Oberkiefer- und der Unterkieferseitenzähne. Auf der Arbeitsseite können auch Frontzahnkontakte stabilisierend wirken. Auf der Nichtarbeitsseite (**Balanceseite**) sollen an einer, besser an mehreren Stellen Kontakte zwischen den palatinalen Höckern der oberen Zähne und den bukkalen Höckern der unteren Zähne verhindern, dass die Prothese in dieser Stellung abgehebelt werden kann (s. Abb. 19.25).

Statische Okklusion
Dynamische Okklusion

Dies gilt allerdings nur, wenn sich zwischen den künstlichen Zahnreihen kein Speisebrocken befindet. Man weiß aber, dass die Zahl der Zahnkontakte beim Kauen geringer ist als diejenige, die im Laufe eines Tages beim Schlucken oder z.B. als Leermahlbewegungen auftritt. Auch aus diesem Grund ist bei der Totalprothese eine ausgeglichene statische und dynamische Okklusion anzustreben.

19.5.5 Regeln für die Zahnaufstellung nach Gysi

Gysi (1865–1957) hat wichtige Regeln für die Zahnaufstellung der Totalprothese angegeben, die nachfolgend kurz geschildert werden sollen. Von den Aufstellungsregeln Gysis weichen wir insofern ab, als wir die Frontzähne und die letzten Molaren ohne Okklusionskontakt aufstellen. Nach Gysi werden zuerst werden die Frontzähne aufgestellt. Die Achsneigung und Stellung der **Frontzähne** sind Abbildung 19.16 zu entnehmen.

Dann folgt die Aufstellung der oberen Seitenzähne. Die **oberen Prämolaren** stehen senkrecht zur Kauebene. Beim ersten oberen Prämolar berührt nur der bukkale Höcker die Okklusionsebene, während der pa-

19

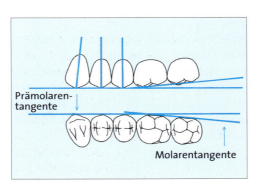

latinale Höcker 0,5 mm Abstand hat. Beim zweiten oberen Prämolar berühren beide Höcker die Okklusionsebene. Der erste obere Molar berührt nur mit dem mesio-palatinalen Höcker die Okklusionsebene. Dies bedeutet, dass ab dem **ersten oberen Molar** die Okklusionskurve etwas nach distal ansteigt. Der zweite obere Molar wird so aufgestellt, dass seine Höcker die Kauebene nicht berühren (Abb. 19.20).

Prämolaren-
tangente
Molarentangente

Im Oberkiefer sollen die Bukkalflächen des Eckzahnes sowie der beiden Prämolaren und der mesio-bukkale Höcker des ersten Molars in einer Linie liegen (**Prämolarentangente**). Von dieser Linie weicht der zweite obere Molar nach median ab (**Molarentangente**) (Abb. 19.20).

Als erster Schritt bei der Aufstellung der Seitenzähne im Unterkiefer wird der erste untere Molar in regelrechter Okklusionsposition an den Kauflächen des ersten oberen Molars und des zweiten oberen Prämolars festgewachst, worauf der Artikulator geschlossen wird. Daraufhin wird der Zahn in seiner Stellung mit Wachs fixiert und die Verbindung mit der oberen Zahnreihe wird gelöst. Dann werden zwischen dem Eckzahn und dem ersten Molar die unteren Prämolaren angeordnet. Als letzter Zahn wird der zweite untere Molar aufgestellt. Im Unterkiefer sollen die Bukkalflächen von der distalen Facette des Eckzahns bis zum zweiten Molar in einer Linie liegen (**Prämolaren-Molaren-Tangente**). Diese tangiert die bukkale Seite des Tuberculum alveolare mandibulae.

Prämolaren-Mo-
laren-Tangente

Pound-Linie

Ein vergleichbares Ergebnis wird erreicht, wenn man sich an der **Linie nach Pound** orientiert. Es ist dies eine gedachte Gerade von der mesialen Approximalfläche des unteren Eckzahnes bis zur lingualen Seite des Tuberculum retromolare. Sie entspricht etwa dem Verlauf der Lingualflächen der unteren Seitenzähne.

19.5.6 Zahnaufstellung nach Gerber

Gerber (1907–1990) hat ein eigenes Aufstellsystem für die Zähne totaler Prothesen samt den dazu geeigneten Zähnen (Condyloformzähne), einen Artikulator (Condylator) sowie einen zum System gehörenden Gesichtsbogen entwickelt. Eine wichtige Anforderung Gerbers an totalen Zahnersatz war:

> Die Seitenzähne von Totalprothesen sollen so gestaltet und aufgestellt werden, dass sie beim Kauen und Sprechen lagestabil sind (**Kaustabilität**) und dass sie die physiologische Lage der Kiefergelenke sichern (**gelenkprotektive Okklusion**).

**Kaustabilität
Gelenkprotektive
Okklusion**

Die Bestimmung der intermaxillären Relation über eine Stützstiftregistrierung, die schädelbezügliche Orientierung der Modelle im Artikulator und die grafische Aufzeichnung der sagittalen Kondylenbahn sind systemimmanent. Der Gesichtsbogen wird über eine Steckverbindung an der unteren Registrierschablone befestigt (s. Abb. 19.11) und erlaubt deren Einbau in den Artikulator nach Maßgabe der **Camper-Ebene**. Das Gelenk des Artikulators nach Gerber (Condylator) besitzt eine mittelwertig gekrümmte, verstellbare Führung für die sagittale Kondylenbahn, mit der Möglichkeit kleiner Bewegungen des Kondylus nach retral, lateral und median. Der übliche, aber austauschbare runde Stützstiftführungsteller führt den Stützstift in alle Richtungen mit einer Neigung von 15°.

Als wichtigster Punkt der Analyse der einartikulierten Funktionsmodelle werden am Unterkieferkamm rechts und links die aus lateraler Sicht tiefsten Stellen markiert, da dort später der erste Molar im Kauzentrum stehen soll. Diese Markierung und der Verlauf der seitlichen Kieferkämme werden auf den Modellsockel übertragen.

Die **Aufstellung der Frontzähne** richtet sich überwiegend nach ästhetischen Gesichtspunkten. Bezüglich der Breite der Frontzähne (von Eckzahnspitze zu Eckzahnspitze) kann man sich am Abstand der Nasenflügel orientieren, der mit einem speziellen Zirkel (Alameter) abgegriffen wird. Die Frontzähne haben in Schlussbisslage keinen Okklusionskontakt und sollen die dynamische Okklusion nicht behindern. Daher ist der interinzisale Abstand in sagittaler Richtung ist umso größer, je größer der Überbiss ist.

Frontzähne

Die systemtypische **Aufstellung der Seitenzähne** ist nur mit den von Gerber entwickelten Condyloformzähnen möglich, die in einer Zahn-zu-Zahn-Beziehung angeordnet werden (Abb. 19.21). Hierbei soll eine Kaustabilität für jedes Antagonistenpaar erreicht werden. Dies wird erreicht, in dem die abstützenden Höcker und die sie aufnehmenden Fossae der Zähne über dem Kieferkamm oder leicht lingualwärts stehen. Auf Okklusionskontakte, die vestibulär der Mitte der Kieferkämme liegen, wird bewusst verzichtet (bukkale Entlastung). Bei Artikulationsbewegungen sollen abstützenden Höcker in den Kaumulden der Antagonisten gleiten wie ein Pistill in einem Mörser.

**Condyloform-
zähne**

Zuerst werden die ersten Prämolaren aufgestellt. Der erste untere Prämolar steht über der Mitte des Kieferkamms und greift mit seinem ausgeprägten bukkalen Höcker in die mesiale Kaumulde des ersten oberen Prämolars, dessen palatinaler Höcker frei steht (umgekehrtes Mörser-Pistill-Prinzip) (Abb. 19.22). Dies soll dem Patienten das Abbeißen in

**Mörser-Pistill-
Prinzip**

19

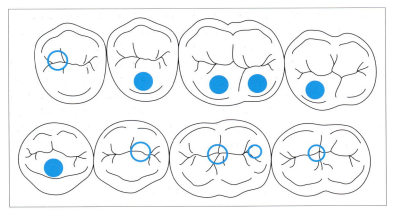

Abb. 19.21: Okkludierende Areale der Seitenzähne nach Gerber. ●: Kontakt mit dem Höcker („Pistill"), ○: Kontakt in der Fossa („Mörser"). Umzeichnung nach [Candulor]

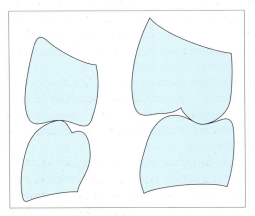

Abb. 19.22: Okklusionsform der ersten Prämolaren (**links**) und der ersten Molaren (**rechts**) nach Gerber (analog an den zweiten Prämolaren und den zweiten Molaren). Umzeichnung nach [Candulor]

dieser Region ermöglichen. Die zweiten Prämolaren werden so platziert, dass der palatinale Höcker des oberen Prämolars über der Mitte des Kieferkamms steht und in die distale Kaumulde seines Antagonisten greift. Analoges gilt für den ersten oberen Molar, dessen mesio-palatinaler Höcker in die zentrale Kaumulde seines Antagonisten greift. Die bukkalen Höcker der zweiten oberen Prämolaren und der oberen Molaren werden bewusst freigestellt (Abb. 19.22). Die Zahnaufstellung nach Gerber führt so, im Gegensatz zu anderen Aufstellmethoden, zu einer Zahn-zu-Zahn-Okklusion.

Proglissement

Es ist wichtig, dass der erste untere Molar an der tiefsten Einsenkung des unteren Alveolarfortsatzes steht. Steigt der Unterkiefer distal des ersten Molars steil an, wird kein zweiter Molar aufgestellt, da dessen Kaubelastung zum Proglissement der Unterkieferprothese führen könnte. Allenfalls werden anstelle der zweiten Molaren Prämolaren aufgestellt. Auch durch die Aufstellung der Unterkieferzähne parallel zur Resorptionslinie des Unterkieferkamms soll ein Proglissement der Unterkieferprothese vermieden werden.

Die unteren Seitenzähne werden weder in einer sagittalen noch in einer transversalen Okklusionskurve aufgestellt, da jede einzelne Kaumulde der Condyloformzähne kalottenförmig gestaltet ist.

Die dynamische Okklusion soll bilateral balanciert sein, wobei auf der Arbeitsseite auch die Spitzen der Eckzähne in Kontakt treten. Die Endkorrektur der statischen und dynamischen Okklusion durch Einschleifen wird im Artikulator an den fertig gestellten und reokkludierten Prothesen vorgenommen, wobei es der Artikulator (Condylator) zulässt, auch retrusive Bewegungen einzuschleifen.

Bilateral balancierte Okklusion

19.5.7 Modellation der Totalprothese in Wachs

Nach dem Aufstellen der Zahnreihen erfolgt die Modellation der Totalprothese in Wachs, wobei die Zahnfleischpartien entsprechend den natürlichen Verhältnissen gestaltet werden, unter Nachbildung des bei älteren Patienten etwas retrahierten Verlaufs des Zahnfleischsaums. Die Prothesenzähne sollen mindestens bis zum Zahnhals freigelegt werden, in der oberen Front soll der Zahnhals der Prothesenzähne deutlich sichtbar sein.

Umfang und Verlauf des Prothesenrandes richten sich nach den Gegebenheiten des Funktionsmodells. An der fertigen Prothese sollen die vestibulären Ränder dem Funktionsabdruck möglichst gleichen. Die Ansätze der Lippenbändchen, der Wangenbändchen und des Zungenbändchens sind entsprechend auszusparen.

Ein runder, muskelgriffiger **Funktionsrand** erleichtert die Einlagerung der Totalprothese in das orofaziale Muskelspiel (Abb. 19.23, 19.24). Der Prothesenrand ragt, eine korrekte Funktionsabformung vorausgesetzt, nur wenig in die bewegliche Zone der Umschlagfalte hinein (**Ventilrand**). Die dorsale Begrenzung der Oberkiefertotalprothese liegt an der Grenze vom harten zum weichen Gaumen. Dort kann zur besseren Abdichtung des dorsalen Prothesenrandes ganz knapp in der eindrück-

Funktionsrand

Ventilrand

Abb. 19.23: Einlagerung des Prothesenkörpers einer unteren Totalprothese in das muskuläre Gleichgewicht zwischen Zunge und Wange

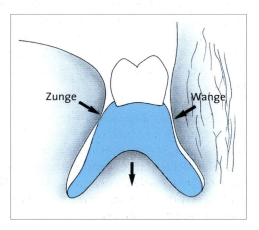

Zunge

Wange

19

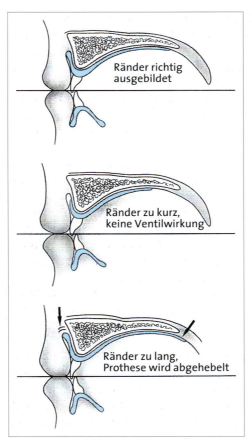

Abb. 19.24: Gestaltung der Prothesenbasis im Oberkiefer

baren Schleimhautzone eine 0,5 mm tiefe Abschlussradierungsrille angelegt werden.

Sublingualrolle

Bei der Unterkiefertotalprothese bietet der Sublingualraum häufig Platz für eine sogenannte **Sublingualrolle**, die in dieser Region als Funktions- bzw. als Ventilrand dient. Sie zieht beidseitig etwa bis zum zweiten Prämolar und gleicht in ihrer Gestalt dem vestibulären Funktionsrand. Ab dem zweiten Prämolar werden die lingualen Flächen und Ränder der Unterkiefertotalprothese schmal ausgebildet, um den Zungenraum nicht einzuengen.

Die richtig gestaltete Basis einer Unterkieferprothese hat eine Dreiecksform (Spitze zur Zahnreihe), damit sie durch die anliegenden Weichteile der Zunge und der Wange stabilisiert werden kann (s. Abb. 19.23).

19.5.8 Einschleifen der Totalprothese

Reokkludieren

Nach der Übertragung der Wachsprothese in Kunststoff ist es sinnvoll, die Totalprothesen in den Artikulator zurückzubringen, die statische und dynamische Okklusion zu kontrollieren und einzuschleifen. Dies ist schon deshalb notwendig, da es durch die polymerisationsbedingten Veränderungen des Kunststoffs zu einer geringen Lageänderung der Zähne bzw. der Zahnreihen kommt. Ganz besonders gilt dies, wenn für die Prothesenbasis Kaltpolymerisat verwendet wurde.

Einschleifen

Als Hilfsmittel beim Einschleifen der Totalprothese im Artikulator hat sich Artikulationsfolie bewährt, wobei Kontakte in statischer und dynamischer Okklusion in verschiedenen Farben markiert werden. Das **Ziel des Einschleifens** besteht in der Wiederherstellung und eventuellen Komplettierung der bei der Zahnaufstellung gewonnenen Zahnkontakte in der Schlussbisslage und in der Erzielung einer störungsfreien dynamischen Okklusion. Angestrebt wird in Schlussbisslage ein gleichmäßiger und gleichzeitiger Vielpunktkontakt der Seitenzähne (ohne die zweiten Molaren). Dabei ist auf die Erhaltung der transversalen und der sagittalen Okklusionskurve zu achten, indem Frühkontakte an den bukkalen oberen Höckern und den lingualen unteren Höckern beseitigt werden.

> In jedem Fall sollten in Schlussbisslage stabile und gleichmäßige Okklusionsbeziehungen zwischen den palatinalen Höckern der oberen Zahnreihe und den Gruben der unteren Seitenzähne bestehen.

Die palatinalen Höcker der oberen Seitenzähne sichern die Schlussbisslage. Sie dürfen beim Einschleifen der Artikulationsbewegung nicht mehr gekürzt werden, da sonst wieder Fehler in der Interkuspidation entstehen.

Dynamische Okklusion

Es werden Gruppenkontakte auf der Arbeitsseite und stabilisierende Balancekontakte angestrebt (Abb. 19.25). Kommt es bei der Laterotrusion zu Frühkontakten auf der Balanceseite, sind die zentralen Abhänge der unteren bukkalen Höcker zu beschleifen. Die unteren bukkalen Höcker sollen als tragende Höcker (mit der im letzten Satz gemachten Ausnahme) erhalten bleiben. Bei Störkontakten in der Front sollten Schleifkorrekturen aus ästhetischen Gründen an den unteren Frontzähnen vorgenommen werden. Für Vollprothesen mit einer Zahnaufstellung nach Gerber gelten die in Abschnitt 19.5.6 und für Totalprothesen mit front-eckzahngeführter Okklusion die in Kapitel 19.5.9 dargestellten Kriterien.

19.5.9 Okklusionskonzepte bei Totalprothesen

> ! Für die Totalprothese werden derzeit unterschiedliche Okklusionskonzepte gelehrt und praktiziert, aber vergleichende wissenschaftliche Überprüfungen fehlen.

Oben wurde das weit verbreitete und daher hier ausführlich dargestellte Prinzip der **bilateral balancierten Okklusion** geschildert, wobei auch Gerber eine bilateral balancierte Aufstellung der Seitenzähne favorisiert. Daneben wird für totalen Zahnersatz auch das Prinzip der **front-eck-**

19

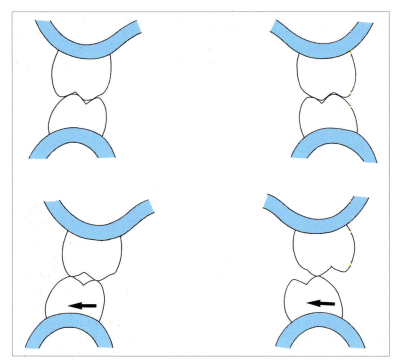

Abb. 19.25: Balancierte Okklusion bei der Totalprothese. Bei Seitwärtsbewegungen sind auf der Arbeitsseite Gruppenkontakte erwünscht. Auf der Nichtarbeitsseite (Balanceseite) sollen stabilisierende Okklusionskontakte vorhanden sein.

zahngeführten Okklusion praktiziert [Gausch, Grunert]. Hierbei sollen bei Interkuspidation alle Zähne (auch die Frontzähne) gleichmäßige und gleichzeitige Vielpunktkontakte auf weisen. Bei Protrusion und Laterotrusion des Unterkiefers in Zahnkontakt übernehmen die Frontzähne die eher flach ausgebildete anteriore Führung, wodurch eine Disklusion der Seitenzähne erreicht wird. Nachfolgend die drei geschilderten Okklusionskonzepte für totale Prothesen im Vergleich. Allen gemein ist der gleichmäßige und gleichzeitige Kontakt der Seitenzähne in der Schlussbisslage.

Bilateral balancierte Okklusion

◢ **Bilateral balancierte Okklusion**
  – *Schlussbisslage*: Gleichmäßige und gleichzeitige Vielpunktkontakte der Seitenzähne. Die Frontzähne haben keinen Kontakt.
  – *Laterotrusion:* Gruppenführung der Seitenzähne der Arbeitsseite mit Abstützung auf der Balanceseite.

Okklusionskonzept nach Gerber

◢ **Okklusionskonzept nach Gerber**
  – *Schlussbisslage:* Gleichmäßige und gleichzeitige Kontakte der Seitenzähne bei Kaustabilität eines jeden Antagonistenpaars. Die Frontzähne haben keinen Kontakt.
  – *Laterotrusion:* Gruppenführung der Seitenzähne der Arbeitsseite mit Abstützung auf der Balanceseite bei kalottenförmiger Ausbildung der Kaumulden aller Antagonistenpaare.

◤ **Front-eckzahngeführte Okklusion** [Gausch, Grunert]

   – *Schlussbisslage:* Gleichmäßige und gleichzeitige Vielpunktkontakte der Seitenzähne. Die Frontzähne haben Kontakt.

   – *Laterotrusion:* Disklusion der Seitenzähne durch (flache) frontale Führung.

Front-eckzahngeführte Okklusion

19.6 Die Versorgung zahnloser Kiefer mithilfe von Implantaten

Die Funktionstüchtigkeit totaler Prothesen ist von der Ausbildung der Kieferkämme sowie von der Menge und der Viskosität des Speichels abhängig. Bei flachen Kieferkämmen und einer sehr schmal ausgebildeten Kammhautzone kann, speziell im Unterkiefer, der Halt einer Totalprothese unbefriedigend sein oder im Extremfall nicht erreicht werden.

   Deshalb wurde schon immer nach Methoden gesucht, um dieses Problem zu lösen. So wurden unterschiedliche Verfahren zur **funktionellen Abformung** der Kiefer entwickelt, die aber in wirklich schwierigen Fällen das Grundproblem nicht beseitigen konnten. Eine Verbesserung der Situation kann mit der chirurgischen Umgestaltung des zahnlosen Prothesenlagers erreicht werden, wie etwa durch die Vertiefung des Mundvorhofs mit Verbreiterung der Kammhautzone durch eine sogenannte **Vestibulumplastik** bzw. durch die Tieferlegung des Mundbodens, oder durch die Auflagerung von Knochen im Sinne eines **Kieferkammaufbaus**. Die besten Erfolge bei der Verbesserung des Prothesenhaltes brachte jedoch die dentale **Implantologie**.

Grundproblem

Prothesenhalt

> **!** **Implantate** können im zahnlosen Kiefer die Funktionstüchtigkeit totaler Prothesen deutlich verbessern. Sie erfüllen hier die Funktion belastbarer natürlicher Zähne.

Implantate

Voraussetzung für die Insertion von Implantaten ist, dass Höhe und Breite der zahnlosen Kieferkämme das Einsetzen von Implantaten erlauben und dass anatomische Strukturen, wie etwa der Nervus alveolaris inferior oder die Kieferhöhle, den Platz für ein Implantat nicht reduzieren.

Voraussetzungen

   Prinzipiell ist es mit chirurgischen Methoden möglich, zahnlose Kiefer so weit knöchern aufzubauen, dass auch beim Vorliegen atrophierter Kieferkämme Implantate inseriert werden können. Dies ermöglicht im zahnlosen Kiefer implantär-gingival getragenen oder in Ausnahmefällen auch rein implantatgetragenen Zahnersatz. Es ist aber zu bedenken, dass zahnlose Patienten meist älter sind, sodass umfangreiche chirurgisch-implantologische Maßnahmen nicht mehr gewünscht werden oder mit einem höheren Risiko behaftet sind.

   Eine relativ günstige Position, um Implantate einzubringen, ist z.B. die Eckzahngegend im Unterkiefer. Dort besteht keine Gefahr, den N. al-

19

veolaris inferior zu verletzen, sorgfältiges operatives Vorgehen vorausgesetzt. Die Implantate liegen **interforaminär**, d.h. zwischen den Aus-
trittsstellen der Nn. mentales. Schon mit zwei z.B. über ein **Steggelenk**
verbundenen interforaminären Implantaten ist es bei vertretbarem operativen Aufwand möglich, eine Unterkieferprothese wirkungsvoll zu
stabilisieren (Abb. 19.26). Zwischen Steg und Reiter ist zur Entlastung
der Implantate ein Resilienzspielraum zu empfehlen (s. Kap. 18).

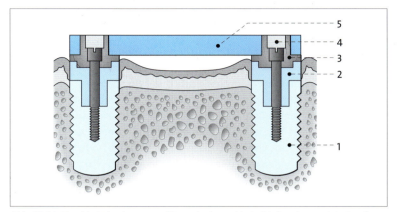

Abb. 19.26: Zwei in Eckzahngegend im zahnlosen Unterkiefer eingesetzte Implantate sind durch ein Steggelenk nach Dolder verbunden. Dieses dient der Lagerung,
der Führung und dem Halt einer Prothese. Implantataufbau und Distanzhülse
werden hier durch eine gemeinsame Schraube fixiert. (**1:** Implantat, **2:** Distanzhülse, **3:** Implantataufbau, **4:** Füllung zum Verschluss des Schraubenzuganges,
5: mit dem Implantataufbau durch Anguss bzw. Lötung oder Schweißung verbundener Steg)

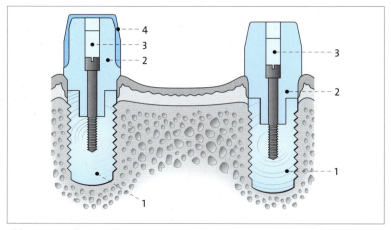

Abb. 19.27: Auch Doppelkronen eignen sich im zahnlosen Kiefer zur Verankerung
einer Prothese auf Implantaten. Die konfektionierten Implantatbauten können
nach Individualisierung mit einer zementierten Primärkrone versehen werden
(**links**) oder bei einem günstig stehenden Implantat, ohne Überkronung, direkt die
Funktion einer Primärkrone übernehmen (**rechts**). Bei zwei Implantaten sollte die
Prothese wie im reduzierten Lückengebiss resilient gelagert werden. (**1:** Implantat,
2: individualisierter Implantataufbau, **3:** Füllung zum Verschluss der Schrauböff-
nung, **4:** Primärkrone)

Abb. 19.28: Mit zwei oder auch mehreren Kugelkopfimplantaten kann der Halt einer Totalprothese auf einfache Weise verbessert werden (Umzeichnung nach [Dentatus]). Die Prothesenbasis um den Kugelkopf besteht aus einem weich bleibenden Silikon. Stattdessen kann auch ein entsprechendes Sekundärteil in die Prothesenbasis einpolymerisiert werden (vgl. Abb. 18.48).

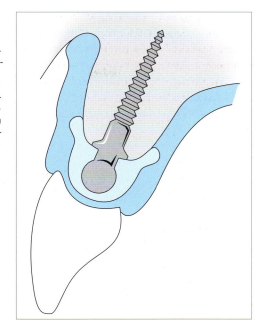

Auch **Doppelkronen** oder **Druckknopfanker** dienen zur Verankerung von herausnehmbaren, implantatgestützten Prothesen (Abb. 19.27, 19.28). Können mehr Implantate im Sinne einer suffizienten zirkulären Abstützung inseriert werden, ist Zahnersatz in Form einer rein implantär gelagerten Teilprothese oder auch einer zirkulären Brücke möglich (Abb. 19.29).

Doppelkronen
Druckknopfanker

Die **Gestaltungskriterien** für implantatgestützten Zahnersatz gleichen denjenigen, die für zahngestützte Teilprothesen oder Brücken gelten.

Gestaltungskriterien

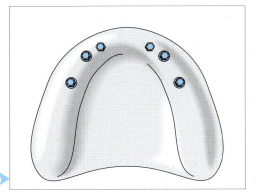
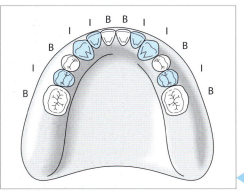

Abb. 19.29: Beispiel für eine festsitzende, rein implantatgetragene Brücke im Unterkiefer. Bei sechs Implantaten ist es aus statischer Sicht vertretbar, die zweiten Molaren als frei endende Brückenglieder an den Brückenkomplex anzuhängen. Dennoch ist die Zahnreihe im Vergleich zu einer implantat-gingival getragenen Prothese verkürzt, da diese in der Regel auch die zweiten Molaren ersetzt. **I:** überkrontes Implantat als Brückenanker, **B:** als Brückenglied ersetzter Zahn

19

Besonders bei implantatgestützten festsitzenden oder abnehmbaren Brücken besteht ein wichtiges Gebot darin, das periimplantäre Gewebe durch den Zahnersatz nicht abzudecken. Die Folgen einer Abdeckung des periimplantären Gewebes sind dieselben wie bei einer Abdeckung des marginalen Parodontiums (s. Kap. 18). Wie jede prothetische Versorgung bedarf auch diese Art der prothetischen Versorgung einer sorgfältigen **Pflege** und regelmäßiger **Nachkontrollen** (sog. Recall).

Hygiene

Recall

20 Nomenklatur

Nomenklatur zur Funktion des kraniomandibulären Systems

In Anlehnung an die Terminologie der Deutschen Gesellschaft für Funktionsdiagnostik und -therapie (DGFDT) und der Deutschen Gesellschaft für Prothetische Zahnmedizin und Biomaterialien (DGPro) [Dtsch Zahnärztl Z (2006), 61, 8–10].

Kraniomandibuläres System (stomatognathes System, Kausystem): Funktionelle Einheit, bestehend aus den Zähnen, dem Zahnhalteapparat, den Kieferknochen, der Muskulatur, dem Kiefergelenk und den Speicheldrüsen sowie der nervösen und vaskulären Versorgung dieser Strukturen.

Funktion/Parafunktion
Funktion: Physiologisches Zusammenspiel der Elemente des kraniomandibulären Systems
Parafunktion: Unphysiologisches Zusammenspiel der Elemente des kraniomandibulären Systems (z.B. Bruxismus, Zungenpressen oder Lippenbeißen)
Bruxismus: Parafunktion (Knirschen, Pressen)
Abrasion: Zahnhartsubstanzverlust infolge von Reibung (Attrition, Demastikation)
Attrition: Zahnhartsubstanzverlust infolge reflektorischer Okklusionskontakte (Bruxismus)
Demastikation: Zahnhartsubstanzverlust durch abrasive Bestandteile der Nahrung
Defekt, keilförmiger: Scharfkantig begrenzter Zahnhartsubstanzverlust im Zahnhalsbereich durch wiederholte kleinste Absprengungen der Zahnhartsubstanz infolge spannungsbedingter Überlastung (Bruxismus). Der Hartsubstanzverlust wird durch die Zahnpflege mit abrasiven Zahnpasten verstärkt.

Okklusion
Okklusion: Jeder Kontakt zwischen den Zähnen des Oberkiefers und des Unterkiefers
Okklusion, statische: Zahnkontakte in Interkuspidation, ohne Bewegung des Unterkiefers

20

Okklusion, zentrische: Statische Okklusion bei zentrischer Kondylenposition

Okklusion, maximale: Statische Okklusion mit maximalem Vielpunktkontakt

Interkuspidation, maximale: Siehe Okklusion, maximale

Vorkontakt: Vorzeitiger Antagonistenkontakt eines Zahnes oder einer Zahngruppe bei statischer bzw. bei dynamischer Okklusion

Vorkontakt, zentrischer: Vorzeitiger Antagonistenkontakt eines Zahnes oder einer Zahngruppe bei zentrischer Kondylenposition

Nonokklusion: Fehlender Antagonistenkontakt bei vorhandener Bezahnung

Stützzonenverlust: Fehlender Antagonistenkontakt durch Zahnverlust im Bereich der Stützzonen

Okklusion, dynamische: Zahnkontakte bei Bewegung des Unterkiefers

Frontzahnführung: Dynamische Okklusion zwischen den Frontzähnen des Oberkiefers und des Unterkiefers

Okklusion, frontzahngeschützte: Dynamische Okklusion mit Frontzahnführung, die zur Disklusion aller übrigen Zähne führt

Eckzahnführung: Dynamische Okklusion zwischen den Eckzähnen des Oberkiefers und des Unterkiefers auf der Laterotrusionsseite

Okklusion, eckzahngeschützte: Dynamische Okklusion mit Eckzahnführung, die zur Disklusion aller übrigen Zähne führt

Okklusion, unilateral geführte: Dynamische Okklusion mit Führung der Zähne der Laterotrusionsseite, die zur Disklusion aller übrigen Zähne führt

Gruppenführung: Dynamische Okklusion zwischen mehreren Zähnen auf der Laterotrusionsseite, die zur Disklusion aller übrigen Zähne führt

Okklusion, balancierte: Siehe Okklusion, bilateral geführte

Okklusion, bilateral geführte: Dynamische Okklusion mit Führung der Zähne der Laterotrusionsseite und der Mediotrusionsseite

Okklusion, traumatisierende: Vorzeitige Zahnkontakte in statischer und/oder dynamischer Okklusion, die zur Schädigung der Strukturen des kraniomandibulären Systems führen

Kieferrelation

Kieferrelation: Räumliche Lagebeziehung des Unterkiefers zum Oberkiefer

Vertikaldimension: Untergesichtshöhe beim Einnehmen der statischen Okklusion oder bei Ruhelage des Unterkiefers

Ruhelage (des Unterkiefers): Unbewusste Abstandshaltung des Unterkiefers zum Oberkiefer bei aufrechter Kopf- und Körperhaltung

Interokklusalabstand: Abstand der Zahnreihen des Oberkiefers zu denen des Unterkiefers bei Ruhelage des Unterkiefers oder beim geringsten Sprechabstand der Zahnreihen

Sprechabstand, geringster: Kleinster Interokklusalabstand der Zahnreihen des Oberkiefers und des Unterkiefers beim Sprechen

Kieferrelationsbestimmung: Bestimmung der räumlichen Lagebeziehung des Unterkiefers zum Oberkiefer

Registrierschablone: Hilfsmittel zur Bestimmung der Kieferrelation

Okklusionsebene: Ebene, die durch den Kontaktpunkt der unteren mittleren Schneidezähne (Inzisalpunkt) und die disto-bukkalen Höcker der zweiten unteren Molaren definiert ist

Unterkieferbewegung

Limitation: Einschränkung der physiologischen Bewegung des Unterkiefers

Scharnierachse: Drehachse des Unterkiefers bei rein rotatorischen Öffnungs- und Schließbewegungen

Scharnierachse, arbiträre: Drehachse des Unterkiefers bei rein rotatorischen Öffnungs- und Schließbewegungen. Sie wird nach mittelwertigen Referenzpunkten festgelegt.

Scharnierachse, zentrische: Drehachse des Unterkiefers bei rein rotatorischen Öffnungs- und Schließbewegungen. Sie wird bei zentrischer Kondylenposition bestimmt.

Deviation (korrigierte Seitabweichung): Bei Öffnung des Unterkiefers weicht der Inzisalpunkt um mehr als 2 mm zur Seite ab, kehrt aber bei Kieferschluss in die Ausgangsposition zurück.

Deflexion (nicht korrigierte Seitabweichung): Bei Öffnung des Unterkiefers weicht der Inzisalpunkt um mehr als 2 mm zur Seite ab und kehrt bei Kieferschluss nicht in die Ausgangsposition zurück.

Protrusion: Bewegung des Unterkiefers in ventraler Richtung

Retrusion: Bewegung des Unterkiefers in dorsaler Richtung

Laterotrusion: Bewegung einer Unterkieferseite von der Medianebene weg

Laterotrusionsseite: Die Kieferseite, auf der sich der der Unterkiefer von der Medianebene weg nach lateral bewegt

Arbeitsseite: Siehe Laterotrusionsseite

Mediotrusion: Bewegung einer Unterkieferseite zur Medianebene hin

Mediotrusionsseite: Die Kieferseite, auf der sich der der Unterkiefer zur Medianebene hin bewegt

Balanceseite: Siehe Mediotrusionsseite

Kondylenbahn: Bewegungsbahn des Kondylus in einem auf den Schädel bezogenen Koordinatensystem

Scharnierachsenbahn: Bewegungsbahn der Scharnierachse in einem auf den Schädel bezogenen Koordinatensystem

Kondylenbahn, sagittale: Bewegungsbahn des Kondylus bezogen auf die Sagittalebene

Kondylenbahn, horizontale: Bewegungsbahn des Kondylus bezogen auf die Horizontalebene

Protrusionsbahn: Bewegungsbahn der Kondylen bei Protrusion

Laterotrusionsbahn: Bewegungsbahn des Kondylus der Laterotrusionsseite

Mediotrusionsbahn: Bewegungsbahn des Kondylus der Mediotrusionsseite

Bennett-Winkel: In der Horizontalebene gemessener Winkel zwischen der Protrusionsbahn und der Mediotrusionsbahn eines Kondylus

Bennett-Bewegung: Seitliches Versetzen eines Kondylus während einer Lateralbewegung des Unterkiefers

Kiefergelenk

Kondylenposition, zentrische: Kranio-ventrale, nicht nach einer Seite verschobene Position beider Kondylen bei physiologischer Relation von Kondylus und Discus und physiologischer Belastung der beteiligten Strukturen

Kondylenposition, exzentrische: Verlagerung der Einheit von Kondylus und Discus in der Fossa articularis beim Einnehmen der habituellen Okklusion

Kondylenposition, adaptierte: Unphysiologische, aber beschwerdefreie Position von Kondylus und Discus zur Fossa articularis beim Einnehmen der habituellen Okklusion

Kiefergelenk, Kompression: Druckbelastung des Kiefergelenks, die zur temporären oder bleibenden Verkleinerung des physiologischen Abstandes zwischen Kondylus und Fossa articularis führt

Kiefergelenk, Dekompression: Therapeutische Aufhebung einer Kompression des Kiefergelenks

Kiefergelenk, Distraktion: Zugbelastung des Kiefergelenkes, die, mit oder ohne Überdehnung des Bandapparates, zur temporären oder bleibenden Vergrößerung des physiologischen Abstandes zwischen Kondylus und Fossa articularis führt

Kiefergelenk, Hypermobilität: Bewegungen des Kiefergelenkes, die über das physiologische Ausmaß hinausgehen

Kiefergelenk, Hypomobilität: Bewegungen des Kiefergelenks, die das physiologische Ausmaß nicht erreichen

Kondylus, Subluxation: Der Kondylus bewegt sich bei Mundöffnung, Protrusion oder Laterotrusion reversibel vor das Tuberculum articulare.

Kondylus, Luxation: Der Kondylus bewegt sich bei Mundöffnung, Protrusion oder Laterotrusion irreversibel vor das Tuberculum articulare.

Diskusverlagerung: Unphysiologische Lage des Discus articularis zum Kondylus

Diskusverlagerung, zentrische: Unphysiologische Lage des Discus articularis zum Kondylus bei habitueller oder zentrischer Okklusion

Diskusverlagerung, exzentrische: Unphysiologische Lage des Discus articularis zum Kondylus bei exkursiven Bewegungen des Kiefergelenks

Literaturverzeichnis

Alt KW, Türp JC (Hrsg): Die Evolution der Zähne. Quintessenz, Berlin 1997

Ash M M, Schmidseder J (Hrsg): Schienentherapie. 3. Aufl. Elsevier, München 2004

Augthun M: Biokompatibilität von Palladium und Palladium-Kupfer-Legierungen. Carl Hanser, München, Wien 1999

Approbationsordnung für Zahnärzte. Carl Hanser, München, Wien 1993

Bartsch F: Die Praxis der Teleskoptechnik. Teamwork media, Fuchstal 2007

Baumann MA: Die räumliche Darstellung des Endodonts. Carl Hanser, München 1995

Baumann MA, Beer R: Farbatlanten der Zahnmedizin – Endodontologie. Georg Thieme, Stuttgart 2008

Becker R, Morgenroth K: Pathohistologie der Mundhöhle. Georg Thieme, Stuttgart 1990

Beer R, Baumann, MA, Kielbassa AM: Taschenatlas der Endodontie. Georg Thieme, Stuttgart 2004

Benner K et al. (Hrsg): Morphologie und Funktion des Kiefergelenkes. Quintessenz, Berlin 1993

Bennet NG: Ein Beitrag zum Studium der Bewegung des Unterkiefers. Zahnärztl Orthop Proth (1913)7, 76–95

Bernimoulin JP: Erhaltungstherapie. In: Heidemann D (Hrsg), Praxis der Zahnheilkunde Bd. 4, Urban & Schwarzenberg, München 1997

Bert M: Management der Implantat-Komplikationen. Quintessenz, Berlin 2005

Besimo C: Abnehmbarer Zahnersatz auf osseointegrierten Implantaten. Quintessenz, Berlin 1994

BGA-Informationsschrift: Legierungen in der zahnärztlichen Therapie. Bundesgesundheitsamt, Berlin 1999

Biffar R, Körber E: Die prothetische Versorgung des Lückengebisses. Carl Hanser, München, Wien 1999

Bitter H, Tholen U: Bios-Vermessungssystem. Eigenverlag, Bios Dental-Geräte GmbH 1977

Bock HE: Ärztliche Verantwortung in unserer Zeit. Zahnärztl Welt 94, 113–119 (1985)

Böttger H, Gründler H: Die Praxis des Teleskopsystems. Neuer Merkur, München 1982

Böttger H: Das Teleskopsystem in der zahnärztlichen Prothetik. Barth, Leipzig 1961

Bumann A, Lotzmann U: Funktionsdiagnostik und Therapieprinzipien. Georg Thieme, Stuttgart 2000

Bundeszahnärztekammer, Kassenzahnärztliche Bundesvereinigung (Hrsg): Das Dental Vademecum, 9. Aufl. Deutscher Zahnärzte Verlag, Köln 2009

Caesar HH: Die Ausbildung zum Zahntechniker, Band 1 bis Band 3. Neuer Merkur, München 1996

Caesar HH, Ernst S: Die Nichtmetalle in der Zahntechnik. Neuer Merkur, München 2007

Caesar HH, Lehmann KM: Die Teilprothese. Neuer Merkur, München 2007

Camper P: De Hominis Varietate. Deutsche Fassung von S. Th. Sömmering, Vossische Buchhandlung, Berlin 1792

Candulor AG (Hrsg): Candulor System-Prothetik. 2008, http://www.candulor.com/uploads/tx_stdokdb/Set_up_Manual_2008_D.pdf (17.04.2011)

Carlsen O: P_1 sup. systematik makroanatomi. Munksgaard, Kopenhagen 1970

Carlsen O: De permanente Fronttaender. Odontologisk Boghandels Forlag, Kopenhagen 1972

Carlsen O: Tandmorfologiske Skitser. Munksgaard, Kopenhagen 1973

Dahs H (Hrsg): Amalgam im Spiegel kritischer Auseinandersetzungen. Carl Hanser, München, Wien 1999

Dapprich J, Oidtmann E: Totalprothetik. Quintessenz, Berlin 2001

Dapprich J: Funktionstherapie. Quintessenz, Berlin 2004

De Jonge-Cohen TE: Mühlreiters Anatomie des menschlichen Gebisses, 5. Aufl. Felix, Leipzig 1928

Dentatus: Firmenschrift Fa. Dentatus, New York, USA

Diedrichs G, Rosenhain P: Galvanoforming. Neuer Merkur, München 1995

Dietrich H, Dietrich J: Die provisorische Versorgung. Teamwork media, Fuchstal 2002

Dittmar K: Systematik in der Modellgußtechnik. Teamwork media, Fuchstal 2000

Dolder E, Wirz J: Die Steg-Gelenk-Prothese. Quintessenz, Berlin 1982

Dolder E: Steg-Prothetik. Hüthig, Heidelberg 1971

Donath K. In: Mateijka M, Histologie und Physiologie des Zahnhalteapparates. Vorlesungsskript. http://www.aapr.org/pdf/Z2HistologiePhysiologie_02.pdf (17.04.2011)

Dreyer-Jørgensen KD: Amalgame in der Zahnheilkunde. Carl Hanser, München, Wien 1977

Eichner K, Kappert HF: Zahnärztliche Werkstoffe, Band 1. Hüthig, Heidelberg 1996

Eichner K, Kappert HF: Zahnärztliche Werkstoffe, Band 2. Georg Thieme, Stuttgart 2008

Eichner K: Über die Gruppeneinteilung der Lückengebisse für die Prothetik. Dtsch Zahnärztl Z 10, 1831 (1955)

Einwag J, Pieper K (Hrsg): Kinderzahnheilkunde. Urban & Fischer, München, Jena 2002

Ekstrand J, Fejerskov O, Silverstone LM: Fluoride in Dentistry. Munksgaard, Kopenhagen 1988

End E: Die physiologische Okklusion des menschlichen Gebisses. Diagnostik und Therapie. Neuer Merkur, München 2005

Ernst A, Freesmeyer WB: Funktionsstörungen im Kopf-Hals-Bereich für Mediziner und Zahnmediziner. Georg Thieme, Stuttgart 2007

Erpenstein H, Dietrich P: Atlas der Parodontalchirurgie. Elsevier, München 2004

Feneis H: Gefüge und Funktion des normalen Zahnfleischbindegewebes. Dtsch Zahnärztl Z (1952), 7,467–476

Flemming T: Parodontologie. Georg Thieme, Stuttgart 1993

Flores-de-Jacoby L: Parodontologie. In: Schwenzer N. (Hrsg), Zahn-, Mund- und Kieferheilkunde, Bd. 5. Georg Thieme, Stuttgart 1987

Flores-de-Jacoby L, Tsalikis A: Atlas der parodontalen Mikrobiologie. Quintessenz, Berlin 1996

Flores-de-Jacoby L et al.: Möglichkeiten der Plaque- und Gingivitisprävention. Quintessenz, Berlin 1991

Frank P, Rahn R: Zahnärztliche Anamnese und Befunderhebung. Carl Hanser, München, Wien 1992

Frankenberger R: Adhäsiv-Fibel. Spitta, Balingen 2008

Freesmeyer WB: Konstruktionselemente in der zahnärztlichen Prothetik. Carl Hanser, München, Wien 1987

Freesmeyer WB: Funktionelle Befunde im orofazialen System und deren Wechselwirkung. Carl Hanser, München, Wien 1987

Freesmeyer WB: Zahnärztliche Funktionstherapie. Carl Hanser, München, Wien 1993

Freesmeyer WB (Hrsg): Klinische Prothetik, Bd. 1. (1995), Bd. 2 (1999). Hüthig, Heidelberg

Fuhr K, Behneke N, Reiber T: Die Teilprothese. Carl Hanser, München, Wien 1990

Fuhr K, Reiber T: Die Totalprothese. Urban & Schwarzenberg, München, Wien, Baltimore MD 1993

Fuhr K, Reiber T: Kronenprothetik. Urban & Schwarzenberg, München, Wien, Baltimore MD 1996

Gängeler P (Hrsg): Lehrbuch der konservierenden Zahnheilkunde. Urban & Fischer, München, Jena 1995

Gausch K: Erfahrungen mit front-eckzahnkontrollierten Totalprothesen. Dtsch Zahnärztl Z 41, 1146–1149 (1986)

Geering A H, Kundert M: Total- und Hybridprothetik. In: Rateitschak, KH (Hrsg), Farbatlanten der Zahnmedizin, Bd. 2. Georg Thieme, Stuttgart 1992

Gente M: Begrenzung der Präparationstiefe durch elektrische Widerstandsmessungen. Dtsch Zahnärztl Z (1995), 50, 658–660

Gerber A: Okklusionsgestaltung in der Totalprothetik. Condylator Service, Zürich 1972

Gerber A: Okklusion und Kiefergelenk. Buchdruckerei Berichthaus, Zürich 1973

Gernet W, Biffar R, Schwenzer N, Ehrenfeld M: Zahn-Mund-Kieferheilkunde – Zahnärztliche Prothetik. Georg Thieme, Stuttgart 2007

Geurtsen W, Heidemann D: Zahnerhaltung beim älteren Menschen. Carl Hanser, München 1993

Geurtsen W: Die gegossene Metallfüllung. Carl Hanser, München 1994

Gladebusch-Bondio M, Bettin H: Lingua medica. Lehrbuch zur medizinischen und zahnmedizinischen Terminologie. Logos, Berlin 2007

Gnan C: Morphologie der Zähne. Quintessenz, Berlin 2006

Graber G: Partielle Prothetik. In: Rateitschak KH (Hrsg), Farbatlanten der Zahnmedizin, Bd. 3. Georg Thieme, Stuttgart 1992

Graber G et al.: Keramische Verblendschalen, Quintessenz, Berlin 1993

Gründler H: Methodisches Vorgehen zum Erlernen von Zahnformen. Quintessenz, Berlin 1975

Gründler H, Stüttgen U: Die Totalprothese. Neuer Merkur, München 1995

Grunert I, Crepaz M: Totalprothetik. Quintessenz, Berlin 2003

Grunert I: Wissenschaft und Praxis front-eck-zahnkontrollierter Totalprothesen. Zahnarzt & Praxis Internat 27, 643–642 (2001)

Gülzow HJ: Präventive Zahnheilkunde. Carl Hanser, München 1995

Guldener PHA, Langeland K: Endodontologie. Georg Thieme, Stuttgart 1993

Gysi A: Modifikation des Artikulators und der Aufstellregeln für Vollprothesen. Huber, Bern 1958

Hajtó, J: Anteriores. Natürliche schöne Frontzähne, Band 1 und Band 2. Teamwork media, Fuchstal 2006

Hahn R, Löst C: Adhäsiv befestigte Keramikeinlagefüllungen. Georg Thieme, Stuttgart 1995

Haller B, Bischof H: Metallfreie Restaurationen aus Presskeramik. Quintessenz, Berlin 1993

Hauber N: Album der Zahnformen. Neuer Merkur, München 1991

Heidemann D: Zahnärztliche Hygiene. Carl Hanser, München, Wien 2000

Heidemann D: Amalgamfreie Füllungstherapie. Alternative Wege. Urban & Fischer, München, Jena 2001

Heidemann D: Endodontie. Praxis der Zahnheilkunde, Band 3. Urban & Fischer, München, Jena 2001

Heidemann D: Parodontologie. Praxis der Zahnheilkunde, Band 4. Urban & Fischer, München, Jena 2001

Heidemann D (Hrsg): Kariologie und Füllungstherapie. Praxis der Zahnheilkunde, Band 2. Urban & Fischer, München, Jena 2001

Heidemann G (Hrsg): Check-up Prävention. Elsevier, München 2004

Heidemann G (Hrsg): Parodontologie. Elsevier, München 2004

Heineberg BJ: Die modifizierte Marylandbrücke. Quintessenz, Berlin 1990

Hellwege KD: Die Praxis der zahnmedizinischen Prophylaxe, 6. Aufl. Georg Thieme, Stuttgart 2003

Hellwig E, Klimek J, Attin T: Einführung in die Zahnerhaltung, 5. Aufl. Deutscher Zahnärzte Verlag Köln, 2009

Hetz G: Parodontologie in der Praxis. Deutscher Zahnärzte Verlag, Köln 2003

Hetz G, Hendriks J: Prophylaxe in der Praxis. Deutscher Zahnärzte Verlag, Köln 2004

Hickel R: Glasionomerzement und Cermet-Zement. In: Heidemann D (Hrsg), Praxis der Zahnheilkunde, Bd. 2. Urban & Fischer, München, Jena 1999

Hickel R, Kunzelmann KH: Keramikinlays und Veneers. Carl Hanser, München 1997

Hoffmann-Axthelm W: Die Geschichte der Zahnheilkunde. Quintessenz, Berlin 1973

Hoffmann-Axthelm W: Lexikon der Zahnmedizin. Quintessenz, Berlin 1995

Hofmann M, Ludwig P: Die teleskopierende Totalprothese im reduzierten Lückengebiss. Dtsch Zahnärztl Z (1973), 28, 2

Hohmann A, Hielscher W: Lehrbuch der Zahntechnik, Band 1–3, Quintessenz, Berlin 2005

Holste T, Renk A: Klebebrücken in der Zahnheilkunde. Carl Hanser, München, Wien 1985

Horn R, Stuck J: Zahnaufstellung in der Totalprothetik. Quintessenz, Berlin 1987

Huber P, Kobes L: Die Totalprothese. Carl Hanser, München 1995

Hugger A, Türp JC, Kerschbaum T: Curriculum Orale Physiologie. Quintessenz, Berlin 2006

Hülsmann M: Checklisten der Zahnmedizin. Endodontie. Georg Thieme, Stuttgart, New York 2008

Hülsmann M et al.: Probleme in der Endodontie. Quintessenz, Berlin 2007

Hupfauf L (Hrsg): Praxis der Zahnheilkunde, Band 6, Teilprothesen, 1988; Band 7, Totalprothesen, 1991. Urban & Schwarzenberg, München, Wien, Baltimore MD

Jenkins GN: The physiology and biochemistry of the mouth. Blackwell, Oxford 1978

Jüde HD, Kühl W, Rossbach A: Einführung in die zahnärztliche Prothetik. Deutscher Ärzte-Verlag, Köln 1997

Käyser AF, Plasmanns, PJ, Snoek PA: Kronen- und Brückenprothetik. Deutscher Ärzte-Verlag, Köln 1997

Kamann W: Die Goldhämmerfüllung. Carl Hanser, München, Wien 1997

Kappert HF: Vollkeramik. Quintessenz, Berlin 1993

KaVo: Firmenschrift Fa. KaVo, Biberach/Riß

Kennedy E: Partial Denture Construction. Dental Items of Interest Publishing, New York 1928

Kern M et al.: Vollkeramik auf einen Blick, 4. Aufl. AG Keramik, Ettlingen 2010

Kerschbaum T (Hrsg): Adhäsivprothetik. Urban & Schwarzenberg, München, Wien, Baltimore MD 1994

Ketterl W: Endodontie. Hüthig, Heidelberg 1984

Klaiber B: Metallinlay und Teilkrone. In: Heidemann D (Hrsg), Praxis der Zahnheilkunde, Bd. 2. Urban & Schwarzenberg, München, Wien, Baltimore MD 1999

Kleber BM: Parodontologie. Deutscher Zahnärzte Verlag, Köln 1998

Klimek J: Die kariöse Frühläsion. In: Siebert G, Zahnmedizinische Forschung. Standort, Ziel und Wege. Carl Hanser, München, Wien 1984

Klimm W: Endodontologie. Deutscher Zahnärzte Verlag, Köln 2003

Klimm W: Kariologie. Carl Hanser, München, Wien 1997

Knolle G (Hrsg): Amalgam – Pro und Kontra. Carl Hanser, München, Wien 1992

Kockapan C: Curriculum Endodontie. Quintessenz, Berlin 2003

Kobes LWR: Quellenstudie zu Petrus Camper und der nach ihm benannten Schädelebene. Dtsch Zahnärztl Z (1983), 38, 268–270

Koch G, Modeer T, Poulsen S, Rasmussen P: Pedodontics – A clinical approach. Munksgaard, Kopenhagen 1991

Koeck B (Hrsg): Kronen- und Brückenprothetik. Praxis der Zahnheilkunde, Band 5. Urban & Fischer, München, Jena 1999

Koeck B (Hrsg): Teilprothesen. Praxis der Zahnheilkunde, Band 6. Urban & Fischer, München, Jena 1996

Koeck B (Hrsg): Totalprothesen. Elsevier, München 2004

Koeck B (Hrsg): Funktionsstörungen des Kauorgans. Praxis der Zahnheilkunde, Band 8. Urban & Schwarzenberg, München, Wien, Baltimore MD 1995

Kohlbach W: Anatomie der Zähne und des kraniofazialen Systems. Quintessenz, Berlin 2003

Kohlbach W: Deskriptive Anatomie der Zähne und des kraniofazialen Systems. Quintessenz, Berlin 2007

Koeck B, Wagner W (Hrsg): Implantologie, 2. Aufl, Elsevier, München 2003

Köneke C: Die Koordination interdisziplinärer Therapie bei craniomandibulärer Dysfunktion. Quintessenz, Berlin 2004

König KG: Ursachen der Karies. In: Horch HH, Hupfauf L, Ketterl W, Schmuth G (Hrsg), Praxis der Zahnheilkunde, Band 2. Urban & Schwarzenberg, München, Wien, Baltimore MD 1992

Körber E: Die zahnärztlich-prothetische Versorgung des älteren Menschen. Carl Hanser, München, Wien 1978

Körber KH: Zahnärztliche Prothetik. Thieme, Stuttgart 1995

Körber KH: Konuskronen, Hüthig, Heidelberg 1988

Körber KH, Ludwig M: Zahnärztliche Werkstoffkunde und Technologie. Georg Thieme, Stuttgart 1993

Kramer E: Prophylaxefibel. Deutscher Zahnärzte Verlag, Köln 2008

Kranenberg A et al.: Medizinische Terminologie für Studierende der Zahnheilkunde. Shaker, Aachen 2002

Krogh-Poulsen W, Carlsen O: Bidfunktion, Bettfysiologie, Ortofunktion. Munksgaard, Kopenhagen 1973

Krüger W, Hornecke E: Initialtherapie. In: Heidemann D (Hrsg), Praxis der Zahnheilkunde, Band 4. Urban & Schwarzenberg, München, Wien, Baltimore MD 1997

Kühl W, Tabata T: Angewandte Morphologie der Zähne. Carl Hanser, München, Wien 1968

Lang NP et al.: Kronen- und Brückenprothetik. Farbatlanten der Zahnmedizin, Bd. 4. Georg Thieme, Stuttgart 1993

Lange DE: Parodontologie in der täglichen Praxis. Quintessenz, Berlin 1990

Lauer HC, Ottl P, Weigl P: Kronenersatz. Theoretische Grundlagen/Klinisches Vorgehen. Carl Hanser, München 1998

Laurisch L: Individualprophylaxe, 2. Auflage. Deutscher Zahnärzte Verlag, Köln 2000

Leach SA et al.: Demineralisation and Remineralisation of the Teeth. IRL Press, London 1983

Lee RL: Frontzahnführung. Carl Hanser, München, Wien 1985

Lehmann KM: Einführung in die Zahnersatz-kunde. Urban & Schwarzenberg, München 1975

Lehmann KM, Hellwig E: Einführung in die restaurative Zahnheilkunde. Urban & Schwarzenberg, München 1993

Lehmann KM: Abformung und Modell für fest-sitzenden Zahnersatz. In: Voß R, Meiners H (Hrsg), Fortschritte der zahnärztlichen Prothetik und Werkstoffkunde. Carl Hanser, München. Band I 1980, Band 2 1984, Band 3 1987, Band 4 1989

Lehmann KM et al. (Hrsg): Berichte zur Marburger Doppelkrone. Philipps-Universität, Marburg 2001

Lehmann R: Ökologie der Mundhöhle. Georg Thieme, Stuttgart 1991

Lenz J: Die Friktion – eine Fiktion. Dtsch Zahnärztl Z (2009), 64, 70–71

Lenz J, Schindler HJ, Pelka H: Die keramikver-blendete NEM-Konuskrone. Quintessenz, Berlin 1992

Lerch P: Die totale Prothese. Quintessenz, Berlin 1985

Lindhe J: Klinische Parodontologie. Georg Thieme, Stuttgart 1986

Lindhen FP van der: Gebißentwicklung. Quintessenz, Berlin 1983

Loe H et al: Experimental gingivitis in man. J Periodontol 36, 177–87 (1965)

Lotzmann U: Okklusionsschienen und andere Aufbißbehelfe. Neuer Merkur, München 1992

Lotzmann U: Die Prinzipien der Okklusion. Neuer Merkur, München 1992

Lotzmann U: Studien zum Einfluss der okklu-salen Prä-Therapie auf die zentrische Kie-ferrelation. Quintessenz, Berlin 1999

Ludwig K (Hrsg): Lexikon der Zahnmedizini-schen Werkstoffkunde. Quintessenz, Berlin 2004

Ludwig P, Niedermeier W: Checklisten Zahn-medizin. Prothetik, Georg Thieme, Stuttgart 2002

Lüllmann-Rauch R: Taschenbuch Histologie. Georg Thieme, Stuttgart 2006

Lundeen HC: Einführung in die okklusale Ana-tomie. Schöttl, Erlangen 1971

Lussi A (Hrsg): Dental Erosion. Monographs in Oral Science 20. Karger, Basel 2006

Lutz F et al.: Adhäsive Zahnheilkunde. Juris, Zürich 1976

Marinello CP: Adhäsivprothetik. Quintessenz, Berlin 1991

Marxkors R: Gerontoprothetik. Quintessenz, Berlin 1994

Marxkors R, Danger H: Form- und funktions-gerechtes Präparieren. Carl Hanser, München, Wien 1998

Marxkors R, Meiners H, Geis-Gerstorfer J: Ta-schenbuch der zahnärztlichen Werkstoff-kunde, 6. Aufl. Deutscher Zahnärzte Ver-lag, Köln 2008

Marxkors R, Müller-Fahlbusch H: Psychogene Prothesen-Unverträglichkeit. Carl Hanser, München, Wien 1976

Marxkors R, Wolowski A: Unklare Kiefer- Ge-sichtsbeschwerden. Carl Hanser, München, Wien 1999

Marxkors R et al.: Lehrbuch der zahnärztlichen Prothetik. Deutscher Zahnärzte Verlag, Köln 2010

Maschinski G: Lexikon Zahnmedizin-Zahntech-nik. Urban & Fischer, München, Jena 2000

Meiners H: Abformgenauigkeit mit elastome-ren Abformmaterialien. Theoretische und experimentelle Untersuchungen. Carl Hanser, München, Wien 1977

Meiners H, Lehmann KM (Hrsg): Klinische Ma-terialkunde für Zahnärzte. Carl Hanser, München, Wien 1998

Merte K: Scaling und Kürettage. In: Heide-mann D (Hrsg), Praxis der Zahnheilkunde, Bd. 4. Urban & Schwarzenberg, München, Wien, Baltimore MD 1997

Meyer E, Eichner K: Tastsensibilität von Zäh-nen in Abhängigkeit von der prothetis-schen Versorgung. Dtsch Zahnärztl Z 42, 358–341 (1987)

Meyer-Lückel H, Fejerskov O, Paris S: Neuar-tige Therapiemöglichkeiten bei approxi-maler Karies. Dtsch Zahnärztl Z (2009), 64, 292–299

Meyer-Lückel H, Dörfer CE, Paris S: Welche Ri-siken und Chancen bringt die approxi-male Kariesinfiltration. Dtsch Zahnärztl Z (2010), 65, 556–561

Michelis W, Schiffner U: Vierte Deutsche Mundgesundheitsstudie. Deutscher Zahn-ärzte Verlag, Köln 2006

Miller WD: Der Einfluss der Mikroorganismen auf die Caries der menschlichen Zähne. Arch exper Path Pharm 16, 291–303 (1883)

Mjör JA, Pindborg HJ: Histology of the Human Tooth. Munksgaard, Kopenhagen 1975

Mörmann WH: Proceedings of the Internatio-nal Symposium on Computer Restorations. State of the Art of CEREC-Method. Quintessenz, Berlin 1991

Motsch A: Funktionsorientierte Einschleiftechnik für das natürliche Gebiß. Carl Hanser, München, Wien 1978

Motsch A: Die Unterfüllung – eine kritische Diskussion der verschiedenen Zemente und Präparate. In: Hahn W (Hrsg), Neue Füllungsmaterialien, Schriftenreihe der APW. Carl Hanser, München, Wien 1990

Mühlreiter F: Anatomie des menschlichen Gebisses. Felix, Leipzig 1912

Müller, N, Morneburg T, Hofmann M: Von Totalprothesen nach dem All-Oral-Verfahren zum Micro®-Plantgestützten Zahnersatz. Deutscher Zahnärzte Verlag, Köln 2002

Müller HP: Checklisten Zahnmedizin, Parodontologie. Georg Thieme, Stuttgart 2001

Müller HP: Parodontologie. Georg Thieme, Stuttgart 2001

Musil R, Tiller HJ: Der Kunststoff-Metall-Verbund. Hüthig, Heidelberg 1989

Neukam FW, Wichmann M, Wiltfang J (Hrsg): Zahnärztliche Implantologie unter schwierigen Umständen. Georg Thieme, Stuttgart 2007

Ney Company: Die gegossene partielle Prothese, 2. Auflage Degussa, Frankfurt/Main 1957

Nikiforuk G: Understanding dental caries (Bd. 1 u. 2). Karger, Basel 1985

Nolden R: Zahnersatzkunde. Georg Thieme, Stuttgart 1994

Page RC, Schroeder HE: Periodontitis in man and other animals – a comparative review. Karger, Basel 1982

Payne EV: Reproduction of tooth form. New Techn Bull 1, 36 (1961)

Pecchioni A et al.: Die Wurzelkanalbehandlung. Quintessenz, Berlin 1982

Peyer B: Die Zähne. Ihr Ursprung, ihre Geschichte und Aufgabe. Springer, Berlin 1963

Pieper K: Karies- und Gingivitisprophylaxe bei behinderten Kindern und Jugendlichen. Carl Hanser, München 1990

Plagmann, HC: Lehrbuch der Parodontologie. Hanser, München-Wien 1998

Plagmann HC: Epidemiologie der entzündlichen Parodontopathien. In: Heidemann D (Hrsg), Praxis der Zahnheilkunde, Bd. 4. Urban & Schwarzenberg, München, Wien, Baltimore MD 1997

Plagman HC: Lehrbuch der Parodontologie. Carl Hanser, München, Wien 1998

Pasler FA, Visser H: Taschenatlas der Zahnärztlichen Radiologie. Georg Thieme, Stuttgart 2004

Pospiech P: Werkstoffkundliche Untersuchungen zur vollkeramischen Klebebrücke. Quintessenz, Berlin 1999

Posselt U: Physiology of Occlusion and Rehabilitation. Blackwell, Oxford 1966

Posselt U: Studies in the mobility of the human mandible. Acta Odont Scand 10, 10 (1952)

Pröbster L (Hrsg): Innovative Verfahren in der Zahnheilkunde. Moderne Behandlungskonzepte für die Praxis. Springer, Heidelberg 1998

Raetzke P: Die parodontale Rezession. Carl Hanser, München, Wien 1988

Rakosi T: Atlas und Anleitung zur praktischen Fernröntgenanalyse. Carl Hanser, München, Wien 1988

Ramfjord S, Ash M: Physiologie und Therapie der Okklusion. Quintessenz, Berlin 1968

Rateitschak KH (Hrsg): Farbatlanten der Zahnmedizin, Bd. 3. Georg Thieme, Stuttgart 1992

Reiber T: Form und Funktion der Frontzähne des Oberkiefers. Carl Hanser, München 1992

Reitemeier B, Schwenzer N, Ehrenfeld M: Einführung in die Zahnmedizin. Georg Thieme, Stuttgart 2006

Renggli HH: Ätiologie der marginalen Parodontopathien. In: Heidemann D (Hrsg), Praxis der Zahnheilkunde, Bd. 4. Urban & Schwarzenberg, München, Wien, Baltimore MD 1997

Reppel PD: Klebebrücken in der zahnärztlichen Prothetik. Carl Hanser, München 1988

Reuling R: Biokompatibilität dentaler Legierungen, Carl Hanser, München, Wien 1992

Reusch D et al.: Rekonstruktion von Kauflächen und Frontzähnen. Westerburger Kontakte 1990

Rohen JW: Anatomie für Zahnmediziner. Schattauer, Stuttgart, New York 1994

Roulet JF: Degredation of dental polymers. Karger, Basel 1987

Roulet J, Herder S: Seitenzahnversorgung mit adhäsiv befestigten Keramikinlays. Quintessenz, Berlin 1989

Rosenbauer KA et al.: Klinische Anatomie der Kopf-Halsregion für Zahnmediziner. Georg Thieme, Stuttgart 1998

Samandari F, Mai, JK: Funktionelle Anatomie für Zahnmediziner, Band 1 und 2, Quintessenz, Berlin 1995

Schärer P, Strub J, Belser U: Schwerpunkte der modernen kronen- und brückenprothetischen Behandlung. Quintessenz, Berlin 1979

Schärer P et al.: Ästhetische Richtlinien für die rekonstruktive Zahnheilkunde. Quintessenz, Berlin 1985

Scheutzel P, Meermann R: Anorexie und Bulimie aus zahnärztlicher Sicht. Urban & Fischer, München, Jena 1994

Schmalz G, Arenholt-Bindslev D: Biokompatibilität zahnärztlicher Werkstoffe. Elsevier, München 2004

Schmalz G, Thonemann B: Amalgamfüllung. In: Heidemann D (Hrsg), Praxis der Zahnheilkunde, Bd. 2. Urban & Schwarzenberg, München, Wien, Baltimore MD 1999

Schraitle R, Siebert G: Zahngesundheit und Ernährung. Carl Hanser, München, Wien 1987

Schreinemakers J: Die Logik in der Totalprothetik. Quintessenz, Berlin 1970

Schroeder HE: Orale Strukturbiologie. Georg Thieme, Stuttgart 1992

Schroeder HE: Pathobiologie oraler Strukturen. Georg Thieme, Stuttgart 1991

Schulz D, Winzen O: Basiswissen zur Datenübertragung. Teamwork media, Fuchstal 2004

Schulz D: NAT – Die Naturgemäße Aufwachstechnik Teil 1: der anteriore Bereich Teamwork media, Fuchstal, 2003

Schulz D: NAT – Die Naturgemäße Aufwachstechnik Teil 2: der posteriore Bereich Teamwork media, Fuchstal, 2008

Schumacher GH: Funktionelle Anatomie des orofazialen Systems. Hüthig, Heidelberg 1985

Schumacher GH: Anatomie für Zahnmediziner. Lehrbuch und Atlas. Hüthig, Heidelberg 1997

Schumacher GH, Gente M: Odontographie. Hüthig, Heidelberg 1995

Selbach FW: Das Modellieren der Zahnkronen. Hüthig, Heidelberg 1975

Shillingburg HT, Hobo S, Whitsett LD: Grundlagen der Kronen- und Brückenprothetik. Quintessenz, Berlin 1985

Shillingburg, HT, Kessler JC: Restauration von wurzelbehandelten Zähnen. Quintessenz, Berlin 1982

Sicher H, Bhaskar SN: Orban's Oral Histology and Embryology, C.V. Mosby, St. Louis MO 1972

Siebert G: Die Torsionsbrücke. Ein Beitrag zur weitspannigen Brücke im Unterkiefer. Zahnärztl Welt (1984), 93, 538–542

Siebert G: Disklusion und okklusionsbedingte Kinetik von Einzelzähnen. Carl Hanser, München, Wien 1980

Siebert G: Atlas der zahnärztlichen Funktionsdiagnostik. Carl Hanser, München, Wien 1996

Siebert G (Hrsg): Dentallegierungen in der zahnärztlichen Prothetik. Carl Hanser, München, Wien 1988

Solberg K, Clark GT: Das Kiefergelenk. Quintessenz, Berlin 1984

Spang H: Vorgefertigte Verbindungselemente in der Teilprothetik. Quintessenz, Berlin 1981

Spiekermann H: Implantologie. Farbatlanten der Zahnmedizin, Bd. 10. Georg Thieme, Stuttgart 1994

Spiekermann H, Gründler H: Die Modellgußprothese. Quintessenz, Berlin 1983

Staehle HJ: Calciumhydroxid in der Zahnheilkunde. Carl Hanser, München, Wien 1990

Staehle HJ: Endodontie im Milch- und Wechselgebiß. In: Heidemann D (Hrsg), Praxis der Zahnheilkunde, Bd. 3. Urban & Fischer, München, Jena 2001

Staehle HJ: Versiegelung von Zähnen. Quintessenz, Berlin 1994

Staehle HJ: Wege zur Realisierung einer präventionsorientierten Zahnheilkunde in Deutschland. Carl Hanser, München, Wien 1995

Staehle HJ, Koch MJ: Kinder- und Jugendzahnheilkunde. Deutscher Ärzte-Verlag, Köln 1996

Steiniger B, Schwarzbach H, Stachniss V: Mikroskopische Anatomie der Zähne und des Parodonts. Georg Thieme, Stuttgart 2010

Strack R: Problematik der Versorgung des Lückengebisses. Dtsch Zahnärztl Z 7, 1025 (1952)

Streckbein et al.: Mini-Implantate sind im Kommen – eine Alternative zur Augmentation. Dent Implantol (2009), 13, 420–425

Strietzel R: Werkstoffkunde der Metall-Keramik-Systeme. Neuer Merkur, München 2005

Strietzel R, Lahl C: CAD/CAM Systeme in Labor und Praxis. Neuer Merkur, München 2007

Ströbel R: Grundwissen für Zahntechniker Band 1 – Metalle. Neuer Merkur, München 2009

Strub JR et al.: Curriculum Prothetik, Band 1–3. Quintessenz, Berlin 1994

Strub JR: Enossale orale Implantologie aus prothetischer Sicht. Quintessenz, Berlin 1996

Strub JR, Gysi BE, Schärer P: Schwerpunkte in der oralen Implantologie und Rekonstruktion. Quintessenz, Berlin 1983

Strübig W: Geschichte der Zahnheilkunde. Carl Hanser, München, Wien 1989

Stock C, Gulabivala K, Walker RT: Atlas der Endodontie. Urban & Fischer, München, Jena 1997

Stock C, Walker RT, Gulavivala K (Hrsg): Endodontie. Elsevier, München 2005

Stuck J: Die Totale Prothese. Concept & Text, Fuchstal 1997

Stüttgen U: Das Reibungs- und Verschleißverhalten teleskopierender Prothesenanker. Quintessenz, Berlin 1989

Tanzer G: Lösungen für problematische Totalprothesen. Klages, Berlin 1996

Teledyne Hanau: Firmenschrift Fa. Teledyne Hanau,Buffalo, USA

Terry DA: Natural aesthetics with composite resin. Montage Media, Mahwah NJ 2004

Tetsch P, Tetsch J: Zahnärztliche Implantate. Deutscher Zahnärzte Verlag, Köln 2001

Thomas PK: Syllabus on Full Mouth Waxing Technique for Rehabilitation. C.E. Stuart, Ventura CA 1967

Tinschert J, Natt, G: Oxidkeramiken und CAD/CAM-Technologien. Deutscher Zahnärzte Verlag, Köln 2007

Topoll H: Parodontalerkrankung. Carl Hanser, München 1992

Urginovic B et al.: Kraftschluss und Spannungsanalyse bei unterschiedlicher Implantatbelastung – eine Modellanalyse. Zahnärztl Welt (2009), 118, 288–293

Viohl J et al.: Die Chemie zahnärztlicher Füllungswerkstoffe. Carl Hanser, München, Wien 1986

Voß R, Meiners H (Hrsg): Fortschritte der Zahnärztlichen Prothetik und Werkstoffkunde, Bd. 1, Bd. 2, Bd. 3, Bd. 4. Carl Hanser, München, Wien 1980, 1984, 1987, 1989

Weatherel JA et al.:Assimilation of fluoride by enamel throughout the life of the tooth. Caries Res 11 (suppl 1), 85–89 (1977)

Weber H: Edelmetallfreie (NEM) Kronen-, Brücken- und Geschiebeprothethik. Quintessenz, Berlin 1985

Weine FS: Endodontic Therapy. C.V. Mosby, St. Louis MO 1982

Wenz HJ: Experimentelle Studien zur Temperaturentwicklung und histologischen Sofortreaktion bei höchsttouriger Präparation in vitro. Habilitationsschrift, Universität Marburg 2000

Wenz HJ, Klein L, Lehmann KM: Temperaturentwicklung im Dentin bei unterschiedlichen Präparationsbedingungen. Dtsch Zahnärztl Z (1998), 53, 639–642

Wheeler RC: An Atlas of the Tooth Form. W.B. Saunders, Philadelphia PA 1969

Wirz J: Klinische Material- und Werkstoffkunde. Quintessenz, Berlin 1993

Wirz J, Graber E, Widmer W: Metallische Verankerungselemente in der restaurativen Zahnmedizin. Quintessenz, Berlin 1987

Wolf H, Rateitschak EM, Rateitschak KH: Farbatlanten der Zahnmedizin, Band 1, Parodontologie. Georg Thieme, Stuttgart 2004

Wolfart S et al.: Assessment of dental appearance following changes in incisor proportions. Eur J Oral Sci (2005), 113, 159–165

Wöstmann B, Schulz HH: Die totale Prothese. Deutscher Ärzte-Verlag, Köln 1989

Wöstmann B: Zum derzeitigen Stand der Abformung in der Zahnheilkunde. Quintessenz, Berlin 1998

Wulfes H: Kombitechnik und Modellguss. Academia dental, Bremen 2004

Zarb GA, Carlsson GE: Physiologie und Pathologie des Kiefergelenkes. Quintessenz, Berlin 1985

Zitzmann, NU et al.: Periimplantitis – die neue Erkrankung wird übersehen oder unterschätzt? ZMK (2009), 25, 576–586

Stichwortverzeichnis